家庭简便外治疗法

主　编

王弋然　谢英彪

编著者

陈凯霞　陈泓静　虞丽相　王　凯

王金勇　房斯洋　夏　天　王遵荣

陈素琴　谢　春　宋　健　周明飞

卢　岗　林傲梵

U0305680

金盾出版社

内容提要

本书分为七章,简要介绍了中医敷贴、敷脐、药浴、药熨、热敷、湿敷、熏蒸、推擦、吹药、滴药、含漱、热烘、扑粉、药捻、药锭、药枕等外治疗法的起源、理论基础、治疗原则、优缺点、注意事项等基础知识,重点推荐了内科、外科、儿科、妇产科、皮肤科、五官科常见病的外治方法和常用外治验方。适合患者及基层医师阅读参考。

图书在版编目(CIP)数据

家庭简便外治疗法/王弋然,谢英彪主编,—北京:金盾出版社,2015.10(2017.9重印)

ISBN 978-7-5186-0096-0

Ⅰ.①家… Ⅱ.①王…②谢… Ⅲ.①外治法 Ⅳ.①R244

中国版本图书馆 CIP 数据核字(2015)第 034059 号

金盾出版社出版、总发行

北京太平路 5 号(地铁万寿路站往南)

邮政编码:100036 电话:68214039 83219215

传真:68276683 网址:www.jdcbs.cn

北京军迪印刷有限责任公司印刷、装订

各地新华书店经销

开本:850×1168 1/32 印张:12.5 字数:300 千字

2017 年 9 月第 1 版第 2 次印刷

印数:4001~19000 册 定价:38.00 元

(凡购买金盾出版社的图书,如有缺页、倒页、脱页者,本社发行部负责调换)

目 录

第一章 概 论

一、中医外治法的由来

中医外治法,是指运用药物和器械、手术直接作用于患者体表或孔窍(口、舌、咽喉、眼、耳、鼻、阴道、肛门等)的治法,主要可分为药物外治法和器械手术外治法两种。外治疗法在我国已有悠久的历史,它是中医药学宝库中一个不可缺少的组成部分。本书主要涉及药物外治法。药物外治法又可分为两大类:一是外用药疗法,它是将药物加工成不同的剂型,然后用于体表及孔穴局部;二是药物理疗法,是将药物经过燃烧、煎煮、热熨等方法加热后,产生温热作用,对患部进行熏、洗、熨、烘烤等外治。

中医外治法的起源可以追溯到原始社会。那个时期生产力落后,疫病猖獗,毒蛇猛兽横行,人们在与毒蛇猛兽搏斗或部落之间发生战争时常有外伤发生,因此用树叶、草茎、泥土等物涂搽伤口的外治方法也就应运而生。在长期的实践过程中,人们逐渐发现了一些行之有效的外用药品和外治方法。到了新石器时代,我们的祖先又发明了砭石为针的外治法。随着火的发现与应用,人们逐渐发现用兽皮、树皮等包裹热的石块或砂土,可以保持较长的取暖时间,并能减轻一些局部疼痛,这可以说是早期的热熨方法。在人类与疾病斗争的过程中,逐渐发展形成了众多的外治方法。随着社会生产力的不断发展,医疗经验得到了进一步的提高,加之阴阳、五行、脏腑、经络诸学说的形成和完善,逐渐确立了中医药学体系,中医外治法也随之更加多样化。

人类创造了文字以后,我国传统医学中的一些疗法得以流传至今。据记载,远在公元前5世纪左右,我国就已经有了药物外治法的应用。在长沙马王堆一号汉墓出土的竹简中,有我国现存最早的临床医药学专著《五十二病方》,此书在药物外治方面已有了相当多的记载。其中,记载用外敷药物治疗外科疾病的药方有数十首之多。同期稍晚的《黄帝内经》中就有"内者内治,外者外治"的说法,并记载有"桂心渍酒以熨寒痹"等。《素问·阴阳应象大论》中记载,"其邪者,渍行以为汗",这是药浴发汗的先例。我国现存的第一部外科专著《刘涓子鬼遗方》中则有"薄""贴"等提法。汉代张机的《伤寒杂病论》中,较完备地记述了熨、摩、散、灌、浴、滴耳、吹鼻、栓剂等多种外治药物剂型及药物外治方法。南北朝葛洪的《肘后备急方》、唐代孙思邈的《千金备急方》、王焘的《外台秘要》、元代罗天益的《卫生宝鉴》、危亦林的《世医得效方》等方书,均记载有丰富的药物外治方法,应用范围遍及内、外、儿、妇、五官科。明代李时珍的《本草纲目》中也有许多贴敷等外治法的记载。例如,以吴茱萸贴敷足心治疗口舌生疮方,至今仍在应用。清初叶天士的"平胃散炒熨治痢""常山饮炒嗅截疟"的外治法,在医界传为佳话。赵学敏编著的《串雅内外编》中,专门记载了诸多民间常用的简便廉验的外治方法,为外治疗法的传播起到了积极作用。

晚清吴师机编写的《理瀹骈文》则是中医史上的第一部外治专著,集医界和民间流行的外治法大成,对中医药外治法进行了比较系统的总结。该书记载有薄贴(膏药)法、温热疗法、水疗法、蜡疗法、泥疗法、发泡疗法、填塞疗法,以及针灸、按摩、嚏、刮痧、火罐等疗法,用方五千余首。

新中国成立以后,我国医药学宝库不断得到了发掘和提高,在中医内治法大力发展的同时,外治法也得到了不断的改进。现代科学技术的发展,药物外治用器具及药物剂型的改进,使中医药物外治法有了进一步的发展和提高,对某些外治疗法的临床和实验室研究取得了一定的成果,药物外治的应用范围有所拓宽。例如,治疗口咽疾患的锡类散,借助于纤维镜延用于上下消化道之溃疡、炎症及血证,直肠点滴药物治疗急腹症、尿毒症及多种感染性疾患,以及中药滴鼻退高热,超声雾化吸入新技术等,既借助于现代科技方法,又保留了中医特色,增加了治疗手段,提高了疗效。药浴器械、方法、剂型等方面的开发研究也都有了长足的进步,一些康复医疗机构还专门成立了药浴研究治疗室,对药浴的研究应用起了积极的促进作用。由此可见,现代科学技术与古老的中医药外治法相结合所产生的许多新技术、新方法,又为我国人民的保健事业增添了新的光彩。中医药外治法将越来越多地被人们所认识和利用,其作为中医临床治疗学中的一个分支,也将日益受到人们的重视。

二、中医外治法的理论基础

外治法与内治法一样,都是以中医的基本理论为指导,以中医的整体观念和辨证论治为前提的,它的理论也是建立在病因病机、四诊八纲、脏腑经络等原则基础上的,它与内治法的根本区别在于它是将药物等施用于人体外表,以达到治病的目的。外治的作用与内治之理基本相同,都是根据疾病的在表在里、在腑在脏、虚实寒热、标本缓急的不同,而采用不同的外治方法。吴师机在《理瀹骈文》中提出:"外治之理,即内治之理;外治之药,亦即内治之药,所异者法耳。"这就是说,内治法与外治法的区别仅仅是方法不同而已。

外治法对机体产生的作用大致可以归纳为止痛、增强机体抗病能力和对体内生理功能的调节等。外治法的作用机制虽未完全清楚,但大多数的学者认为与经络学说息息相关。

经络学说是专门研究人体经络系统的组成、循行分布及其生理、病理变化，以及指导临床各科治疗的中医理论。经络概念的形成与我们祖先创立的独特的医疗方法密切相关。针灸、按摩等疗法起源于石器时代，在长期的反复实践中，使人们逐渐对人体有所认识。在皮肤刺伤时常常有红色的液体流出来，于是便产生了"血"的概念，血在人体流动的管道则被称为之为"脉"；在针刺、艾灸疗法作用下，人体内经常出现感觉传导现象，这种现象忽隐忽现，若有若无，飘移不定，善行多变，类似云气，有影无形，故而引伸出"气"的概念，用以描述感觉传导，称为"气行"，这种"气行"的线路也被称为"脉"。由于气与血是不可分割的整体，故脉则为气血运行的通道。在医疗实践中，众多的脉络被发现以后，便有了分类，产生了经脉、络脉等名称。在中医理论中，经络是人体组织结构的重要组成部分。经脉是"主干"，络脉是"分支"。经络系统包括十二经脉和奇经八脉两大类，能沟通身体内外，网罗全身，维持机体内外环境的相对平衡。一旦机体遭受风、寒、暑、湿、燥、火、热的侵袭，或因七情、饮食、劳累的伤害，就会发生疾病。

　　人体的五脏六腑、五官七窍、皮肉筋骨等组织器官虽然各有不同的生理功能，但又共同进行着有机的整体活动，使机体内外、上下保持协调统一，从而构成一个有机的整体。这种有机配合、相互联系主要是依靠人体的经络系统来沟通、联系实现的。经络是人体气血循行的通路，人体的气血是依赖于经络的传注而通达全身的，发挥它们营养组织器官、抗御外邪、保护机体的作用。由于经络有一定的循行部位和脏腑络属，所以它们可以反映所属经络脏腑的病症。例如，两胁疼痛多为肝胆疾病，因为两胁是肝经和胆经所经过的部位，临床上即可根据疾病所出现的症状，结合经络循行部位及所联系的脏腑，做出诊断疾病的根据。

　　外治法治疗疾病是通过药物和器械的刺激，以激发经气、疏通经络，调理气血，恢复机体内部各脏腑的生理功能，从而达到治病的目的。以药浴疗法为例，洗浴时浴水对体表和穴位可产生温热刺激或冷刺激、化学刺激和机械物理刺激等。水的温度刺激、静水压力等物理作用，以及水中（水蒸气中）含有微量矿物质的化学刺激作用，可以通过经络、腧穴将刺激信息传入内脏或至病所，发挥调节或治疗作用，从而达到治病的目的。近现代的研究表明，药物外治时还可以通过透皮吸收，使局部或全身的血药浓度提高，从而产生治疗作用。药物透过皮肤、穴位后可直接进入经络血脉，再分布全身，进而发挥其药理作用。

三、中医外治法的种类

外治的方法甚多，下面仅就本书所涉及的中药外治法作一简要介绍。

1. **敷贴**　又称为"外敷法"，是最常用的外治法之一。它是将鲜药捣烂，或将干药研成细末后，以水、酒、醋、蜜、植物油、鸡蛋清、葱汁、姜汁、蒜汁、菜汁、凡士林等调匀，直接涂敷于患处或穴位。由于经络有"内属脏腑，外络肢节，沟通表里，贯穿上下"的作用，不仅可以治疗局部病变，也能达到治疗全身性疾病的目的。使用时可根据"上病下取、下病上取、中病旁取"的原则，按照经络循行走向选择穴位，然后敷药，可以收到较好的疗效。例如，鼻出血可用吴茱萸敷足心，而发热咳喘则可用四仁散敷手足心等。敷贴疗法源远流长，远古时期的先民们就已学会了用泥土、草根、树皮等外敷伤口止血。《五十二病方》记载了许多外敷方剂，用以治疗创伤、外病等。此后的《肘后备急方》《刘涓子鬼遗方》《食疗本草》《普济方》等医药书籍中均有记载，晚清吴师机的《理瀹骈文》则集敷贴疗法之大成，标志敷贴疗法临床应用达到了更为完善的水准。现在，敷贴疗法在临床上的应用极为广泛，其优点是不经消化道吸收，不发生胃肠道反应，药物直接接触病灶，或通过经络气血的传导，以达到治疗疾病的目的。

2. 敷脐 是将药物放在脐部，然后用胶布或纱布等覆盖固定，以达到防病治病目的的一种外治疗法。敷脐疗法具有悠久的历史和丰富的内容，敷脐疗法是中医经络学说、腑脏学说为理论依据，根据病情需要来选择药物，制成丸、散、膏、丹、糊等剂型，然后敷于脐部，通过疏通经络、调整脏腑功能，以达到防治疾病的目的。脐部在腹部中央，婴儿初生时系于胞衣者，谓之脐带；脐带脱落处即为脐部，俗称之为"肚脐眼"。脐带是联系胎儿与母体的营养通路，母体的营养进入胎儿后，通过脐动脉输送到全身各个部位，并通过脐静脉将代谢产物排出体外。中医称脐部为神阙穴，并认为"脐通百穴"，与五脏六腑、十二经脉、奇经八脉有着密切联系，通过脐部给药，可以达到祛病养生、促进机体康复的目的。敷脐疗法通过与五脏六腑、十二经脉、奇经八脉的联系，可以作用于全身上下、表里，产生治疗作用，临床应用十分广泛。《五十二病方》中就已有了在肚脐中填药、敷药、涂药的记载。汉代张仲景的《金匮要略》亦有脐疗的记载。晋代名医葛洪所著《肘后备急方》、唐代医学家孙思邈的《千金要方》中均记载了许多脐疗方，王焘的《外台秘要》中也收载了不少敷脐方。到了明清时代，脐疗方法得到了不断发展，如李时珍的《本草纲目》和赵学敏的《串雅内外编》中均有了敷脐疗法的丰富记载。《理瀹骈文》则使敷脐疗法又提高到了一个新的高度，书中对敷脐疗法的作用机制、药物选择、用法用量、注意事项及辨证施治等方面，都做了系统的阐述。现代科学家运用现代科学技术手段和方法，对脐疗进行了多方面的研究，使得脐疗理论又有了新的发展。

3. 药浴 是选用中草药加工制成浴液，洗浴人体外表，以达到治病目的的一种外治方法。《五十二病方》一书中就收载有药浴方剂。药浴时可以进行全身浴、半身浴或局部浸浴。我国人民发明的药浴法也受到了"老外"的青睐，日本等国的科学家借鉴我国的经验，研制出多种药浴剂投放市场。例如，日本市场上有一种二氧化碳入浴剂,主要成分是小苏打(化学名为碳酸氢钠),溶于水后能缓慢地释放出二氧化碳。浴水中的二氧化碳小气泡可以渗透和穿过人的毛孔及皮肤的角质层,作用于血管细胞和神经,使末梢血管扩张,促进皮肤、肌肉的血液循环。将这种入浴剂放入 40℃左右的浴水中就会形成一个小小的温泉,起到一种类似洗温泉澡的感觉和功效。日本的研究人员说,常用这种二氧化碳入浴剂不但能有效地清除乳酸等皮肤分泌物,消除全身疲劳,使人感到轻松舒适,而且能促进体表及内脏器官细胞的新陈代谢,延缓皮肤衰老,防治某些皮肤病,并对遗尿症有显著的疗效。随着剂型的不断改革,药浴疗法的使用将更加方便,也必将更加受到大众的欢迎。

4. 薄贴 又称"膏药疗法",是用膏药外贴穴位或患处以治疗疾病的一种外治法。一般是将处方药物浸于植物油中煎熬去渣,加入黄丹再煎后凝结而成的制剂,然后再用竹签将药膏摊于纸上或布上,用时加热微溶,贴于病症需要的经穴、患部或相应的解剖部位。薄膏药多用于溃疡,宜于勤换;厚膏药多用于脓肿,一般 5~7 天调换 1 次。唐代名医孙思邈指出:"……热气拥结成痈疽,方有灸法,亦有温治法,以其中冷未成热之时,共用冷药帖薄之,治热已成,以消热令不成脓也。"膏药富有黏性,敷贴于患处能使药物直接作用于患处,可保护溃疡疮面,避免外来刺激和细菌感染,厚膏药使用时加温的热量能起到类似于热疗的作用,可通过促进局部血液循环而消肿止痛。近年来,膏药的剂型也在改进,可制成胶布型膏药,不至于污染衣裤。

5. 药熨 是将药物加热后置于患者体表特定部位,进行热罨或往复运动,以使腠理疏通、经脉调和、气血运行,从而达到治病除疾的一种外治方法。一般认为,上古时代的人就已经知道用火烤过的石块来热熨治疗关节疼痛之类的病症。《史记·扁鹊仓公列传》记载了扁鹊的论述:"疾之居腠理也,汤熨之所及也。"《黄帝内经》中也论述了风寒湿痹、肿痛不仁之类的病症可用"汤熨及大灸刺"等方法治疗。此后,历代的医学著作中均有这方面的记载,并且不断创新,治病范围逐渐增广。药熨疗法可以广泛地应用于各科疾病,在中医辨证属寒湿、气血瘀滞或虚寒性的病证治疗上,更是具有其他疗法所不可替代的治疗作用。而且,药熨疗法的操作较为简便,一般无药物治疗的不良反应,较为适合在家庭中应用。使用药熨疗法时要防止烫伤,注意调节好温度。本法不适用于阳证疮疡、疝病绞窄等。

6. 热敷 是将发热物体置于身体的患部或穴位等特定部位,以达到防病治病目的一种外治方法。热敷疗法的历史悠久,我们的祖先在学会了使用火以后,也就有了本疗法的萌芽。这种疗法主要是通过物理作用而达到治疗效果,简便易行,收效甚捷,因而一直沿用至今。按照使用方法的不同,大致可分为水热敷法、盐热敷法、葱热敷法、姜热敷法、醋热敷法、砂热敷法、砖热敷法、蒸饼热敷法、铁末热敷法等。常用于胃肠疾病、腰腿疼痛、湿疹、痛经、小儿腹泻等病症的防治。

7. 湿敷 是用纱布浸吸药液,敷于患处的一种外治方法。湿敷疗法是由古代的"溻渍法"发展演变而来。"溻渍法"又称为"浸渍法",是用药物煎汤浸渍患处,以使疮口洁净,祛除毒邪,从而达到治疗目的。湿敷疗法采用中草药水煎液湿敷,能使中草药的有效成分直接作用于患处,不但有清热消肿、收敛止痒的作用,而且能清洁创口、促进创口愈合,主要适用于疮疡痈肿、炎性或渗出性皮肤病、烧烫伤等。一般湿敷1~3天后,可使皮损渗出减少,创口脓腐减轻,促进新肌生长。

8. 熏蒸 是利用药物燃烧所产生的烟雾或煎汤沸腾后产生的蒸气来熏蒸肌肤,与现代医理疗中的水疗有某些相似之处。由于热力和药物的协同作用,能促使其经络疏通,气血流畅,能改善局部和全身功能,以达到消肿、止痛、止痒、祛风的目的,多用于皮肤癣症、疮痈、风湿痹痛、小儿麻疹透发不畅、骨伤科损伤等。

《五十二病方》中已记载有用韭和酒煮沸，以其热气熏蒸，可治伤科疾病。《内经》中记载了用椒、姜、桂和酒共煮后熏蒸治疗关节肿胀、疼痛、伸屈不利等痹证。

9. 推擦 是利用药物制成粉剂、水剂、药膏剂，然后涂敷于患处或特定部位，再用推、擦、捏、提等手法施术，以达到舒筋止痛、通经活络功效的一种外治方法。推擦疗法流传甚久，应用广泛，《理瀹骈文》中载有以手指蘸淡盐水，擦破牙龈上的小疱；用煨姜捣汁，和香油涂手足心，然后轻轻向臂端推擦，可治小儿四肢厥冷等。这一疗法具有推拿和药物外治的双重作用，故而临床应用较多，尤以小儿科疾病应用较多，对一些疾病确有独特效果。

10. 吹药 是用细竹管、鹅翎管或特殊的吹药器具，将药末吹入口、鼻、耳等部位的一种外治方法。主要用于五官科疾病，也可用于内科疾病。具体应用中可分为：①吹口法。将药物吹入口、舌或牙龈上，以治疗这些部位的局部疾病。②吹喉法。将药物吹入咽喉内，以治疗咽喉疾病。③吹鼻法。将药物吹入前鼻孔中，以治疗鼻渊、鼻塞、鼻出血等鼻疾，以及一些全身性疾病。④吹耳法。将药末吹入耳道内，可以治疗耳部疾病。

11. 滴药 这是一种将药物制成水剂或粉剂，然后滴入眼、鼻、耳等部位的外治法，可达到清热、去云翳、消炎、止痛的目的。由于用药量少，纯净而无杂质，药物易吸收而较少刺激。具体应用中可以分为：①滴眼法。古代滴眼用眼药水主要靠煎汁、过滤、澄清、添加可溶性结晶性药物等程序制成，因而不能防腐和贮存，所以治眼病多用药粉点于眼眦，现在已能从中药中提取有效成分，按照眼药水制备规程制剂，故而刺激性小，奏效快，容易贮存，使用方便。用于滴眼的水剂和粉剂应严格消毒，而且只能将药物滴入眼的内眦处，每次 1～2 滴；若是药粉用量应少，每次只能点入芝麻大的药末，点入后令患者闭目 2～3 分钟。②滴耳法。是将药液滴入外耳道中治疗耳病的方法，常用于治疗脓耳、耳疔、耳内红肿、痒痛溃烂、流脓流水等。③滴鼻法。是将药液滴入前鼻孔以治疗疾病的一种外治方法,常用于治疗鼻渊、鼻塞、鼻痔等鼻病,以及咽喉痛、乳蛾等。

12. 含漱 是将药液漱洗口腔后吐出来的一种外治方法,一般多用于口腔和咽喉部位的疾病。用于含漱的药物在口腔中直接作用于患处,杀灭病菌,修复黏膜,消除疼痛,并保持口腔环境的清洁。

13. 热烘 是将患处放上药末或涂上药膏,然后再用火烘或隔布热烫的一种外治方法,主要用于慢性疾病,需要持之以恒才能取得疗效。

14. 扑粉 是将药物研成粉末,然后扑在患处的一种外治方法,具有解毒消炎、止痛止痒、收敛、止汗等作用。

15. 发疱 又称天灸法、自灸法、水疱疗法,是用对皮肤有刺激性的药物贴敷于穴位或患部,使局部充血、起疱有如灸疮,具有消炎止痛、祛病壮体的功效,既可治风湿骨痛等局部性疾病,又可治疗其他全身性病症。发疱疗法在我国流传已久,历代均有不少医家在临床上使用。例如,用大蒜、白芥子、斑蝥等药物发疱治疗疾病,《外台秘要》《本草纲目》等古医籍中均有记载。对发疱疗法的机制研究颇多,有人认为与针灸相似,主要是刺激穴位而产生效果;也有人认为是祛邪外出的一种特殊方法;更有人认为是两者协同作用,使气血流畅,经络疏通,祛邪外出。由于发疱疗法所用的药物具有腐蚀性和刺激性,对皮肤具有一定的创伤,因而使用范围受到了一定的限制。

16. 药栓 是将药物研成粉末,加入赋形剂,制成长圆形固体,通过直肠或阴道给药的一种外治方法。药栓疗法起源甚早,早在汉代张仲景的《伤寒杂病论》中就有"蜜煎导"塞入肛门治疗便秘的记载。现代栓剂的发展较快,治疗范围也在增大,除了用于治疗直肠、阴道的局部疾病外,还可通过直肠或阴道黏膜的吸收,用于治疗全身性疾病。药栓疗法起效快,作用持久,并可避免某些药物对胃部的刺激作用。由于通过直肠或阴道黏膜吸收,大部分可不经肝脏而直接进入血液循环,故可减少药物对肝脏的不良反应,是一种大有发展前途的外治方法。

17. 药捻 又称药线疗法,是指将药捻制剂插入疮口、漏管中的一种外治法,具有排脓引流、拔毒祛腐、生肌等作用,适用于疗疮疖肿溃破后脓流不畅,以及骨髓炎、骨结核、痔瘘、瘰疬等。药捻根据所用赋形剂不同可分为软、硬两类,前者主要是指以纸或药棉等搓成的线状,外蘸药末或内裹药末而制成的药捻;后者是指将药物粉末与面糊、米饭等赋形剂相混合,搓制成条状的药捻。药捻所用药物多为升丹,含汞有毒,切忌入口;每日应仔细观察伤口,区分阶段,做到化腐提脓,恰到好处;插药捻时不宜触及疮底,且应露出一部分于疮口之外,并向疮口下方或侧方折放,以免其掉进疮口中,致引流不畅,或导致异物残留疮底。

18. 药锭 是指运用所制药锭进行治疗疾病的方法。药锭是用药粉和赋形剂(如面粉、米饭、蜂蜜、黄蜡、白及粉、藤黄等)和匀制成的长方形、圆锥形、纺锤形、扁圆形等各种形状的硬块药剂,用以磨汁外涂,亦有可以内服者,主要适用于内科急症、外科疮疡疖肿,以及眼科疾病等。

19. 药衣 是将中草药放入衣领、背心、肚兜、护膝、护腰、胸罩、鞋子内,然后给患者穿用的一种外治方法。亦可以将药物研末,装入香袋,与要穿的衣服一同放入箱中,待衣服浸上药味后再穿用。药衣法具有祛邪散寒、止咳平喘、理气止痛、温里止泻和活血通络等功效,适用于咳嗽、哮喘、健忘、乳房胀痛、胃痛、腹痛、泄泻、腰腿疼痛、遗精、带下、汗臭等症。

20. 药枕 是将具有挥发性、芳香性的中草药置于枕芯中,做成药枕,让患者睡眠时垫于头项下,以达到治病养生的目的。此法具有芳香开窍、怡神醒脑、安神益智、调养脏腑、养元强身、清肝明目、宣肺化痰、疏通经络和调整阴阳的功效,适用于头痛、失眠、健忘、咳嗽、鼻塞、耳聋等症。

21. 药佩　是将芳香性、挥发性的中草药制成让患者挂于衣带或身上的饰物,如香囊、香袋、口罩、项圈等,从而达到外治疾病的方法。药佩法具有芳香辟秽、祛邪解毒、清热消肿、散风止痒、安神定志的功效,适用于感冒、瘟疫、邪毒、风疹、瘿瘤、小儿疳积、久痢、口疮等。

22. 药被　是指用中草药制成被子,再将被子给患者覆盖身体,以此达到内病外治的目的。药被法具有祛邪解毒、宣肺化痰、利水消肿、逐风祛湿和活血通络的功效,适用于咳喘、水肿、腰痛、脚痹、瘟疫、小儿惊痫等。

23. 药冠　是让患者戴上含有中草药的帽子以外治疾病的一种方法,具有祛风散寒、活血止痛、镇静安神的功效,适用于头痛、心神不安、失眠、健忘等症。

24. 药榻　是让患者安卧于铺有清凉解毒或温经通络药物的床上,以达到外治疾病的一种方法。药榻疗法具有发汗解表、清凉退热、祛风通络、活血止痛和利湿行水等功效,适用于发热、水肿、痹症、瘫痪和寒厥等全身性疾病。

25. 药巾　是让患者戴上含有中草药的头巾以外治疾病的一种方法,具有清热解毒、祛风止痛、活血通络、利湿行水、温中止泻、养心安神和止血消炎等功效,适用于健忘、水肿、痹症、腹痛、腹满、吐泻、阴毒、阳痿、遗精、闭经和外伤出血等病症。

26. 药垫　是用药物做成各种各样的垫子,再让患者接触使用药垫,以达到外治疾病的目的。药垫法具有渗湿行水、温中止泻、清热解毒、活血止痛的功效,适用于水肿、小便不利、疝气、脱肛、骨质增生和脚汗等下焦病变引起的病症。

四、中医外治法的治疗原则和优点

　　用外治法治病需要根据疾病的特点,进行辨证立法、选方用药。临证时通过望、闻、问、切四诊,结合阴、阳、表、里、寒、热、虚、实八纲,对错综复杂的病情进行分析和归纳,在确定病变所属的部位、经络、脏腑后进而探求病机,辨明主次、轻重、缓急,然后确定如何用药。这就是所谓的"先辨证、次论治、后用药"的原则。

1. 外治法的治疗原则

　　(1)讲究辨证论治:应用外治法治病与内治法一样,必须讲究辨证论治,寻找出疾病的根本病因和病机,抓住疾病的本质,然后用具体的方药进行治疗,才能收到较好的疗效。如果虚实不明,寒热不辨,表里混淆,阴阳不分地使用外治法,不但收不到较好的效果,而且还会延误病情,甚至导致疾病恶化。辨证论治的精髓是整体调治,人本身是一个整体,人和自然又是一个整体。因此,尽管知道病的范围只是在一个局部,但还要看到,局部疾病也是全身情况的一个反映,或者局部的疾病必然会影响到全身。治疗时不仅要考虑局部调治,还要考虑全身调治。

　　(2)要因人因时因地制宜:人体与自然界是息息相关的整体,人体在内外因素的影响下也有一定的差异。因此,外治法与内治法一样,必须根据患者的性格、年龄、体质、生活习惯、地理环境和四时气候变化等情况的不同,而采取适宜的治疗方法,不能孤立地看待病证,机械地生搬外治法,否则会影响疗效。

　　(3)知标本、明缓急:疾病分标本,病情分缓急,在应用外治法时,必须分清标本,辨明缓急,急则治其标,缓则治其本,这样才能得心应手,使疾病获得痊愈。

　　(4)选准穴位:外治法在局部用药时多数是选取穴位施术用药的,选穴时必须遵循"欲清上焦,选中脘、肺俞、劳宫、内关;欲清中焦,宜选神阙、涌泉、中脘;欲清下焦,宜选丹田、关元要穴。欲补五脏,宜选背俞穴;欲泻五腑,亦取背俞穴;欲救阳者,宜选关元、气海穴"等原则。

2. 外治法的优点

(1)应用范围广:外治法起源于长期的医疗实践,方式方法多种多样,施治部位又比较广泛,大多数的疾病都可以用外治法治疗,特别是对各种单纯性疾病或病情较轻的疾病初起阶段,外治法完全可以起到主治作用。

(2)治法简便、经济实用:大多数的外治法不需要复杂高级的医疗器械,手法简便,一学就会,而且施术部位容易辨认,同时取材容易,所用药物也都是一般普通的常用药物,所以比较容易学习掌握,乐于为患者接受,而且不需要太多的花费。

(3)疗效可靠:由于药物可以刺激患部或穴位,并经由皮肤直接进入血液循环,故可迅速发挥治疗作用,不但能控制某些急性疾病的症状,而且对某些慢性疾病的疗效也非凡,治疗效果不可低估。

(4)不良反应少:由于外治法是施药于体表或从体外进行的,不需要内服,随时可观察到局部反应,如有不适,可将药物立即除去,所以不良反应较小,不会发生严重的不良反应。

(5)外治法可以配合内治法同步进行,有助于提高治病效果,适应证也更加广泛。

五、中医外治法的注意事项

使用外治法治病时需要注意以下几点事项。

1. 要严格消毒,预防感染 外治手法要轻柔,避免皮肤损伤。

2. 及时处理不良反应 外治法常用一些刺激性较大或辛辣性的药物治疗,对皮肤有一定的刺激作用,有时会引起局部皮肤红肿、发痒、灼热,甚至起疱疹等不良反应,应及时发现,认真处理,可以去除药物,或改用其他药物,乃至停药。

3. 严格选择适应证 外治法虽能治疗许多疾病,而且疗效较好,但对某些病情凶险、来势急骤、证候复杂的危重患者,或对某些一时难以确诊的患者,不要乱用外治法治疗。

4. 用敷脐疗法时应注意 采取仰卧位,充分暴露脐部,以方便取穴、用药,同时要注意保暖,尤其是冬季。脐部要严格消毒,预防感染,一般可用75%酒精棉球做常规消毒。用药前要详细了解患者的全身情况,并注意有无过敏史,以防止发生过敏反应。孕妇应慎用。儿童使用敷脐疗法时应加强护理,不能让其用手抓脐部,防止敷药脱落。同时由于儿童的皮肤稚嫩,不宜敷药时间过长,也不能使用剧毒药物。

5. 用药浴疗法治病应注意

(1)药浴液需要保持适宜的温度,药浴液的温度过高有可能引起烫伤,尤其是老年人和某些疾病引起的对温热感觉迟钝者应特别加以注意。另外,药浴液必须保持一定的温度,过冷会影响药浴的效果,并产生不良刺激。因此,药浴液稍冷即应调换或再加温后使用。

(2)对于已经溃烂的疮疡,使用药浴时要防止再次感染。药浴所用的物品、器械均应注意消毒。

(3)某些患者在药浴过程中有可能发生头晕等不适症状,应停止药浴并卧床休息。患有重症心脏病、高血压等疾病时宜选择合适的药浴方法,并注意观察,以防意外发生。

(4)妇女月经期不宜采用坐浴的药浴方法,以免引起感染。

(5)患者处于过度疲劳或过饥过饱的状态时也不宜进行全身药浴,以免发生意外。如果患者发生头晕等不适时,应停止药浴,让患者卧床休息。

(6)冬季药浴时应注意保暖,可用电炉取暖,也可用一般火炉代替,但需防煤气中毒。夏季药浴后要避免风吹,因为药浴后全身皮肤血管扩张,血液循环加快,要避免感受风寒引起感冒或加重病情。因此,全身药浴后要注意擦干身体,穿好衣服,稍加休息再外出。

6. 用薄贴疗法治病时应注意 对已溃疮口宜用薄型膏药,每日更换 1 次;未溃之肿疡宜用厚型膏药,2～3 日换药 1 次;阴证骨痨或乳癖等,可 5～7 天换药 1 次。如果用药后出现皮肤红肿、丘疹、疱疹、瘙痒,甚至溃烂,须立即停药,改用其他方法治疗。

7. 用敷贴疗法治病时应注意 患部要常规消毒,注意外敷药物的干湿度,过湿容易外溢流失,如果药物变干须随时更换,或加调和剂湿润后再敷上。取穴位贴药时,所取穴位不宜过多,每穴用量宜少,敷贴面积不宜过大,时间不宜过久。敷贴药物不宜内服。皮肤过敏者不宜使用。用药过程中如果出现皮肤过敏、瘙痒潮红、发生小水疱,应停止用药。敷药处若发生水疱、溃烂,可将药物去除,涂上甲紫药水。

8. 用药熨疗法治病时应注意 要根据患者的病情及其治疗部位,采取适当的体位。由于患者治疗时要充分暴露患部或治疗部位,寒冷季节要有取暖设备,以免感冒着凉。要防止烫伤,注意调节好温度,药包热时熨得快一点儿,用的力轻一点儿,药包热度减小时要慢一些,用力要重一点儿。还要注意药包是否有漏,药包最好多准备几个,以便轮换使用,勿使热熨间断。热熨过程中,患者如果出现头晕、心悸、呕恶及皮肤烫伤、擦伤等现象时,应及时停止治疗。患者应用药熨疗法治疗后应避风保暖,卧床休息。本法不适用于阳证疮疡、疝病绞窄等,皮肤过敏、皮肤发炎、发热患者也不应使用。

9. 用热敷疗法治病时应注意 注意热敷的温度,以患者能忍受为度,避免烫伤。治疗过程中应注意病情变化,如肠梗阻患者一般在热敷 1～6 小时内即可缓解,24 小时内即能解除梗阻,如果热敷后反而症状加重,应及时送医院治疗。治疗过程中患者如感到不适,或有局部不良反应,应停止热敷,同时要防止因患者出汗过多而致虚脱。凡高热、皮肤过敏或中医辨证属热证者不宜使用热敷疗法。

10. 用湿敷疗法治病时应注意 配制药液时宜将中草药在清水中浸润 4~6 小时,待浸透后再煎煮。使用时要待药液放温凉,纱布浸透药液后须轻轻挤拧,以保持湿润而不淋滴滴水。还要注意保持敷料的湿润及创面的清洁,患者有大疱性皮肤病及表皮剥脱病时不宜使用。

11. 用熏蒸疗法治病时应注意 用于熏洗的药物煎煮加水要适量,加水过多则药物浓度下降,芳香性药物一般煎沸 10~15 分钟,块状和根茎类药物则须煮沸 30 分钟。应用时药液温度要适宜,须防止烫伤。严重呼吸困难时,应避免长时间使用熏蒸疗法,以免窒息。尤其是炎热季节,须防止出汗过多而致晕厥。严寒季节使用本法要注意保暖,以免受凉感冒。全身熏蒸者在治疗结束后要适当休息。

12. 用推擦疗法治病时应注意 推擦时手法要正确,不能刺激太强,否则容易损伤肌肤,甚至引起昏厥。对皮肤刺激性大或有腐蚀性的药物不宜使用。用药过程中如果出现过敏反应,应立即停止用药。凡是疮疡痈肿、皮肤湿疹、疔疮丹毒、骨折病人及孕妇等,不宜使用推擦疗法。

13. 用吹药疗法治病时应注意 吹药疗法所用药物多为芳香挥发之品,应密封避光保存,患处应洗净后用药,吹药剂量以 0.2~2 克为宜。

14. 用滴药疗法治病时应注意 滴药时,滴管与患处应保持一定距离,不要直接碰到患处。

15. 用含漱疗法治病时应注意 要少量多次地仰头含漱,以尽量维持较长时间,这样才能取得效果。含漱后不必用清水漱净口腔,也不要立即进食。

16. 用热烘疗法治病时应注意 必须持之以恒,才能取得疗效。本法用于一切急性皮肤病。

17. 用发疱疗法治病时应注意 用药部位一定要严格消毒,预防感染,否则药物刺激性过大,可发生灼伤、起疱。宜间歇性用药,每个疗程之间休息 5～7 天。年老体弱者、小儿脐部和近心脏部位不宜使用。面部、眼部、阴部、大血管附近的部位要慎用或禁用。发疱药物多具有腐蚀性和刺激性,有些还有较大的毒性,因此切忌口服或随意乱敷。

18. 用药栓疗法治病时应注意 肛门用药前要将大便排出,以免影响药效,塞入肛门后要求保留 4 小时以上,以使药物与病灶充分接触,并缓慢释放。药栓应避免应用对肛门或阴道有刺激性的药物。药栓应贮存在干燥阴凉处,贮存时间不宜过长,以免由于基质酸败而产生刺激性,或因微生物繁殖而腐败。

19. 用药枕疗法治病时应注意 药枕主要用于头颈部疾病,无使用禁忌,无严重的不良反应,如果发现有过敏症状时应停止使用。药枕放在枕骨位置时,侧卧、仰卧位都有功效;用于治疗颈椎病、肩关节周围炎的药枕宜放在颈椎下,以耳下、肩前为准,使负重点下移,形成头和躯干部的对抗牵引,这等于在做持续的颈椎牵引治疗。还要注意药枕的有效期,一般市售的药枕有效期为 1～3 年,使用 2～3 周后就应放在室外吹一吹,但不宜暴晒。药枕治病见效较慢,一般需长期使用,在治疗过程中如果出现疾病加重,应及时去医院就诊,以免延误病情。

20. 用药衣、药褟、药被疗法治病时应注意 主要用于慢性疾病,所需治疗时间较长,对于急性病不宜使用。治疗时要紧贴于患部,药衣、药褟、药被难以接触的部位则不宜使用。治疗过程中如果出现皮肤瘙痒、皮疹、溃烂等皮肤过敏症状,应停止治疗,改用其他方法。如果需要治疗时间较长,药物挥发又比较快,一定要及时更换药衣、药褥、药被。药衣、药褥、药被中所用的药物不得有腐蚀性或刺激性。药衣、药褥、药被等疗法适宜冬天使用，夏天一般不宜使用。

21. 用药佩疗法治病时应注意　对药物气味过敏者不宜使用。危重患者需要及时抢救，不宜使用本法。保持药佩的芳香干燥，佩带时间过长、气味淡薄时要及时更换。制作药佩所用的布应有良好的透气性，宜用薄棉布或纱布，以利于药物气味的散发。佩带药佩应松紧适宜，不宜过重。

第二章　内科疾病

一、感　冒

感冒俗称伤风，是风邪侵袭人体所引起的以鼻塞、流涕、打喷嚏、咳嗽、头痛、恶寒、发热、全身不适为主要表现的常见疾病。感冒包括"伤风"和"时令感冒"两种。感冒轻者为"伤风"，是鼻、咽、喉等上呼吸道的急性炎症，常统称为急性上呼吸道感染，简称"上感"，是临床常见病、多发病。感冒一年四季均可发生，以冬春季最多见。可发生于任何年龄，以小儿发病率最高。感冒重者为"时令感冒"，是病毒所致的一种急性呼吸道传染病，又称"流感"，主要通过飞沫或直接接触传播，具有高度传染性，常易造成大范围流行。感冒多数起病急，呼吸道症状包括打喷嚏、鼻塞、流涕。1～2 天后，由于炎症向咽喉部位发展，相继出现咽痛、咽部有异物似的不适感觉，重者可出现吞咽困难、咳嗽、声音嘶哑，如无继发细菌感染，则咳少量白色黏液痰。并发眼球结膜炎时，还会出现眼痛、流泪、怕光。除上述症状外，还常伴发轻重程度不一的全身症状，如怕冷、发热、全身酸痛、疲软无力、腰痛、腹胀、食欲差，甚至出现呕吐、腹泻。有些病人的口唇部还可出现单纯疱疹。一般伤风的全身症状较轻，症状多在 5～10 天内自行消失。时令感冒多呈现流行性，常突然寒战、高热、全身症状明显。

【外治方】

1. 大叶桉叶 2 500 克。大叶桉叶加水煎汤，去渣，熏洗全身。适用于风寒感冒头痛、身痛。

2. 葱白 30 克,生姜 30 克,食盐 6 克,白酒 1 盅。前 3 味共捣成糊状,再加入白酒调匀,然后用消毒纱布包之。涂擦前胸、后背、手心、脚心、腋窝及肘窝等处,涂擦一遍后让患者安卧。适用于风寒型感冒初期。

3. 清凉油少许。将清凉油少许涂在消毒纱布上,敷于脐部,亦可用清凉油涂擦痛处。适用于夏季暑湿感冒。

4. 薄荷 30 克,生姜 30 克,大蒜 30 克。上药共捣成膏状,贴敷于大椎、太阳穴,以消毒纱布覆盖,再用胶布固定;两手劳宫穴敷药后合掌端坐 30 分钟。适用于感冒初起有恶寒头痛者。

5. 防风、黄芪、肉桂各等份。共研细末。将脐部用 75% 酒精常规消毒,趁湿撒药粉 0.5 克于脐部,以消毒纱布覆盖,再用胶布固定,每隔 3 日用药 1 次,连用 5～7 次为 1 个疗程,可连用 2～4 个疗程。适用于体虚易感冒者。

6. 柴胡 10 克,当归 6 克,川芎 6 克,白芍 10 克,桂枝 5 克,葱白适量。前 5 味共研细末,取药末 15 克,与葱白一同捣成泥状,制成 1 个直径约 2.5 厘米的药饼。将脐部用 75% 酒精常规消毒,然后将药饼贴敷于脐部,外用消毒纱布覆盖,再用胶布固定。适用于妇女经期感冒,症见寒热往来、胸胁满闷、恶心呕吐、发热头痛等。

7. 红花油数滴。将红花油数滴滴在消毒纱布上,敷于脐部。亦可用红花油 1 滴擦头部太阳穴,头痛、头胀可随之减轻。适用于感冒头痛。

8. 高良姜 7 克,山柰 7 克,桂枝 7 克,佩兰 7 克,雄黄 3 克,樟脑 3 克,冰片 2 克。以上前 5 味共研细末,再加入樟脑、冰片共研令匀,胶囊盛之,每囊装药末 3 克。让患者挂于内衣和外衣之间。

9. 雄黄 6 克,山柰 50 克,樟脑 6 克,冰片 6 克。前 3 味共研细末,再加入冰片共研令匀,装入布袋,每袋装药末 5 克。让患者将香袋挂于胸前。适用于感冒头痛头重、鼻塞流涕。

10. 高良姜 15 克,佩兰 5 克,桂枝 5 克,冰片 2 克。前 3 味共研细末,再加入冰片共研令匀,装入布袋,每袋装药末 5 克。让患者将香袋挂于胸前。

11. 桑叶 15 克,菊花 15 克,荆芥 15 克,芦根 30 克。4 味药共加水煎煮 2 次,合并药液,温洗全身,每日 2 次,每次 20 分钟。每日 1 剂,连用 3 剂为 1 个疗程。患者洗浴后要多饮一些水,卧床盖被以助出汗祛邪。适用于风热感冒。

12. 连翘 15 克,葱白 30 克。2 味药共捣成膏状,用消毒纱布包好,敷于脐部,待将要出汗时喝开水一杯,以助汗出。适用于风热感冒,症见发热无汗、头痛咽痛等。

13. 生石膏 10 克,杏仁 5 克,薄荷 3 克,活蚯蚓适量。4 味药一同捣烂为糊状,敷于脐部,用消毒纱布覆盖,再用胶布固定,每日换药 1 次,5 天为 1 个疗程。适用于风热感冒,症见咳嗽、痰黄黏稠难出,并伴有口渴、咽痛、头痛、发热等。

14. 桑叶 3 克,菊花 3 克,连翘 3 克,甘草 3 克,杏仁 3 克,薄荷 3 克,桔梗 3 克,葱白 15 克,蜂蜜 15 克。前 7 味共研细末,加入葱白、蜂蜜调为药饼。脐部常规消毒,然后将药饼贴敷于脐部,以消毒纱布覆盖,再用胶布固定。适用于风热感冒、咽痛咳嗽等。

二、支气管炎

支气管炎是指气管、支气管黏膜及其周围组织的非特异性炎症。支气管炎有急、慢性之分。急性支气管炎是由于感染病毒、细菌,或尘烟微粒等物理、化学物质刺激支气管黏膜而引起;慢性支气管炎可由急性支气管炎转化而来,也可因支气管哮喘、支气管扩张等疾病,使支气管分泌物引流不畅,血液循环供给不充分或气管周围组织纤维增生而形成。支气管炎主要原因为病毒和细菌的重复感染形成了支气管的慢性非特异性炎症。当气温骤降、呼吸道小血管痉挛缺血、防御功能下降等因素而致病;烟雾粉尘、污染大气等慢性刺激亦可发病;吸烟使支气管痉挛、黏膜变异、纤毛运动降低、黏液分泌增多易发生感染;过敏因素也有一定关系。急性支气管炎多发于冬春季节感冒之后,初为干咳,以后咳少量黏液黄脓痰,可伴气急、胸闷;呼吸音粗糙,白细胞计数增高。慢性支气管炎是由急性久治不愈转化而来,一般以咳嗽、咳痰为主要症状,伴有喘息,连续 2 年以上每年发病持续 3 个月,排除具有咳嗽、咳痰、喘息症状的其他疾病。

【外治方】

1. 石菖蒲、艾叶、麻黄、葱白、生姜各适量。共研粗末,下锅炒热后用消毒纱布包好,趁热在胸背部反复热熨,待药包凉后再炒再用,每次热熨 10~15 分钟,每日用药 1 次。适用于风寒型支气管炎,症见咳嗽、畏寒者。

2. 大蒜适量,米醋少许。将大蒜捣烂如泥,加米醋调成糊状,涂抹在消毒纱布上,外面再包上一层消毒纱布,贴敷于胸口,可立即止咳。注意大蒜不宜与皮肤直接接触。适用于风寒型支气管炎,症见咳嗽、畏寒者。

3. 罂粟壳适量。罂粟壳研为细末,装入瓶中。每次取药末 3 克敷于脐部,再用胶布固定,每日换药 1 次。适用于肺气不收引起的久咳不止,痰少而稀之症。

4. 干凤仙花全草适量。干凤仙花捣碎,炒热后用消毒纱布包好。趁热在胸前反复揉擦,凉后再炒再用,每次擦熨 10~15 分钟,每日用药 1 次。适用于风寒型支气管炎,症见咳嗽、畏寒者。

5. 大蒜 10 瓣。大蒜捣烂如泥,取蚕豆瓣大小蒜泥 1 块,置于伤湿止痛膏中心。每晚洗脚后敷于双足涌泉穴,次日早晨揭去,连贴 3~5 次。适用于风寒型支气管炎,症见咳嗽、畏寒者。

6. 附片 20 克,干姜 20 克,肉桂 20 克,山奈 10 克。4 味药共研细末,装瓶。用拇指在双侧肺俞穴用力按摩 30 秒钟,使之局部潮红,再将药末适量放在穴位上,用 3 厘米×3 厘米大小的医用胶布贴牢,隔日换药 1 次。适用于风寒型支气管炎,症见咳嗽、畏寒者。

7. 半夏 25 克,苍术 25 克,麻黄 25 克,鸡蛋 1 个。4 味药共加水适量,煎煮 15 分钟后取出鸡蛋。用鸡蛋趁热滚熨双侧心俞、肺俞、涌泉穴,蛋凉后放入药液中再煮热再熨,如此反复滚熨 10～15 分钟,每日用药 1～2 次。适用于痰湿型支气管炎,症见咳嗽痰多者。

8. 黑丑、白丑各 15 克,大黄 30 克,槟榔 8 克,木香 5 克,轻粉少许,蜂蜜适量。以上前 5 味烘干,共研细末;轻粉另研,混匀后加入蜂蜜调成糊。敷于脐部。适用于肺热咳嗽、痰黄黏稠、胸闷不畅之症。

9. 白芥子 9 克,轻粉 9 克,白芷 9 克,生姜汁或蜂蜜适量。以上前 3 味共研细末,用生姜汁或蜂蜜调匀,制成药饼 2 块。将药饼贴于双侧肺俞穴,再用胶布固定,每周换药 1 次。适用于风寒型支气管炎,症见咳嗽、畏寒者。

10. 公丁香 0.5 克,肉桂 5 克,麻黄 5 克,苍耳子 3 克。共研为细末,用酒精棉球消毒脐部,趁酒精未干之际,将药末敷于脐内,填满肚脐为度,然后用消毒纱布覆盖,再用胶布固定,48 小时换药 1 次,连用 10 次为 1 个疗程。适用于慢性支气管炎,症见咳嗽痰白、气短而促、畏寒肢冷、苔白脉沉细者。

11. 冰片 3 克。研为细末,与等量凡士林调匀,涂在油纸上,贴于膻中穴,用绷带固定,并持续热敷,12 小时换药 1 次,10 天为 1 个疗程。适用于风寒咳嗽。

12. 决明子 60 克,萝卜子 30 克。2 味药共捣碎,研为细末。将药末敷于脐内,填满肚脐为度,然后用消毒纱布覆盖,再用胶布固定。适用于急性气管炎之痰多黏稠、咳嗽胸闷者。

三、哮　喘

支气管哮喘是由多种细胞特别是肥大细胞、嗜酸性粒细胞和T淋巴细胞参与的慢性气道炎症。在易感者中此种炎症可引起反复发作的喘息、气促、胸闷和（或）咳嗽等症状，多在夜间或凌晨发生；此类症状常伴有广泛而多变的呼气流速受限，但可部分地自行缓解或经治疗缓解；此种症状还伴有气道对多种刺激因子反应性增高。我国至少有2 000万以上哮喘患者，但只有不足5％的哮喘患者接受过规范化的治疗。本病中医称为"哮证"，并将其分为冷哮、热哮两种。冷哮主要表现为喘促气短，喉中痰鸣，气怯声低，吐痰稀薄，形瘦神疲，汗出肢冷等；热哮主要表现为咳喘痰黏，咳痰不爽，胸中烦闷，身热口渴等。

【外治方】

1. 白凤仙花全草1株，延胡索15克，艾叶30克，杏仁30克，诃子20克，白果仁25克，川椒目25克。上药共加水适量，煎汤，去渣，熏洗肺俞、云门、中府穴。适用于寒饮型哮喘。

2. 生姜30克，生大附子1枚。2味药共捣烂，下锅炒热，用消毒纱布包裹，热熨胸背部，由上至下，反复熨之，每次热熨5分钟，每日1次。适用于寒性哮喘。

3. 鱼腥草60克，紫苏子30克，五味子20克，地龙30克，鸡蛋2个，沉香10克。以上前5味加水适量，煎煮30分钟，加入沉香稍煎，取出鸡蛋，去渣，吃鸡蛋，取药液温洗双足，每晚1次，10天为1个疗程。适用于各种类型的哮喘辅助治疗。

4. 麻黄3克，杏仁3克，甘草1克，葱白3根。前3味共研为细末，再加入葱白共捣为糊状，敷于脐部，用塑料布覆盖，再用胶布固定，每日换药2次。适用于外感风寒所致哮喘，症见头痛身痛、咳嗽痰白、气喘胸闷。

5. 麻黄 150 克，紫苏子 150 克，老生姜 150 克，面粉 150 克，白酒适量。以上前 2 味共研细末，生姜捣烂，再加入面粉一同和匀，下锅炒热，加白酒少许拌炒至热，用消毒纱布包裹，热熨背心部，冷则加白酒少许再炒再熨，每日热熨 10～15 分钟，每日 1 次。适用于寒性哮喘。

6. 麻黄 15 克，细辛 4 克，苍耳子 4 克，延胡索（醋炒）4 克，公丁香 3 克，吴茱萸 3 克，白芥子 3 克，肉桂 3 克。上药共研为细末，装瓶即可。用时取药末适量，用药棉包裹如小球，敷塞脐孔，再用胶布固定，2～3 天换药 1 次，10 天为 1 个疗程。适用于寒喘，症见胸闷喘急、咳嗽、吐痰清稀色白、喉间痰鸣等。

7. 补骨脂、小茴香各等量。2 味药共研极细粉末，敷于脐孔，然后用消毒纱布覆盖，再用胶布固定，2 天换药 1 次，10 天为 1 个疗程。适用于虚喘，症见哮喘日久、肾不纳气、喉间有哮鸣音、动则喘甚。

四、肺　炎

肺炎是一种常见的多发的感染性疾病，临床表现主要有发热、咳嗽、多痰、胸痛等，重症者喘气急促、呼吸困难，可危及生命。世界卫生组织指出，在全球引起发病和造成死亡的疾病中，下呼吸道感染（主要是肺炎）被列为第三位高危害疾病。引起肺炎的病原体很复杂，包括细菌、病毒、支原体等多种。但由肺炎球菌引起的肺炎最为多见，达 83%，居首位。在世界范围内，有 5%～10% 的健康成人和 20%～40% 的健康儿童是肺炎球菌的携带者。肺炎球菌一般寄居在正常人的鼻咽部，一般不会发病，当人体免疫力下降时，如感冒、劳累、慢性支气管炎、心脏病、长期吸烟等，肺炎球菌即可乘机引起肺炎、中耳炎、鼻窦炎、脑膜炎、心内膜炎、败血症等。又由于近年来抗生素的广泛应用，使肺炎球菌对多种药物产生了耐药性，这又为治疗带来了困难。

【外治方】

1. 肉桂 12 克,乳香 15 克,没药 15 克,红花 30 克,当归 30 克,川芎 30 克,透骨草 30 克,赤芍 30 克,草乌 15 克,川乌 15 克,丁香 10 克,凡士林适量。以上前 11 味烘干,研为细末,用凡士林调成膏状,将药糊敷于胸部或背部阿是穴,隔日用药 1 次,连用 5 次为 1 个疗程。适用于迁延性肺炎恢复期。

2. 白芥子 30 克,面粉 10 克。将白芥子炒黄炒香,研为细末,加入面粉用温开水调成糊状,将药糊敷于双侧肺俞、阿是穴,用消毒纱布覆盖,再用胶布固定,一般敷药 1～2 小时,或待局部发红或有烧灼感时去药,每日用药 1～2 次,连用 3～5 天为 1 个疗程。适用于各种肺炎恢复期。

3. 生蜂蜜 200 克。取棉纱巾 1 条,置于生蜂蜜中,吸取蜜液后取出。将蜂蜜巾敷于患者胸背部,蜜干则换,连续使用,病愈为度。适用于肺炎恢复期。

五、肺 结 核

结核病是由结核杆菌引起的慢性传染病,可累及全身多个器官,但以肺结核最为常见。肺结核特点是肺部结核结节和干酪样坏死,易形成肺空洞,临床上多呈慢性过程,少数可急性发病。常有低热、乏力等全身症状和咳嗽、咯血等呼吸系统表现。肺结核中医称为"痨病",是结核杆菌侵入体内引起的感染,是青年人容易发生的一种慢性和缓发的传染病。一年四季都可以发病,15～35 岁的青少年是结核病的高发峰年龄,潜伏期 4～8 周。肺结核发生率为 80%,其他部位(颈淋巴结、脑膜、腹膜、肠、皮肤、骨骼)也可继发感染。肺结核主要经呼吸道传播,传染源是接触排菌的肺结核患者。新中国成立后人们的生活水平不断提高,结核病已基本控制,但近年来随着环境污染和艾滋病的传播,结核病又卷土重来,发病率增加。中医认为,本病常由于体质虚弱、气血不足、痨虫传染所致。

【外治方】

1. 大黄 50 克,川椒 20 克。2 味药加水煎煮,去渣,倒入桶内,趁热将双足放入桶内浸洗,对轻症患者有一定效果。适用于肺结核咯血。

2. 郁金 200 克。郁金加水磨汁,以丝棉蘸药汁擦洗背部,每日 2 次,每次 10 分钟,3 天为 1 个疗程。适用于肺结核咯血。

3. 五倍子 2～3 克,辰砂 1 克。共研为细末,用水调成糊状,敷于脐部,然后用塑料布覆盖,再用胶布固定,每日换药 1 次。适用于肺结核潮热盗汗。

4. 五倍子、黄柏各等量。共研为细末,水调为糊,敷于脐部,外用胶布固定。适用于肺结核潮热盗汗。

5. 五味子 20 克,地骨皮 15 克,六神丸 20 粒,异烟肼 20 克,蜂蜜适量。以上前 4 味共研为细末,用时取药末 2 克,再加入蜂蜜,调为膏状,敷于脐部,然后用消毒纱布覆盖,再用胶布固定,每日换药 1 次,30 天为 1 个疗程,每次换药时让脐部晾 3 小时,以免引起脐部不适。适用于肺结核低热、手足心热。

6. 川乌 15 克,乳香 15 克,没药 15 克,续断 15 克,雄黄 10 克,朱砂 15 克,人工麝香 0.5 克。以上前 6 味共研为细末。每次用药时将 1/3 量的人工麝香放在脐中,再取药末 15 克撒于脐上,盖以槐树皮,上放艾炷点燃灸之,至患者腹中作响,大便泻下涎物为止,2 天 1 次,灸治后服米汤,吃白粥,饮少量黄酒,以助药力,至愈为止。适用于肺结核潮热。

7. 五灵脂 60 克,白芥子 60 克,生甘草 30 克,食醋适量。前 3 味共研细末,过筛后用食醋调和成糊状,蒸 5 分钟。每晚睡前趁热敷于背部,12 小时后去药,连敷 3 天。第一天沿第一胸椎胸骨向下涂布宽 10 厘米、长 25 厘米;第二天从尾骨向上敷;第三天则敷于脊椎中央。适用于肺结核咳嗽痰多。

8. 白芥子 3～5 克,陈米醋适量。将白芥子研为细末,加入陈米醋调成糊状。将药糊敷于肺俞、心俞、肾俞、风门穴,每次敷 3 个穴位,轮流贴敷。用药后 3 小时局部皮肤有烧灼感、充血、起疱,可按常规消毒处理。一般 4～5 天敷药 1 次,3 个月为 1 个疗程。适用于肺结核咳嗽痰多。

9. 生大黄 10 克,米醋适量。将生大黄烘干研末,再用醋调成膏状。将脐部用 75％酒精常规消毒,然后将药膏敷于脐部,外用消毒纱布覆盖,再用胶布固定。每日换药 1 次,连用 3 次为 1 个疗程。适用于肺结核咯血。

六、消化不良

消化不良是指具有上腹痛、上腹胀、嗳气、食欲缺乏、恶心、呕吐等不适症状,经检查排除引起上述症状的器质性疾病的一组临床综合征。症状可持续或反复发作,病程超过 1 个月或在过去的 12 月中累计超过 12 周。消化不良是临床上最常见的一种功能性胃肠病,相当于中医学的“脘痞”“胃痛”“嘈杂”等范畴。其病在胃,涉及肝脾等脏器,宜辨证施治,予以健脾和胃、疏肝理气、消食导滞等法治疗。

【外治方】

1. 生姜 60 克。生姜加水煎汤,滤去药渣,将药汤倒入盆内。让患者坐浴盆中,揉脐周围,并用生姜汤洗脐部及脐周。适用于阳虚寒凝引起的食积不化、腹胀痞满。

2. 巴豆粉 1.5 克,黄连粉 3 克,生姜汁、香油各适量。前 2 味用香油调和成饼。用时,先将生姜汁 1～2 滴于脐内,再将药饼贴上,用艾炷灸 10 分钟。适用于消化不良、胃痛、便溏泄泻等。

3. 吴茱萸 30 克,白胡椒 6 克,丁香 30 粒。3 味药共研为细末,每次取药末 1.5 克,调入适量的凡士林。敷于脐部,每日换药 1 次。适用于脾胃虚寒、寒凝气滞引起的消化不良。

4. 鲜艾叶 50 克,鲜牡荆嫩叶 50 克,茶油 10 克,食盐少许。将鲜艾叶和鲜牡荆嫩叶捣碎,放铁锅内加茶油和食盐,用文火炒热,装入布袋中。药袋置于脐部,外用绷带固定,冷后取下再炒热,可重复使用,连用 2~3 次。适用于消化不良的腹胀。

5. 车前子 30 克,蜗牛 20 克,大蒜 30 克。3 味药共捣为糊,敷于脐部。适用于消化不良。

七、胃 痛

胃痛又称胃脘痛,以胃脘部经常发生疼痛为主症,其主要部位系在胃脘近心窝处,痛时可牵连胁背或兼见恶心、呕吐、反酸、嘈杂,大便溏薄或秘结,甚至呕血、便血等症。多见于急慢性胃炎、消化性溃疡、胃癌、胃肠神经官能症等。现代医学认为,本病的发生多因化学、物理刺激及细菌、病毒等因素引起胃壁的炎性反应。不同疾病引起的胃痛临床表现各不相同。例如,急性胃炎起病较急,疼痛剧烈,而慢性胃炎起病较慢,疼痛隐隐。溃疡病疼痛有节律性,胃溃疡疼痛多在食后半小时至一小时出现,疼痛位置多在剑突下或稍偏左处,进食后可获暂时缓解。胃神经官能症则多在精神受刺激时发病,痛连胸胁,无固定痛点等。胃痛发作可伴有食欲缺乏、泛酸嘈杂、恶心呕吐、大便秘结或溏泄等,病久可导致头晕目眩,入睡不实,精神不振,身体疲乏等虚弱症状。中医学认为,本病多为外受寒邪,病邪犯胃,或肝气郁结,横逆犯胃,或脾胃虚弱,中焦虚寒所为,理气止痛为常用方法,足疗法有明显疗效。

【外治方】

1. 荜茇 15 克,延胡索 15 克,丁香 15 克,肉桂 15 克,黄酒适量。前 4 味共研为细末,用时每次取药末 20~30 克,加入黄酒调为糊状,涂敷脐部神阙穴及中脘穴,用消毒纱布覆盖,再用胶布固定,每日换药 1 次,以愈为度。适用于虚寒性胃痛,症见胃脘疼痛、畏寒喜暖、口不渴、喜热饮。

2. 鲜吴茱萸叶、鲜橘叶、石菖蒲、小茴香根各等份。4 味药共捣为泥,加白酒适量,烘热,消毒纱布包裹,敷于脐部神阙穴,用消毒纱布覆盖,胶布固定,再用热水袋熨之,每次用药 30~60 分钟,每日 3 次。适用于虚寒性胃痛。

3. 防风、白芷、木香、细辛、薄荷脑各适量。5 味药共研为细末,用时取药末适量调为糊剂,敷于脐部,用胶布固定,痛止即可除去。适用于寒性胃痛。

4. 大黄 30 克,黄芩 15 克,郁金 30 克,玄明粉 30 克,栀子 30 克,香附 30 克,滑石 60 克,甘草 15 克,生姜汁以上前 8 味共研为细末。用时取药末 5 克,再加入生姜汁适量,调为糊状,敷于脐部,外用胶布固定,每日换药 1 次。适用于实热胃痛,症见胃脘灼痛、嘈杂泛酸,伴心烦易怒、口干口苦者。

5. 巴豆 1 克,大黄 2 克,沉香 2 克,萝卜子 30 克。前 3 味共研为细末,再将萝卜子煮汁调和药末成糊状,敷于脐部,然后用塑料布覆盖,再用胶布固定。适用于食滞胃痛,症见胃脘胀满疼痛、嗳腐吞酸、恶心呕吐、吐后痛减、大便不畅等。

6. 延胡索 10 克,沉香 2 克,香附 6 克,川楝子 6 克,生姜汁适量。前 4 味共研为细末。用时取药末适量,再加入生姜汁调为糊状,敷于脐部,然后用消毒纱布覆盖,再用胶布固定,每日换药 1 次。适用于气滞胃痛,症见胃脘胀满疼痛、牵掣胁肋,情志不遂更甚、嗳气叹息等。

7. 樟树皮 15 克,艾叶 10 克,萝卜子 15 克。3 味药共研为细末,调为糊状,敷于脐部,然后用消毒纱布覆盖,再用胶布固定。适用于寒凝气滞胃痛。

8. 吴茱萸 15 克,食醋适量。将吴茱萸研为细末,再加入食醋,调为糊状,敷于脐部,用消毒纱布覆盖,再用胶布固定,每12小时换药1次。适用于寒性胃痛,以及胃肠功能紊乱引起的腹泻、呕吐。

9. 巴豆3粒,胡椒粉3克,公丁香3克,大枣(去核)20克,生姜汁适量。以上前3味共研为细末,加入大枣肉,共捣烂如泥状,再用生姜汁调和捣烂如厚膏状,取药膏3～5克,摊于1块消毒纱布中间,敷于脐部,再用胶布固定,每日换药1～2次,10天为1个疗程。适用于虚寒性胃痛。

10. 五灵脂、蒲黄、乳香、没药、木香各等量。共研为细末,用时取药末适量,经脱脂药棉薄裹如小球状,填塞患者脐孔,外用胶布固定,隔天换药1次,10天为1个疗程。适用于瘀滞胃痛,症见胃痛较剧、痛有定处拒按。

11. 枳壳、陈皮各等份。共研为细末,炒热熨脐部。适用于脾胃气滞、腹满作胀、胃腹疼痛等症。

12. 艾叶30～60克,白酒50毫升。将艾叶揉碎研为细末,用酒炒热,消毒纱布袋包裹,敷于脐部,再用热水袋熨之,直至胃痛缓解为止。适用于寒凝气滞之胃痛。

八、胃 炎

胃炎是各种病因引起的胃黏膜炎症,常伴有上皮损伤和细胞再生。当胃黏膜炎症缺如或很轻时,此种胃黏膜病变称为胃病。胃炎是最常见的消化系统疾病之一。按临床发病的缓急和病程长短,一般将胃炎分为急性胃炎和慢性胃炎。前者由多种病因引起的急性胃黏膜炎症,临床上急性发病,常表现为上腹部不适、隐痛等症状。后者由各种病因引起的胃黏膜慢性炎症,根据病理组织学改变和病变在胃的分布部位,结合可能病因,将慢性胃炎分成非萎缩性、萎缩性和特殊类型三大类。不同胃炎的临床表现会有所不同,大多数胃炎患者有上腹痛,疼痛多数无规律,与饮食无关,疼痛一般为弥漫性上腹部灼痛、隐痛、胀痛等。部分患者会感腹胀。常常因为胃内潴留食物、排空延迟、消化不良所致。患者有嗳气,表明胃内气体增多,经食管排出,使上腹饱胀暂时缓解。反复出血是在胃炎基础上并发的一种胃黏膜急性炎症改变。其他症状可有食欲缺乏、反酸、恶心、呕吐、乏力、便秘或腹泻等。中医学认为,饮食不节、情志不畅、素体脾胃虚弱均可引起本病。

【外治方】

1. 吴茱萸 15 克,高良姜 15 克,萝卜子末 60 克。前 2 味共捣碎,再加入萝卜子末调匀,填于脐部中,用消毒纱布覆盖,再用胶布固定。适用于寒性急性胃炎。

2. 吴茱萸 12 克,高良姜 15 克。2 味药共捣碎,装入消毒纱布袋内,盖敷于脐上,再用热水袋熨之,每次 1～3 小时。适用于寒性急性胃炎、胃寒冷痛。

3. 葱白 20 克,生姜 30 克,艾叶 10 克。3 味药共捣烂如泥,做成圆饼,敷于脐部,并用热水袋熨之,每次熨 1 小时。适用于寒性急性胃炎,症见胃脘发凉、胀满疼痛、恶心呕吐等。

九、胃下垂

胃下垂是指站立时,胃的下缘达盆腔,胃小弯弧线最低点降至髂嵴连线以下,称为胃下垂。本病的发生多是由于膈肌悬吊力不足,肝胃、膈胃韧带功能减退而松弛,腹内压降低及腹肌松弛等因素,加上体形或体质等因素,使胃呈低张的鱼钩状,即为胃下垂所见的无张力型胃。轻度下垂者一般无症状,下垂明显者有上腹不适,饱胀,饭后明显,伴恶心、嗳气、厌食、便秘等,有时腹部有深部隐痛感,常于餐后,站立及劳累后加重。长期胃下垂者常有消瘦、乏力、站立性昏厥、低血压、心悸、失眠、头痛等症状。本病相当于中医学的"胃脘痛""痞气""呃逆"等范畴。

【外治方】

1. 蓖麻仁10克,五倍子5克。共捣为糊状,敷于脐部,每日早、中、晚分别热敷1次,每隔4天换药1次。孕妇及呕血者不宜使用。适用于各类胃下垂。

2. 黄芪15克,丹参15克,党参15克,白术10克,枳壳10克,白芍10克,当归10克,生姜10克,升麻6克,柴胡6克。上药共研细末,装瓶。取药末10克左右填敷于脐孔,铺平呈圆形,直径为2~3厘米,再用8厘米×8厘米的胶布贴紧,在其上放一圆形金属盖,隔金属盖艾灸每日1次,连灸3壮,隔3天换药1次。适用于脾气虚弱引起的胃下垂,症见面色少华、食欲缺乏、疲乏无力、腹胀下坠、舌淡、脉细等。

3. 炙黄芪30克,党参20克,升麻15克,川芎10克。将4味药同入锅中,加水适量,煎煮40分钟,去渣取汁,与3000毫升开水同倒入泡足桶中,先熏蒸,后泡足,每晚1次,每次30分钟。适用于中气下陷型胃下垂,症见身体虚弱消瘦、胃部坠胀不适、头昏眼花、少气倦怠、舌淡苔白、脉细弱。

4. 人参叶20克,枳实30克,白术15克,柴胡20克。将4味药同入锅中,加水适量,煎煮40分钟,去渣取汁,与3000毫升开水同倒入泡足桶中,先熏蒸,后泡足,每晚1次,每次30分钟。适用于中气下陷型胃下垂,症见身体虚弱消瘦、胃部坠胀不适、头昏眼花、少气倦怠、舌淡苔白、脉细弱。

5. 炙黄芪30克,桂枝20克,干姜30克,葛根15克。将4味药同入锅中,加水适量,煎煮40分钟,去渣取汁,与3000毫升开水同倒入泡足桶中,先熏蒸,后泡足,每晚1次,每次30分钟。适用于脾胃虚弱型胃下垂,症见胃部坠胀作寒、泛吐清水、四肢不温、倦怠乏力、喜暖怕冷、喜温热饮食、舌质淡、苔薄白、脉细无力。

6. 白术30克,生姜50克,桂圆壳30克,升麻15克。将4味药同入锅中,加水适量,煎煮 40 分钟,去渣取汁,与 3 000 毫升开水同入泡足桶中,先熏蒸,后泡足,每晚 1 次,每次 30 分钟。适用于脾胃虚弱型胃下垂,症见胃部坠胀作寒、泛吐清水、四肢不温、倦怠乏力、喜暖怕冷、喜温热饮食、舌质淡、苔薄白、脉细无力。

十、消化性溃疡

消化性溃疡主要发生在胃和十二指肠,是胃酸和胃蛋白酶对上消化道黏膜刺激而形成的溃疡。主要症状以胃部周期性、节律性疼痛,伴反酸、嗳气、呕吐等为主。

胃酸和胃蛋白酶的分泌增加,持续和过度的精神紧张,情绪激动,胃泌素在胃窦部滞留,食物的化学性和机械性刺激,药物的不良作用,胃黏膜屏障的破坏,以及遗传、地理环境、吸烟饮酒和某些疾病等均与本病的发生有关。其中,胃酸和胃蛋白酶在本病的形成中起决定性作用,壁细胞总数的增多,神经内分泌功能紊乱所致胃酸和胃蛋白酶分泌增加,胃排空过快,是十二指肠溃疡形成的基础;胃黏膜屏障的破坏,胃幽门运动功能的减弱,十二指肠液的反流则是胃溃疡形成的条件。近年来发现,幽门螺杆菌感染是本病的又一重要病因,它可引起胃酸过多,血清基础胃泌素增高,与消化性溃疡顽固不愈及复发有密切关系。中医学认为,本病多由饮食不节,饥饱失常,损伤脾胃,或劳倦过度,或情志不舒,肝气犯胃,脾失健运所致。治以理气和胃,止痛。宜选用足阳明胃经穴,背俞穴进行治疗。

【外治方】

1. 仙人掌适量。去刺捣烂,用消毒纱布包裹。将消毒纱布包置于脐上,用胶布固定,每日 1 次。适用于轻度消化性溃疡出血,以及热性胃痛。

2. 生附子 30 克,巴戟天 30 克,炮姜 30 克,炒茴香 30 克,官桂 15 克,党参 15 克,白术 15 克,吴茱萸 15 克,炒白芍 15 克,白茯苓 15 克,高良姜 15 克,甘草 15 克,木香 12 克,丁香 10 克,沉香末 5 克,人工麝香 1 克,香油、黄丹各适量。以上前 14 味共研粗末。将香油加热至沸,入药末炸枯,过滤去渣,再熬炼成膏,至滴水成珠为度,加入黄丹,加入人工麝香、沉香末,捣搅均匀,摊成膏药。用时将药膏温化,趁热贴敷于中脘穴和脾俞穴,3 天换药 1 次,双侧交替用药,亦可同时贴用。适用于虚寒型消化性溃疡。

3. 吴茱萸 5 份,白胡椒 2 份,丁香 1.5 份,肉桂 1.5 份。4 味药共研细末。取药末 10 克与酒炒热,分贴于中脘、胃俞、脾俞、肝俞、胆俞、足三里、内关穴中的任意 2 个穴位,胶布固定,每日换药 1 次,每次只贴敷 2 个穴位,交替使用。10 次为 1 个疗程,间歇 5 天再继续下 1 个疗程。适用于寒性消化性溃疡。

十一、腹 痛

腹痛是指由于各种原因引起的腹腔内外脏器的病变,而表现为腹部的疼痛。腹痛可分为急性与慢性两类,病因极为复杂。急性腹痛可见于腹腔器官急性炎症、空腔脏器阻塞或扩张、脏器扭转或破裂、腹膜炎症、腹腔内血管阻塞、腹壁疾病、胸腔疾病所致的腹部牵涉性痛、全身性疾病所致的腹痛等。慢性腹痛可见于腹腔脏器的慢性炎症,如反流性食管炎、慢性胃炎、慢性胆囊炎及胆管感染、慢性胰腺炎、结核性腹膜炎、溃疡性结肠炎、克罗恩病等;空腔脏器的张力变化,如胃肠痉挛或胃肠道、胆管运动障碍等;胃、十二指肠溃疡;腹腔脏器的扭转或梗阻,如慢性胃扭转;脏器包膜的牵张,实质性器官因病变肿胀,导致包膜张力增大而发生的腹痛,如肝瘀血、肝炎、肝脓肿、肝癌等;中毒与代谢障碍,如铅中毒、尿毒症等;肿瘤压迫及浸润以恶性肿瘤居多,可能与肿瘤不断长大,压迫与浸润感觉神经有关;胃肠神经功能紊乱,如胃肠神经症。

【外治方】

1. 小蓟 60 克,益母草 30 克,牛膝 15 克,车前子 10 克,血余炭 5 克。上药加水 1 000 毫升,煎汤去渣,浸洗下腹部。适用于血瘀腹痛。

2. 胡椒 25 克,丁香 20 粒,广木香 6 克,广丹 6 克,生明矾 15 克,食盐 5 克,米醋适量。以上前 6 味共研为细末,再加入米醋,调为糊状,敷于脐部,然后用消毒纱布覆盖,再用胶布固定,覆被睡卧,汗出即愈。适用于虚寒腹痛。

3. 吴茱萸 12 克,生姜 12 克。共捣如糊状,敷于脐部,然后用塑料布覆盖,再用胶布固定,每日换药 1 次,痛止为度。适用于寒证腹痛。

4. 艾叶 60 克,生姜 6 克,花椒叶 6 克。3 味药共捣烂,酒炒为糊状,敷于脐部,然后用塑料布覆盖,再用胶布固定,每日换药 1 次,痛止为度。适用于寒性腹痛。

5. 青木香 9 克,香附 9 克,萝卜 9 克。3 味药共捣烂,用开水调匀,炒成糊状,趁热敷于脐部,每日换药 1 次,痛止为度。适用于热性腹痛。

6. 山苍子 15 克,食盐少许。2 味药共捣烂为糊状,敷于脐部,痛止为度。适用于气滞腹痛。

7. 竹叶、鲜花椒叶、吴茱萸各适量。3 味药共捣烂为糊状,敷于脐部,以胀消痛止为度。适用于寒性腹痛。

8. 木香、丁香、阿魏各适量。3 味药共研为细末,撒在胶布或膏药上,贴于脐部。适用于气滞腹痛。

9. 吴茱萸 12 克,胡椒 10 克,干姜 8 克,雄黄 3 克,生姜汁适量。以上前 4 味共研为细末,用生姜汁调为糊状,敷于腹痛处,用消毒纱布覆盖,再用胶布固定,每日换药 1 次。适用于寒性腹痛。

10. 附片 80 克,麻黄 30 克,葱白 30 克。3 味药共捣碎,酒炒成饼,热敷脐部,安睡数小时。适用于寒凝腹痛、得热则减、遇寒更甚。

十二、腹　胀

　　腹胀是常见的消化系统症状。可以是一种主观上的感觉,感到腹部的一部分或全腹部胀满;也可以是一种客观上的检查所见,发现腹部一部分或全腹部膨隆。腹胀是一种常见的消化系统症状,引起腹胀的原因主要见于胃肠道胀气、各种原因所致的腹水、腹腔肿瘤等。正常人胃肠道内可有少量气体,约 150 毫升,当咽入胃内空气过多或因消化吸收功能不良时,胃肠道内产气过多,而肠道内的气体又不能从肛门排出体外,则可导致腹胀。临床上常见的引起胃肠道胀气的疾病有吞气症、急性胃扩张、幽门梗阻、肠梗阻、肠麻痹、顽固性便秘、肝胆疾病及某些全身性疾病。晚期妊娠也可引起腹胀,但属生理性的。

【外治方】

　　1. 白芥子 30 克,公丁香 10 克,肉桂 10 克,白胡椒 30 克,米醋适量。以上前 4 味共研为细末,分成 3 份,每次取药末 1 份,用米醋调成糊状,敷于脐周,2 小时换药 1 次。适用于寒性腹胀。

　　2. 大戟、芫花、甘遂、海藻各等份,食醋适量。前 4 味共研细末,涂擦腹部,随干随涂,并加醋以保持药层湿润,每日用药 1 次。适用于腹水引起的腹胀。

　　3. 竹叶、防风、吴茱萸各适量。共捣烂为糊状,敷于脐部,用消毒纱布覆盖,再用胶布固定。适用于外感风寒引起的腹胀疼痛。

　　4. 桔梗、神曲、莲子、青皮、山药、木香各等份。共研为细末,过筛。敷于脐部神阙穴,外用消毒纱布、胶布固定,每日换药 1 次,10 天为 1 个疗程。适用于脾胃虚弱引起的腹胀、食少。

　　5. 肉桂、吴茱萸各等量,凡士林少许。前 2 味药共研为细末,用凡士林调为膏状,涂于消毒纱布中央,直径约 2 厘米大小,稍烘加热后对准脐部贴敷,每日换药 1 次。适用于阑尾切除后之腹胀。

6. 厚朴、枳实各等量,生姜汁适量。前 2 味共研为细末,再加入生姜汁调为糊状,敷于脐部,外用胶布固定,每日换药 1 次,3 天为 1 个疗程。适用于肝胃不和、脾胃虚寒引起的腹胀。

7. 巴豆霜、甘遂、广木香各等份。共研极细末,每次取药末 5～10 克敷于脐部,外用胶布固定,每日换药 1 次。适用于腹水引起的腹胀。

8. 生姜 250 克。将生姜捣碎,挤出姜汁,姜渣炒烫后装入布袋。热熨腹部,凉后取出兑入姜汁,炒烫后复熨之,每日 2～3 次。适用于寒性腹胀肠鸣。

9. 白芥子、紫苏子、萝卜子、香附子、山楂子各等份。5 味药共研细末,每次取药末 5～10 克敷于脐部,外用胶布固定,每日换药 1 次。适用于食积腹胀。

10. 冰片 0.2 克,松节油适量。将冰片研为细末,纳于脐眼中,再用胶布固定,上面用松节油热敷,每日 1 次,每次 30 分钟。适用于实滞腹胀。

十三、呃 逆

呃逆是一个生理上常见的现象,打嗝是因为横膈膜痉挛收缩而引起的。其实,横膈膜不是分隔胸腔和腹腔的一块膜,而是一大块肌肉,它每次平稳地收缩,我们的肺部便吸入一口气。由于它是由脑部呼吸中枢控制,横膈膜的肌肉会有规律地活动,我们的呼吸是可以完全自主运作的,不需要时常记着怎样呼吸。打嗝时,横膈肌不由自主地收缩,空气被迅速吸进肺内,两条声带之中的裂隙骤然收窄,因而引起奇怪的声响。我们并不清楚横膈肌为什么会失控地自行收缩。虽然大部分打嗝现象都是短暂性的,但也有些人持续地打嗝。

【外治方】

1. 丁香 10 克, 鲜生姜汁、蜂蜜各等份。将丁香研为细末, 过筛, 用鲜生姜汁、蜂蜜调成膏。取药膏适量分别贴敷于中脘、阴都穴, 外用消毒纱布覆盖, 再用胶布固定, 每日换药 1 次。适用于脾肾阳虚呃逆, 症见呃逆声低弱、面色苍白、手足不温、腰膝酸软、舌质淡、苔白润、脉沉细迟。

2. 丁香 15 克, 吴茱萸 15 克, 沉香 15 克, 生姜汁 15 毫升, 蜂蜜 15 克。以上前 3 味共研细末, 过筛, 用鲜生姜汁、蜂蜜调成膏。取药膏适量敷于脐窝上, 外用消毒纱布覆盖, 再用胶布固定, 每日换药 1 次。适用于呃逆日久, 或病后呃逆不休, 呃逆声短且频繁等。

3. 龟板 120 克, 熟地黄 120 克, 知母 70 克, 黄柏 60 克, 香油 500 克, 黄丹 250 克。以上前 4 味浸入香油内, 3～4 天后倒入锅内, 炸枯去渣, 再熬至滴水成珠状, 徐徐下黄丹收膏, 倒入水中去火毒, 制成膏药。取膏药适量, 烘热后摊于 4 厘米×4 厘米的牛皮纸上, 分别贴于气海、关元、阴都穴, 每日换药 1 次, 呃声止停药。适用于胃阴不足之呃逆。

4. 乌附子、母丁香、广木香、小茴香、干姜、羌活、食盐各等份。上药共研为细末, 过筛装瓶。取药末 15 克撒于 15 厘米×15 厘米的胶布中央, 如法制作 3 张, 敷贴于患者中脘、阴都、肾俞穴, 上铺消毒纱布 1 块, 再用麦麸炒热, 装入布袋, 轮换热熨 3 个穴位。适用于脾胃阳虚引起的寒呃, 症见呃声沉缓、遇寒呃甚、面色苍白、四肢欠温。

5. 小茴香 75 克, 山栀子 70 克, 吴茱萸 50 克, 丁香 50 克, 干姜 50 克, 肉桂 30 克, 生硫黄 30 克, 荜茇 25 克, 胡椒 5 克。上药共研为细末, 过筛装瓶; 用时每次取药末 25 克, 加入等量的面粉, 调成糊状, 将药糊敷于患者脐上, 外用消毒纱布覆盖, 再用胶布固定, 每次贴敷 3～6 小时, 每日 1～2 次。适用于胃中寒冷引起的呃逆,症见呃声沉缓而长、呃声有力、得热则减、舌苔白脉迟缓。

6. 丁香、附子、干姜、木香、羌活、小茴香各等量。上药共研为细末,过筛装瓶。取药末 30 克撒于 8 厘米×8 厘米的胶布中央,敷贴于患者脐上,外铺薄布 1 块,再将食盐 250 克炒烫,装入布袋,在薄布上反复热熨,每日 1～2 次。适用于脾胃阳虚引起的寒呃,症见呃声沉缓、遇寒呃甚、面色苍白、四肢欠温。

十四、呕 吐

呕吐是胃内容物返入食管,经口吐出的一种反射动作。可分为 3 个阶段,即恶心、干呕和呕吐,但有些呕吐可无恶心或干呕的先兆。呕吐可将咽入胃内的有害物质吐出,是机体的一种防御反射,有一定的保护作用,但大多数并非由此引起,且频繁而剧烈地呕吐可引起脱水、电解质紊乱等并发症。由于呕吐的病因复杂多样、呕吐发生和持续的时间不同、程度不等和年龄各异,所以对机体产生的影响非常悬殊。轻者没有任何影响,仅一过性不适。长期慢性呕吐,可致消化性食管炎、低血容量、低钾、低钠、碱中毒等代谢紊乱。进一步发展则会发生贫血、营养不良、生长发育停滞。急重时可引起水电解质平衡紊乱、休克或误吸、窒息、诱发心律失常,甚至死亡。因外科原因引起者,还可导致消化道穿孔、弥漫性腹膜炎、休克、败血症等严重后果。

【外治方】

1. 吴茱萸 30 克,米醋适量。将吴茱萸研为细末,再用醋调成糊状,每晚贴在两足心涌泉穴,保持 12 小时,次日早晨洗去,每日换药 1 次,连用 4～5 天。适用于胃寒性呕吐。

2. 胡椒 20 克,绿豆 20 克,黄连 120 克,干姜 120 克。4 味药共加水煎煮 20 分钟,取药液 3 000 毫升,兑水至药液温度为 40℃左右。沐浴胸腹部,冷后加温再洗,并浸泡双足,每日 1～2 次,每次 30~60 分钟。适用于暴饮暴食所引起的呕吐、泄泻。

3. 胡椒 8 克,大蒜数头。2 味药一同捣烂作饼,敷于脐部。适用于胃寒呕吐。

4. 大黄、丁香、甘草各等量。共研为细末,过筛。每次取药末 30 克,撒布于黑膏药 3 张上,分贴于神阙、中脘、胃俞穴,每日 1 次。适用于热性呕吐。

5. 苍术 30~45 克,麦麸 250~300 克,食醋适量。将苍术研为粗末,与麦麸拌匀炒黄,一半以醋淬之,一半以消毒纱布包裹。醋淬后以口鼻吸其热气,再用药包热熨前胸。适用于脾胃虚寒引起的呕吐、便溏。

6. 炒吴茱萸 30 克,香葱 10 克,生姜 10 克。共捣成糊状,敷于脐部。适用于胃寒呕吐。

7. 雄黄 7 克,五倍子 7 克,枯矾 15 克,肉桂 3 克,人工麝香 0.1 克,葱头 5 个。上药共捣碎,制成药饼,贴于脐部,外用热水袋熨之。适用于寒湿秽浊壅遏中焦引起的吐泻不止、面色苍白、手足厥冷、舌淡、脉沉而微弱之症。

8. 生姜 100 克,半夏 100 克。2 味药共捣烂炒热,用布包裹,熨敷于胃脘、脐中、脐下等处。适用于胃寒呕吐、喜暖恶寒、面色苍白。

9. 附子 30 克,吴茱萸 15 克,生姜 15 克。3 味药加水适量,煎煮至沸,取汁倒入盆内,待温浸洗双足 30 分钟。适用于胃寒呕吐。

10. 大葱、枯矾、胡椒各适量。3 味药共捣为糊状,炒热敷于脐腹部,外用消毒纱布覆盖,再用胶布固定,每日换药 1 次。适用于胃寒呕吐。

十五、呕 血

呕血即血从口中吐出。中医学认为,呕血多因嗜食酒热辛肥、郁怒忧思、劳欲体虚等，致胃热壅盛，肝郁化火，或心脾气虚，血失统御而成。亦有因外感引动者。呕血由外感、内伤、阴虚、劳心、劳伤、气郁、蓄热、伤胃、伤酒等引起。引起上消化道出血的疾病最常见为胃十二指肠溃疡，约有50％以上的上消化道出血病人是由胃十二指肠溃疡所引起。肝硬化导致的食管胃底静脉曲张破裂出血约占25％。大量喝酒或长期服用某些药物如激素或解热镇痛药易引起胃十二指肠黏膜糜烂，诱发胃十二指肠溃疡，并发上消化道出血。

【外治方】

1. 大蓟10克，小蓟10克，白茅根10克，大蒜10克。4味药共捣如糊膏状，敷于脐部，然后用消毒纱布覆盖，再用胶布固定。适用于胃热所致轻度呕血。

2. 大黄6克，陈醋适量。将大黄研为细末，再加入陈醋调为糊状，敷于脐部，然后用消毒纱布覆盖，再用胶布固定，每日换药1次。适用于胃热所致轻度呕血，症见血多鲜红、口臭、大便秘结等。

3. 生栀子15克，生大黄15克，陈醋适量。前2味共研为细末，再加入陈醋调为厚膏状，将药膏摊于一小块消毒纱布上，贴敷于脐部，然后再用胶布固定，每日换药1次。适用于胃热所致轻度呕血。

4. 鲜小蓟5～7棵，鲜墨旱莲5～7棵，百草霜15克，大蒜头1个。将鲜小蓟、鲜墨旱莲洗净，绞取汁液。将大蒜头捣烂如泥，加入百草霜调和均匀，再加入药汁，调制成膏敷于脐部和两足涌泉穴，用消毒纱布覆盖，再用胶布固定，每日换药2～3次，至病愈为止。适用于胃热所致轻度呕血。

十六、泄 泻

泄泻是中医临床上的常见病症，是指因感受外邪，或被饮食所伤,或情志失调,或脾胃虚弱,或脾肾阳虚等原因引起的以排便次数增多,粪便稀溏,甚至泻如水样为主症的病证。平时应注意饮食卫生,不暴饮暴食,不吃腐败变质食物,不喝生水、冷水等;泄泻病人饮食要清淡易消化,不宜吃甜、冷、肥腻的食物;某些食物进食后会引起泄泻者,应忌食。慢性泄泻病人,应加强身体锻炼,以增强体质,如体操、太极拳、养生功等。平素注意天气变化而增减衣物以防外感引起泄泻。

【外治方】

1. 无花果叶 60 克。无花果叶加水 2 000 毫升煎煮至 500 毫升,去渣,温洗双足,每日 2 次,每次 30 分钟,15 天为 1 个疗程,间隔 5 天再进行下 1 个疗程。适用于湿热泄泻。

2. 梧桐叶 500 克。梧桐叶加水 2 000 毫升煎汤,去渣,温洗双足,每日 2 次,每剂可连用 2～3 天。适用于肝脾不和引起的泄泻。

3. 高粱壳 90～120 克。高粱壳加水煎煮,去渣,温洗双足。适用于各类泄泻。

4. 黄荆叶 30 克,辣蓼草 250 克,木瓜 250 克。3 味药加水煎煮,去渣,温洗四肢,每日 2～3 次,并可内服少许。适用于寒性泄泻、呕吐等。

5. 葛根 50 克,白扁豆 100 克,车前草 150 克。3 味药加水煎煮,去渣,温洗双足,每次 30～60 分钟,每日 2～3 次。适用于湿热泄泻。

6. 生姜 30 克,葱白 30 克。将生姜捣烂,葱白切断,加水 3 000 毫升,煎煮至沸 30～40 分钟,去渣,趁热用食指蘸药液在患者的拇指及小指根部的掌面向外擦洗 12 次,再向内关穴、手臂方向擦洗 12 次,每日 1～2 次,连用 3 日为 1 个疗程。适用于寒性泄泻。

7. 丁香 7 枚,枯矾 3 克。共研细末,敷于脐部,并用热水袋熨之。适用于寒凝气滞引起的泄泻。

8. 丁香、木香、肉桂、吴茱萸、薄荷、生姜汁各适量。前 5 味共研为细末,每次取药末 10 克,用生姜汁调成糊状,将药糊炒热敷于穴位,每次取穴 2 个,消毒纱布覆盖,再用胶布固定,每日换药 1 次。急性腹泻以天枢、足三里为主穴;慢性腹泻以脾俞、中脘为主穴;肾虚腹泻以命门、关元为主穴;腹泻伴见恶心者配内关穴;腹泻较严重者配阳陵泉穴。适用于寒凝气滞引起的泄泻。

9. 樟脑 50 克,明矾 50 克,松香 50 克,朱砂 50 克。4 味药共研细末,收贮于瓶内,勿令泄气,3 日后即溶成膏状,敷于脐部,用胶布固定,每日 1 次,每次用药 6～12 小时。适用于湿毒泻痢,症见腹痛屎臭、身热口渴、苔腻脉濡之症。

10. 枯矾 50 克,面粉 20 克,米醋适量。将枯矾研成细末,加入面粉、米醋调成糊状,敷于神阙、双侧涌泉、止泻穴,用消毒纱布覆盖,再用消毒纱布固定,每日换药 3～5 次。适用于湿热泄泻、久泻不愈者。

11. 干姜、白术各等份。共研细末,炒热熨胸背部,并敷于脐部。适用于寒凝脾虚泄泻。

12. 吴茱萸 30 克,丁香 6 克,胡椒 30 粒,凡士林适量。前 3 味共研细末,每次取药末 1～2 克,用凡士林调成膏状,敷于脐部,然后用消毒纱布覆盖,再用胶布固定,每日换药 1 次。适用于脾胃虚寒引起的泄泻。

13. 丁香 10 克,肉桂 10 克,甘松 10 克。3 药共研细末,加面粉适量混匀,做成药饼,针刺数孔。将药饼置于脐上,再用鸡蛋大小艾炷置于药饼上温灸。适用于脾肾虚寒引起的慢性泄泻,少腹冷痛之症。

14. 炮姜 30 克,附子 15 克。共研细末,敷于脐部。适用于寒性泄泻,症见畏寒肢冷,甚至四肢厥逆、脉微者。适用于寒性泄泻。

十七、胃肠炎

胃肠炎通常因微生物感染引起,也可因服用化学毒物或药品所致。典型临床表现为腹泻、恶心、呕吐及腹痛。对于健康成人,胃肠炎通常只会引起不适感及生活上的不便,并不会导致严重后果,但是在病重、虚弱、年幼或年老的患者中却可以导致脱水和电解质紊乱。感染性胃肠炎可因感染病毒、细菌、寄生虫引起。毒物及药物可引起化学性胃肠炎。病毒感染是胃肠炎最常见的病因,有多种病毒可引起胃肠炎,最常见的是轮状病毒,其次是诺沃克病毒、星状病毒和肠腺病毒。常见的感染途径有食物、污染的水源、接触被感染者、餐具不洁、进食前未洗手等。胃肠炎症状的类型和严重程度取决于微生物或毒物的类型和量的大小。最常见的症状是腹泻,其他症状包括腹痛、恶心、呕吐、发热、食欲减退、体重减轻(可能是脱水的征象)、大量出汗、皮肤湿冷、肌肉痛或关节僵硬、大便失禁等。

【外治方】

1. 鲜茜草 45～75 克。将茜草洗净,加水煎汤,去渣,温洗双足,每日 3 次。适用于肠炎、湿热或暑热泄泻等。

2. 鲜萆草 500 克。将萆草洗净,加水 2 000 毫升,煎汤至 1 500 毫升,去渣,温洗双足,每日 2 次,15 天为 1 个疗程,休息 5 天再行第二个疗程。适用于慢性结肠炎、肠易激综合征。

3. 黄连 3 克,香附 15 克,高良姜 15 克。3 味药共研为细末,填敷于脐孔内,然后用消毒纱布覆盖,再用胶布固定,每日换药 1 次。适用于急性肠炎。

4. 白芷、川芎、徐长卿、花椒各适量。4 味药共研为细末,装入兜肚内,盖在脐部。适用于急性胃肠炎。

5. 蝴蝶草适量(成人用 10～15 株,儿童用 5～10 株)。用凉水洗净,加水 500 毫升,煎煮 5～10 分钟,去渣,温洗足部,每日 1 次,连用 2～3 天。适用于慢性胃肠炎。

6.艾炷适量,食盐 5～10 克。将食盐研细,下锅炒热。令患者仰卧露出腹部,将食盐均匀地铺于脐窝神阙穴,厚约 0.3 厘米,直径 2～3 厘米,上置艾炷,点燃施灸,待燃至局部刚有温热感时,即用汤匙压灭其火,艾火不可燃至过旺,压火时不可压得过猛,以防烫伤,脐部有较明显的温热感向腹中扩张,根据病情施灸 1～5 壮。适用于急性胃肠炎。

7.生白芷 60 克,小麦粉 15 克,食醋适量。将生白芷研碎为细末,与小麦粉共合一处和匀,以食醋调匀成糊状,敷于脐部约碗口大,用消毒纱布包扎固定,经过 1～2 小时,出汗则痛止。适用于急性胃肠炎。

8.大蒜、食盐各适量。一同捣烂如糊状,敷于脐部,用艾炷灸 7 壮,同时用药糊擦足心,并食入大蒜 1 瓣。适用于急性胃肠炎等。

十八、痢 疾

细菌性痢疾简称菌痢,是志贺菌属引起的肠道传染病。临床表现主要有发冷、发热、腹痛、腹泻、里急后重、排黏液脓血样大便。中毒型菌痢起病急骤、突发高热、反复惊厥、嗜睡、昏迷,迅速发生循环衰竭和呼吸衰竭,而肠道症状轻或缺如,病情凶险。菌痢常年散发,夏秋多见,是我国的常见病、多发病。本病用有效的抗生素治疗,治愈率高。疗效欠佳或转为慢性多是因为未经正规治疗、未及时治疗、使用药物不当或耐药菌株感染。因此,早期诊断、早期治疗是治愈的关键。急性菌痢表现为急性腹泻,伴有发冷、发热、腹痛、里急后重、排黏液脓血便;全腹压痛、左下腹压痛明显。急性中毒型菌痢多见于 2～7 岁儿童,起病急骤,突发高热,反复惊厥,嗜睡、昏迷,迅速发生循环衰竭和呼吸衰竭。肠道症状轻或缺如。慢性菌痢有持续轻重不等的腹痛、腹泻、里急后重,排出黏液脓血便的痢疾症状,病程超过 2 个月。中医学认为,外感时邪,内伤饮食,外邪侵入肠胃,肠道经络受损,致气滞血瘀,出现腹痛、下痢、里急后重、虚脱等症状。

【外治方】

1. 草苁蓉 50 克。加水 1 000 毫升,煎煮 10～20 分钟,去渣,浸洗足部,勿过膝,每次 5～10 分钟,每日 1 次,一般 3～5 天可愈。药液可反复使用数次。适用于肠炎腹泻、细菌性痢疾。

2. 乌梅 500 克。加水煎汤,倒入浴盆中,趁热先熏洗肛门,药液温度降至 45℃～50℃时,坐浴肛门,每日 1 次,连用 3～5 天为 1 个疗程。适用于休息痢、噤口痢。

3. 黄芪 50 克,防风 50 克,枳壳 50 克。加水煎煮,去渣,趁热先熏洗肛门,药液温度降至 45℃～50℃时,坐浴肛门,每日 1 次,连用 3～5 天为 1 个疗程。适用于虚寒痢、湿寒痢。

4. 大蒜 20 克,朱砂 0.3 克。共捣烂,压成饼状,敷于神阙、涌泉穴。适用于急性肠炎、痢疾。

5. 苦参 10 克。将苦参研为细末,用温水调为糊状,敷于脐部,然后用消毒纱布覆盖,再用胶布固定,每日 1～2 次。适用于细菌性痢疾。

6. 胡椒 7 粒,绿豆 7 粒,巴豆 3 粒,大枣 10 枚。将巴豆去壳,大枣去核,将 4 味药混匀共捣烂成糊状,敷于脐部,然后用消毒纱布覆盖,再用胶布固定,每日换药 1 次。适用于虚寒性痢疾,症见下痢稀薄、带有白冻、腹部隐痛、食少神疲、四肢不温、腰痛怕冷、舌淡苔白、脉沉细。

7. 绿豆 7 粒,胡椒 7 粒,大枣 1 枚,人工麝香 0.03 克。4 味药共捣烂,制成小丸放入瓶内,密封。每次取 1 丸贴脐上。适用于痢疾、腹泻。

8. 木鳖仁 6 个。将木鳖仁研为糊状,制成饼状,焙热,趁热敷于脐部,然后用消毒纱布覆盖,再用胶布固定,冷则更换。适用于噤口痢。

9. 黄瓜藤、香油各适量。将黄瓜藤烧炭存性,研细,每次取 6 克,香油调成糊状,敷于脐部,然后用消毒纱布覆盖,再用胶布固定。适用于噤口痢。

10. 白芥子、面粉各等量。将白芥子研为细末,与面粉拌匀,加温水调匀成糊状,贴敷于小腹和脐上,如觉得热痛难忍,即可取下。适用于噤口痢、腹痛。

11. 连须根大葱 24 茎,香油 240 克,铅粉 120 克。大葱用布擦去泥土,切成小段。将香油倒入锅内,加热至沸,再将葱段放入锅中炸枯,滤渣后熬至滴水成珠时徐徐投入铅粉,搅和为膏状。取药膏摊平在消毒纱布上,贴敷于脐部神阙穴和止泻穴,用胶布固定,每日 1～2 次。适用于噤口痢。

12. 吴茱萸 6 克,六一散 9 克。将吴茱萸研为极细末,再与六一散混匀,用温开水调成糊状,敷于脐部,外用消毒纱布覆盖,再用胶布固定,每日换药 1 次,至愈为度。适用于寒湿痢疾。

十九、便 秘

便秘不是一种独立的疾病,而是多种疾病的一个症状。便秘在程度上有轻有重,在时间上可以是暂时的,也可以是长久的。由于引起便秘的原因很多,也很复杂,因此一旦发生便秘,尤其是比较严重的,持续时间较长的便秘,患者应及时到医院检查,查找引起便秘的原因,以免延误原发病的诊治,并能及时、正确、有效地解决便秘的痛苦,切勿滥用泻药。便秘指排便次数明显减少,每 2～3 天或更长时间一次,无规律,粪质干硬,常伴有排便困难感的病理现象。有些正常人数天才排便一次,但无不适感,这种情况不属便秘。便秘可区分为急性与慢性两类。便秘病因较复杂，一般可无明显症状。按发病部位分类，可分为两种：①结肠性便秘。由于结肠内、外的机械性梗阻引起的便秘称之为机械性便秘。由于结肠蠕动功能减弱或丧失引起的便秘称之为无力性便秘。由于肠平滑肌痉挛引起的便秘称之为痉挛性便秘。②直肠性便秘。由于直肠黏膜感受器敏感性减弱导致粪块在直肠堆积，见于直肠癌、肛周疾病等。习惯性便秘多见于中老年女性和经产妇。中医学认为，饮食入胃，先经脾胃运化，吸收其精华之后，所剩糟粕最后由大肠传送而出，形成大便。若肠胃受病，或因燥热内结，或因气滞不畅，或因气虚传送无力，血虚肠道干涩，以及阳虚体弱，阴寒凝结等，皆能导致各种不同性质的便秘。

【外治方】

1. 芒硝、大黄、甘遂、牵牛子各适量。4 味药加水煎汤，去渣，洗浴时让药液不断流动，冲洗脐部，洗浴时间可根据药液水温而定，水凉即停。适用于实热便秘。

2. 木香 6 克，槟榔 9 克，甘遂 3 克，葱白 15 克。前 3 味共研细末，加入葱白共捣烂，炒热，趁温熨于脐部，并用热水袋热熨，敷药 3 小时后去药。适用于食积便秘、腹满胀痛等。

3. 大黄 10 克，玄明粉 10 克，生地黄 10 克，当归 10 克，枳实 10 克，陈皮 5 克。上药共研细末。取药末少许敷于脐部，用消毒纱布覆盖，再用胶布固定。适用于热积便秘。

4. 老生姜 60 克，豆豉 15 克，连须葱白 3 根。共杵为药饼，微火烧热，敷于脐部，用消毒纱布包扎 12 小时，如大便通则痛减。适用于寒性便秘腹痛。

5. 生甘遂 3 克，冰片 1 克，食盐 4 克，生姜汁适量。前 3 味混匀，共研细末，调入生姜汁。敷于支沟、天枢穴，可用艾卷隔药熏灸，一般于用药 6~24 小时气通便排。适用于实热便秘，症见大便干结、脘腹胀痛、口干口臭、小便短赤、舌苔黄、脉滑数。

6. 连壳蜗牛 5～6 个，人工麝香 0.15 克。将蜗牛捣烂压成饼状，人工麝香研为细末。用温水洗净患者脐部，75％酒精常规消毒，待干后将人工麝香末纳入脐中，再将蜗牛饼敷盖于人工麝香末上，然后用塑料布覆盖，用胶布固定，隔日用药 1 次。适用于气滞便秘。

7. 大葱、米醋各适量。将大葱切碎，捣烂，加入米醋炒热。取药敷于脐部神阙穴，然后用消毒纱布覆盖，再用胶布固定，每日 3 次，每次 30～60 分钟。适用于寒性便秘。

8. 商陆适量。将商陆切碎，捣烂，敷于脐部，然后用消毒纱布覆盖，再用胶布固定。适用于热积便秘。

二十、大便出血

血液从肛门排出，粪便颜色呈鲜红、暗红或柏油样，均称为大便出血。便血只是一个症状，并非一种疾病，多见于下消化道出血，特别是结肠与直肠病变的出血，但亦可见于上消化道出血。便血的颜色取决于消化道出血的部位、出血量与血液在胃肠道停留的时间。便血伴有皮肤、黏膜或其他器官出血现象，多见于血液系统疾病及其他全身性疾病，如白血病、弥散性血管内凝血等。

【外治方】　槐花 6 克，川芎 3 克，当归 3 克，黄连 6 克。混匀，取其 3/4 加水煎汤，余下部分共研细末。用药液反复洗患者的脐部和肛门处，再将药末敷于脐部，然后用消毒纱布覆盖，再用胶布固定。适用于湿热蕴结之便血。

二十一、黄　疸

黄疸是常见症状与体征，其发生是由于胆红素代谢障碍引起血清内胆红素浓度升高所致。临床表现为巩膜、黏膜、皮肤及其他组织被染成黄色。因巩膜含有较多的弹性硬蛋白,与胆红素有较强的亲和力,故黄疸患者巩膜黄染常先于黏膜、皮肤而首先被察觉。黄疸需要与假性黄疸鉴别,后者见于过量进食含有胡萝卜素的胡萝卜、南瓜、西红柿、柑橘等食物。胡萝卜素只引起皮肤黄染,巩膜正常;老年人球结膜有微黄色脂肪堆积,巩膜黄染不均匀,以内眦较明显,皮肤无黄染。假性黄疸时血胆红素浓度正常。

【外治方】

1. 蒴藋 250 克,柳枝 250 克,桃枝 250 克,黄芦木 150 克,明矾末 30 克。以上前 4 味加工研碎,加水 2 000 毫升煎至 1 300 毫升,去渣加入明矾末搅匀,待药液温时洗浴全身。适用于各型黄疸。

2. 松蒿 30 克。松蒿加水煎煮,去渣,睡前口服部分药液,剩余药液用于熏洗全身。适用于各型黄疸。

3. 陈皮 15 克,厚朴 15 克,苍术 20 克,甘草 5 克,食醋适量。以上前 4 味共研细末,用食醋调成药饼,敷于脐部。适用于阳黄。

4. 雄鲫鱼 1 条,胡椒 27 粒(儿童每岁 1 粒),人工麝香 1 克。取雄鲫鱼背肉 2 块,加入胡椒、人工麝香共捣如泥,敷于神阙穴、双侧肝俞穴和脾俞,外用消毒纱布覆盖,再用胶布固定,每日换药 1 次。适用于寒湿黄疸。

5. 茵陈 30 克,干姜 10 克,附子 10 克。共研细末,取药末 10～15 克撒布于普通膏药或暖脐膏上。药膏贴敷于脐部,用消毒纱布覆盖,再用胶布固定,每日换药 1 次,直至病愈为止。适用于阴黄,症见身目俱黄、黄色晦暗、脘闷腹胀、口淡纳呆、大便稀溏、舌淡苔腻、脉濡缓。

6. 白术、砂仁、黄芩各等份。共研细末,水调为糊,敷于脐部,用消毒纱布覆盖,再用胶布固定,每日换药 1 次。适用于阳黄,症见身目俱黄、黄色鲜明、发热口渴、小便短赤、大便秘结、舌黄腻、脉弦数。

7. 砂仁 30 克,白糖 50 克,明矾 10 克,青背鲫鱼 1 条。共捣烂如膏状,分作 3 份。每次取药 1 份贴敷于脐部,用消毒纱布覆盖,再用胶布固定,每日换药 1 次,一般 2～3 次见效。适用于阳黄,症见身目俱黄、黄色鲜明、发热口渴、小便短赤、大便秘结、舌黄腻、脉弦数。

8. 田螺 2～4 个。将田螺捣烂,敷于脐部,然后用消毒纱布覆盖,再用胶布固定,每日换药 1 次。适用于阳黄,症见身目俱黄、黄色鲜明、发热口渴、小便短赤、大便秘结、舌黄腻、脉弦数。

9. 瓜蒂 15 克,赤小豆 9 克,秫米 6 克。3 味药共研极细末。取药末少许,交替吹入双侧鼻中,每日吹 3～4 次。适用于各型黄疸。

二十二、肝硬化

肝硬化是临床常见的慢性进行性肝病,由一种或多种病因长期或反复作用形成的弥漫性肝损害。在我国,大多数为肝炎后肝硬化,少部分为酒精性肝硬化和血吸虫性肝硬化。病理组织学上有广泛的肝细胞坏死、残存肝细胞结节性再生、结缔组织增生与纤维隔形成,导致肝小叶结构破坏和假小叶形成,肝脏逐渐变形、变硬而发展为肝硬化。早期由于肝脏代偿功能较强可无明显症状,后期则以肝功能损害和门静脉高压为主要表现,并有多系统受累,晚期常出现上消化道出血、肝性脑病、继发感染、脾功能亢进、腹水、癌变等并发症。

【外治方】

1. 新鲜葱白 10 根,芒硝 10 克。2 味药共捣成糊,用 75% 酒精消毒脐孔,取药糊敷于脐部,然后用消毒纱布覆盖,再用胶布固定,每日换药 1 次。天冷时需将药糊加热后敷用。适用于早期肝硬化。

2.阿魏 5 克,芒硝 9 克,人工麝香 1.5 克,葱白适量。前 3 味共研细末,与葱白共捣成饼。将药饼敷于右季肋部位,然后用消毒纱布覆盖,再用热水袋热熨。适用于慢性肝炎和肝硬化所引起的肝脾大。

3.连须葱白 5 根,陈醋、甘遂各适量。将甘遂研为细末,连须葱白洗净,共捣成糊状。用陈醋涂擦脐部,再取药糊适量敷于脐部,然后用消毒纱布覆盖,再用胶布固定。适用于早期肝硬化。

4.商陆适量,鲜生姜 2 片。将商陆研为细末,每次取药末 1 克和生姜泥混匀,加水适量,共调为糊状,敷于脐部,然后用消毒纱布覆盖,再用胶布固定,每日换药 1～2 次,7 天为 1 个疗程。少数患者可出现眩晕、恶心、昏睡等症状,系商陆的不良反应所致。适用于早期肝硬化。

5.白芥子 10 粒,白胡椒 5 粒,人工麝香 0.3 克。前 2 味研为细末,与人工麝香混匀,水调为糊状,敷于脐部,然后用消毒纱布覆盖,再用胶布固定。适用于肝硬化腹水、肾性腹水。

6.甘遂 10 克,砂仁 15 克,大蒜头适量。将甘遂、砂仁研为细末。大蒜头捣烂,加入药末,加水调为糊状,敷于脐部,然后用消毒纱布覆盖,再用胶布固定。适用于肝硬化腹水。

二十三、胆囊炎

胆囊炎是较常见的疾病,发病率较高。根据其临床表现和临床经过,可分为急性的和慢性的两种类型,常与胆石症合并存在。右上腹剧痛或绞痛,多为结石或寄生虫嵌顿梗阻胆囊颈部所致的急性胆囊炎,疼痛常突然发作,十分剧烈,或呈现绞痛样。胆囊管非梗阻性急性胆囊炎时,右上腹疼痛一般不剧烈,多为持续性胀痛,随着胆囊炎症的进展,疼痛亦可加重,疼痛呈现放射性,最常见的放射部位是右肩部和右肩胛骨下角等处。

【外治方】

1. 柴胡 15 克,香附 15 克,青皮 15 克,赤芍 15 克,牡丹皮 15 克,地骨皮 15 克,栀子 15 克,苍术 15 克,川芎 15 克,建曲 15 克,连翘 15 克,生地黄 15 克,甘草 15 克。上药共加水煎汤,去渣,擦洗胁下痛处,每日 2~4 次。适用于胆囊炎引起的胁痛。

2. 白芥子、吴茱萸各等份。共研细末,用水调成糊状,贴敷于章门、京门穴,干后即换药,每日用药数次。适用于胆囊炎引起的胁痛。

3. 川芎 12 克,香附 10 克,柴胡 6 克,青皮 6 克,赤芍 6 克,枳壳 6 克,香油适量。以上前 6 味共研细末,用香油调成糊状,贴敷于疼痛处。适用于胆囊炎引起的胁痛。

4. 三棱 12 克,莪术 10 克,凡士林适量。前 2 味药共研细末,用凡士林调成膏状,贴敷于疼痛处。适用于胆囊炎引起的胁痛。

5. 栀子 10 克,大黄 10 克,芒硝 10 克,冰片 1 克,乳香 3 克,香油 30 克,75%酒精 10 克,蜂蜜适量。以上前 5 味共研细末,加入香油、酒精和蜂蜜,调成糊状,敷于胆囊区,每日用药 1 次,可保持 8~12 小时,至腹胁疼痛缓解而不拒按为止。如果使用较久,部分患者局部皮肤会出现皮疹,停药后可逐渐消退。适用于急性胆囊炎。

二十四、胆石症

胆囊结石主要见于成人,女性多于男性,40 岁后发病率随年龄增长而增高。结石为胆固醇结石或以胆固醇为主的混合性结石和黑色胆色素结石。胆囊结石与多种因素有关。任何影响胆固醇与胆汁酸浓度比例改变和造成胆汁淤滞的因素都能导致结石形成。个别地区和种族的居民、女性激素、肥胖、妊娠、高脂肪饮食、长期肠外营养、糖尿病、高脂血症、胃切除或胃肠吻合术后、回肠末段疾病和回肠切除术后、肝硬化、溶血性贫血等因素，都可引起胆囊结石。中医虽无胆石症病名，但对其症候和诊治早有认识和记载。中医学认为，本病是内伤七情，肝气郁结，肝失疏泄，胆失通畅，胆汁郁积，郁久化热；或饮食不节，脾胃受寒，运化失司，湿热内生；湿热交蒸，蕴结不散则发病。出现胁痛、胃痛、肝胃不和、肝脾不和等。病在肝胆脾胃，其标在胆和胃，其本在肝和脾。

【外治方】

1. 白芷 10 克，花椒 15 克，苦楝子 50 克，葱白 20 克，韭子 20 克，白醋 50 毫升。将白芷、花椒研成细末，再将韭子、葱白、苦楝子捣烂如泥，然后用白醋将上述药末调匀成糊膏状，贴敷于中脘穴周围，外用透明薄膜覆盖，然后用胶布固定，24 小时换药贴 1 次，可连用 2~4 次。适用于胆石症疼痛。

2. 金钱草 60 克，郁金 15 克，生大黄 10 克。将 3 种中药入锅加水适量，煎煮 30 分钟，去渣取汁，与 3 000 毫升开水同倒入泡足桶中，先熏蒸，后泡足，每晚 1 次，每次 30 分钟。7 天为 1 个疗程。适用于胆石症。

3. 柴胡 20 克，木香 15 克，茵陈 20 克，生大黄 10 克，芒硝 15 克。将以上前 4 味中药入锅加水适量，蒸煮 30 分钟，去渣取汁，放入芒硝，倒入 3 000 毫升开水于泡足桶中，搅拌均匀，待芒硝充分溶化后先熏蒸后泡足，每晚 1 次，每次 30 分钟，7 天为 1 个疗程。适用于胆石症。

二十五、高血压病

高血压病是以动脉血压升高，尤其是舒张压升高为特点的全身性、慢性血管性疾病。以头痛、头晕为主要临床表现。高血压病是我国常见的心血管病，其发病率高，且有渐上升趋势。高血压是指血压超出正常范围,正常人血压不超过 140/90 毫米汞柱。中医学认为,高血压主要与肝肾的阴阳平衡失调或痰湿壅盛有关。素体阳盛,或长期忧郁恼怒、气郁化火,或老年肾亏、久病伤肾,导致肾精亏耗,肾阴不足,阴不制阳,均可致肝阳上亢而发病。或者嗜酒肥甘、饥饱劳倦,伤及脾胃,脾失健运则聚湿生痰,痰湿郁而化热,痰火上扰亦可致病。现代医学认为,高血压病又分原发性高血压和继发性高血压。前者是由于大脑皮质功能紊乱引起全身小动脉痉挛,后期则发生动脉硬化,导致高血压。继发性高血压是某些疾病的一个症状,如肾小球肾炎、主动脉狭窄、妊娠高血压综合征、颅内疾病等均可出现高血压症状。由于其是一种慢性疾病,治疗过程比较长,因而目前临床上多采用中西医结合。本病相当于中医学"眩晕""头痛"的范畴。

【外治方】

1. 吴茱萸 15 克,黄柏 15 克,知母 15 克,生地黄 15 克,牛膝 30 克,生牡蛎 50 克。上药加水煎煮,去渣倾入盆内,浸洗足部 10 分钟,每日 1 次,7～14 天为 1 个疗程。适用于阴虚阳亢型高血压,症见眩晕、颜面红赤、口苦口干等。

2. 磁石 20 克,石决明 20 克,桑枝 10 克,枳壳 6 克,当归 6 克,党参 6 克,黄芪 10 克,乌药 6 克,蔓荆子 6 克,白蒺藜 6 克,白芍 10 克,炒杜仲 6 克,牛膝 6 克,独活 10 克。以上前 2 味加水先煎汤,再加入其余 12 味共煎为药液,取汁,洗浴双足,每日 1 次,每次 1 小时,10 天为 1 个疗程。为保持水温,洗浴过程中可添加热水。适用于高血压病引起的头痛、眩晕、麻木等。

3. 钩藤 20 克,冰片少许。将钩藤切碎,加冰片,入布包,放入盆内,加温水浸泡,洗浴双足,每日晨起和晚上睡觉前各洗 1 次,每次 30～45 分钟,10 天为 1 个疗程。为保持水温,洗浴过程中可添加热水。适用于早期高血压病。

4. 桑枝 15 克,桑叶 15 克,茺蔚子 15 克。3 味药加水 1000 毫升煎至 600 毫升,去渣取汁,在水温 40℃～50℃时泡洗足部 30 分钟,每日 1 次,洗毕睡觉。为保持水温,洗浴过程中可添加热水。适用于高血压病引起的头痛。

5. 吴茱萸 20 克,山药 20 克。共研细末,取药末 5～10 克敷于脐中,外用胶布固定,3 天换药 1 次,连用 1 个月为 1 个疗程。适用于阴虚阳亢引起的头晕、头痛、血压升高。

6. 桃仁 12 克,杏仁 12 克,栀子 3 克,胡椒 7 粒,糯米 14 粒,鸡蛋 1 个。以上前 5 味共研细末,再用鸡蛋清调成糊状,睡前敷于双侧足心涌泉穴,涂药 5 分钟后再涂 1 次,然后消毒纱布包扎,早晨除去,每日用药 1 次,连用 6 次为 1 个疗程。适用于早期高血压病。

7. 吴茱萸 50 克,川芎 50 克。共研细末,取药末 5～10 克敷于脐中,外用胶布固定,3 天换药 1 次,连用 1 个月为 1 个疗程。适用于高血压头痛。

二十六、冠心病

冠心病是中老年人常见的一种心血管疾病,是由于冠状动脉功能性改变或器质性病变引起的冠脉血流和心肌需求之间不平衡而导致的心肌损害。本病的基本病变是供应心肌营养物质的血管——冠状动脉发生了粥样硬化,故其全称为冠状动脉粥样硬化性心脏病,简称为冠心病。其主要表现为心绞痛、心律失常、心力衰竭,可能猝死。心电图、心肌酶测定、放射性核素检查和冠状动脉造影能进一步明确诊断。控制血压、血脂、体重和戒烟能有效防止冠心病的发生和发展。本病相当于中医学"心痛""胸痹""真心痛"的范畴。

【外治方】

1. 檀香、细辛各等份,白酒适量。前 2 味共研细末,用白酒调成糊状,敷于脐部,外用消毒纱布覆盖,再用胶布固定。适用于冠心病胸闷、心前区疼痛。

2. 桃仁12克,栀子仁12克,蜂蜜30克。前2味共研细末,然后用蜂蜜调成糊状,将药糊摊于心前区,右侧至胸骨右缘第3~5肋间,左侧达心尖波动处,其面积约为7厘米×15厘米,外用消毒纱布覆盖,再用胶布固定,开始每3天换药1次,2次后每7天换药1次,6次为1个疗程。适用于冠心病胸闷、心前区疼痛。

3. 白檀香12克,制乳香12克,制没药12克,郁金12克,醋炒延胡索12克,冰片2克,人工麝香0.1克。以上前6味共研细末,加入人工麝香调匀,再用二甲亚砜适量调成软膏,然后置于伤湿止痛膏的中心,贴敷于双侧内关、膻中穴,每日换药1次。适用于冠心病胸闷、心前区疼痛。

4. 降香10克,檀香10克,人工麝香0.1克,三七10克,冰片0.25克,胡椒10克,白酒适量。以上前6味共研细末。临用时取药末2克,用白酒调成药饼,分成5份,置于伤湿止痛膏中间,贴敷于膻中穴和双侧内关、心俞穴,隔天换药1次,连用5次为1个疗程。适用于冠心病胸闷、心前区疼痛。

二十七、脑卒中

脑卒中是一种突然起病的脑血液循环障碍性疾病,又叫脑血管意外。它是指脑血管疾病的病人,因各种诱发因素引起脑内动脉狭窄、闭塞或破裂,造成急性脑血液循环障碍,临床表现为一次性或永久性脑功能障碍的症状和体征。脑卒中分为缺血性脑卒中和出血性脑卒中。缺血性脑卒中大约占所有脑卒中的80%,是指局部脑组织因血液循环障碍,缺血、缺氧而发生的软化坏死,主要是由于供应脑部血液的动脉出现粥样硬化和血栓形成,使管腔狭窄甚至闭塞,导致局灶性急性脑供血不足而发病;也有因异常物体沿血液循环进入脑动脉或供应脑血液循环的颈部动脉,造成血流阻断或血流量骤减而产生相应支配区域脑组织软化坏死。前者称为动脉硬化性血栓形成性脑梗死,后者称为脑栓塞。出血性脑卒中分为颅内出血和蛛网膜下隙出血两种亚型,出血量决定了脑卒中的严重程度。出血性脑卒中的死亡率大大高于缺血性脑卒中。

【外治方】

1. 嫩桑皮 30 克,槐枝 60 克,艾叶 15 克,花椒 15 克。4 味药加水煎煮,去渣,趁热频洗面部,先洗歪的一面,再洗另一面,洗后避风寒。适用于脑卒中后口眼㖞斜。

2. 伸筋草 30 克,透骨草 30 克,红花 10 克。3 味药加水 2 000 毫升,煮沸 10 分钟,去渣取药液,待药液温度 50℃～60℃时浸洗手足 15～20 分钟,药液温度降低后需加温,每日 3 次,30 天为 1 个疗程。浸洗时,手指、足趾可在药液中进行自主伸屈活动。适用于脑卒中后手足拘挛者。

3. 生姜 60 克,醋 100 毫升。将生姜与醋共煎。洗浴患肢,每日 1 次。适用于脑卒中后肢体麻木。

4. 商陆 6 克,松树针 10 克,红蓖麻 10 克。3 味药加水煎煮,去渣,用药液的热气熏蒸面部。适用于脑卒中后口眼㖞斜。

5. 鲜杨树皮 60～100 克。加水 1 000 毫升煎煮至沸,去渣,趁热熏患侧面颊,在器皿下置一小炉,文火缓缓加温,使热气持续而均匀,每次 40～60 分钟。热熏 1 次未恢复正常者,隔 2 天再熏,3 次仍未恢复正常者,改用他法。适用于脑卒中后面神经麻痹。

6. 穿山甲 3 克,川乌 12 克,草乌 12 克,葱汁 20 毫升。将穿山甲研为细末,再与川乌、草乌、葱汁调匀捣烂,做成厚饼,贴敷于双侧足心涌泉穴,然后用白酒浸润。适用于脑卒中。

7. 白芷 6 克,白附子 6 克,白菊花 6 克,防风 6 克,僵蚕 10 克,细辛 2 克,天麻 4.5 克,天南星、胆南星各 6 克,橘络 6 克,薄荷 3 克。上药加水煎煮,去渣,热熏,温洗。适用于脑卒中后面神经炎、面神经痉挛。

8. 桃仁 7 枚,栀子仁 7 枚,人工麝香 0.3 克,白酒少许。前 2 味共研细末,然后加入人工麝香研匀,用白酒调和成软膏状,涂擦手心劳宫穴,男左女右,用药揉擦 10～15 分钟后,再涂药厚 0.2～0.5 厘米,外用胶布固定,每 7 天用药 1 次。适用于脑卒中后半身不遂。

二十八、雷诺综合征

雷诺综合征是由于寒冷或情绪激动引起发作性的手指(足趾)苍白、发紫,然后变为潮红的一组综合征。没有特别原因者称为特发性雷诺综合征;继发于其他疾病者,则称为继发性雷诺综合征。多发生在 20～40 岁,女性多于男性。起病缓慢,开始为冬季发作,时间短,逐渐出现遇冷或情绪激动即可发作。一般多为对称性双手手指发作,足趾亦可发生。发作时手足冷、麻木,偶有疼痛。典型发作时,以掌指关节为界,手指发凉、苍白、发绀,继而潮红。疾病晚期,逐渐出现手指背面汗毛消失,指甲生长变慢、粗糙、变形,皮肤萎缩变薄而且发紧(硬皮病指),指尖或甲床周围形成溃疡,并可引起感染。

【外治方】

1. 红花、川椒、艾叶各适量。3 味药加水煎煮,去渣,趁热熏洗患肢,稍凉后浸洗患肢,每日 2～3 次,每次 30～40 分钟,10～15 天为 1 个疗程。适用于轻度雷诺综合征。

2. 川乌 25 克,草乌 25 克,细辛 25 克,三棱 25 克,透骨草 50 克,肉桂 50 克,红花 50 克,紫苏木 50 克,桃仁 50 克。上药加水煎汤,先熏后洗患部,每日 1 剂,每日 1 次,每次 20 分钟,10～15 天为 1 个疗程。可同时加内服中药,并可配合针灸治疗。适用于轻度雷诺综合征。

3. 水蛭 30 克,土鳖虫 10 克,桃仁 10 克,苏木 10 克,红花 10 克,血竭 10 克,川牛膝 15 克,附子 15 克,桂枝 20 克,地龙 30 克,甘草 45 克,乳香 10 克,没药 10 克。上药加水煎取药液,浸洗患部,每日 2 次,每次 30 分钟,每日 1 剂,15 天为 1 个疗程。治疗时应注意肢端保暖,尤其是冬季要防止局部受寒。适用于轻度雷诺综合征。

4. 透骨草 30 克,当归 15 克,赤芍 15 克,川椒 15 克,紫苏木 15 克,生南星 9 克,生半夏 9 克,生草乌 9 克,川牛膝 9 克,白芷 9 克,海桐皮 30 克。上药加水浓煎药液 200 毫升,趁热先熏患部,再用消毒纱布蘸药液温洗患部,每日 2 次,每次 60～120 分钟,每日 1 剂,15～30 天为 1 个疗程。适用于轻度雷诺综合征。

5. 透骨草 10 克,延胡索 10 克,当归尾 10 克,姜黄 10 克,川椒 10 克,海桐皮 10 克,威灵仙 10 克,川牛膝 10 克,乳香 10 克,没药 10 克,羌活 10 克,白芷 10 克,紫苏木 10 克,五加皮 10 克,红花 10 克,土茯苓 10 克。上药加水煎汤,去渣,先熏后洗患部,每日 1 剂,每日 1 次,每次 20 分钟,10～15 天为 1 个疗程。适用于轻度雷诺综合征。

6. 甘遂 30 克,甘草 30 克。2 味药加水 600 毫升,煎煮至沸,去渣,熏洗患处。适用于轻度雷诺综合征。

7. 黄芩 500 克,凡士林适量。黄芩加水煎取浓汁,用凡士林调成膏,涂于消毒纱布上,经高压消毒后贴敷于患处,每日换药 1 次。适用于湿热型雷诺综合征创口化脓者,以及轻度雷诺综合征。

二十九、红斑性肢痛症

红斑性肢痛症是一种原因不明的末梢血管舒缩功能障碍性疾病,临床特征为肢端皮肤红、肿、痛、热,多发生于双足,是一种少见疾病。红斑性肢痛症多见于 20～40 岁青壮年，男性多于女性。起病可急可缓，多同时累及两侧肢端，以双足更为多见。表现为足趾、足底、手指和手掌发红、动脉搏动增强，皮肤温度升高，伴有难以忍受的烧灼样疼痛。多在夜间发作或加重，通常持续数小时。受热、环境温度升高，运动、行立、足下垂或对患肢的抚摸均可导致临床发作或症状加剧。静卧休息、抬高患肢，患肢暴露于冷空气中或浸泡于冷水中可使疼痛减轻或缓解。患者不愿穿着鞋、袜，并将四肢放于被内，惧怕医生检查。肢端可有客观感觉减退，指（趾）甲增厚，肌肉萎缩，但少有肢端溃疡、坏疽。病程长及（或）病情重者症状不仅限于肢端，可扩及整个下肢及累及上肢。

【外治方】

1. 豨莶草 30 克，桂枝 12 克，归尾 12 克，大黄 15 克，艾叶 12 克，防风 12 克，苍术 12 克，生姜皮 15 克。上药加水煎汤，趁热浸洗患部，每日 1 次，每次 30 分钟，5 天为 1 个疗程。适用于红斑性肢痛症属气滞血瘀者。这是一种少见的阵发性血管扩张性疾病，多发生在手足，症见手足灼痛、潮红、发热、皮肤温度升高等。

2. 川红花 6 克，黄柏 12 克，苍术 12 克，当归尾 12 克，大黄 15 克，豨莶草 30 克，冬瓜皮 30 克，苍耳子 30 克。上药加水煎汤，浸洗患部，每日 1 次，每次 30 分钟。适用于各类红斑性肢痛症。

3. 食盐 200 克。食盐加热水适量，化开倒入桶内，用热盐水泡双足，每晚 1 次，每次 20 分钟，3 天为 1 个疗程。适用于各类红斑性肢痛症。

4. 茜草 30 克，大黄 30 克，大青叶 30 克，红花 18 克，乳香 18 克，没药 18 克。上药加水适量，煎汤去渣，待凉洗浴患部，每日 2～4 次，每次 30 分钟，5 天为 1 个疗程。适用于各类红斑性肢痛症。

5. 乳香 30 克，没药 30 克，当归 30 克，红花 30 克。4 味药加水适量，煎煮至沸，倒入盆内，洗浴患部，每次 20～30 分钟，每日 3 次。适用于各类红斑性肢痛症。

三十、泌尿系感染

泌尿系感染这里主要指尿道和膀胱感染。尿液从膀胱流到体外去的通道叫作尿道,尿道和膀胱二者紧密相连,尿道感染常会上行引发膀胱炎症。一般来说,泌尿系感染多与卫生不良有关,大约50%的女性至少患过一次泌尿系感染。泌尿系感染来源于大肠埃希菌,它们盘踞阴道,并进入尿道。在阴道时,这些细菌无大碍,问题开始于它们进入尿道后。这些细菌见于所有女性身上。患尿道感染的妇女体内结构与其他女性并无两样。就某些不明原因,某些女性较易受感染。还有一些女性泌尿系感染是在性交中受到挫伤的结果;男性也会得此病,但较为罕见,男性泌尿系感染通常是由性病所引起。非特异性尿道炎及淋病两种性病最常引起尿道和膀胱炎症。中医学认为,居处潮湿,外阴不洁,房事不节及器械检查等,导致湿热秽浊之邪内侵,壅滞膀胱;或多食辛热肥甘,嗜酒太过,酿成湿热,下注膀胱;或恼怒伤肝,肝胆郁热,气火郁于下焦,膀胱气化不利;或平素体虚,湿热屡犯,淋证反复发作,损伤正气,脾肾两虚等,均可导致淋证发作,出现尿频,尿急,尿痛。若火热内盛,迫血妄行,或肾阴亏虚,虚火灼络,可见尿血。

【外治方】

1. 鲜绞股蓝适量。捣烂成糊状,敷于脐部,然后用消毒纱布覆盖,再用胶布固定,每日 3 次。适用于泌尿系感染恢复期。

2. 鲜车前草 90 克,连须葱白 60 克,食盐 15 克。3 味药共捣成糊状,炒热,趁热敷于脐部,冷则再炒再敷,至小便通利为度。适用于急性泌尿系感染。

3. 瓦松 60 克。瓦松加水煎煮 30 分钟,去渣取汁 1 000 毫升,倒入盆中。熏洗少腹及阴部,每日 1 次。适用于急性泌尿系感染。

三十一、泌尿系结石

泌尿系结石是指发生在肾、输尿管、膀胱和尿道等泌尿系统的结石症,可引起肾绞痛及血尿。其中肾及输尿管结石约占80%。肾结石可见腰部持续性钝痛,有时呈阵发性绞痛,疼痛向背及下腹部放射;多发生于20～40岁男性,单侧多见。输尿管结石可见阵发性剧烈绞痛,沿输尿管向下放射至会阴及大腿内侧,常伴有烦躁不安、恶心、呕吐及大汗出;也多发生于20～40岁男性,以单侧多见。膀胱和尿道结石可见小便淋漓不畅,或尿流突然中断,伴有尿痛及血尿,疼痛可放射到会阴及阴茎头处。如果结石阻塞尿道,则会发生急性尿潴留,多发生于10岁以下男孩及患前列腺肥大的老年人。中医学认为,饮食不节,脾失健运,脏腑不和,湿热下注,或平素多食辛热肥甘,致湿热内蕴,煎熬尿液成石。

【外治方】

1. 地榆250克。地榆加水5 000毫升,煎煮20分钟,去渣,趁热淋浴腰腹部20～30分钟,每日1～3次。疗程视病情而定,以病愈为度。适用于砂石淋下焦湿热、气滞血瘀型泌尿系结石。

2. 田螺7个,鲜车前草3棵,淡豆豉10粒,连须葱白3根,食盐少许。上药共捣烂成糊状,敷于脐部,然后用消毒纱布覆盖,再用胶布固定,每日换药1次。

3. 瓦松100克。瓦松加水煎浓汤,去渣,趁热熏洗小腹部约2小时。适用于直径0.6厘米以下的泌尿系结石。

4. 蜗牛1个,地龙1条。共捣烂成糊状,敷于脐部,然后用消毒纱布覆盖,再用胶布固定,每日换药1次。适用于直径0.6厘米以下的泌尿系结石。

5. 鲜虎杖根100克,乳香15克,琥珀10克,人工麝香1克。上药共捣如膏,取药膏如枣大小,置于胶布中间,贴敷于神阙、膀胱俞、肾俞穴，每穴 1 张，每日换药 1 次。适用于直径 0.6 厘米以下的泌尿系结石。

6. 生葱白 3～5 根，食盐少许。共捣烂成糊状，取药糊如枣大小，置于胶布中间，分别敷于神阙、小肠俞、膀胱俞穴，每穴 1 张，每日换药 1 次。适用于直径 0.6 厘米以下的泌尿系结石。

三十二、尿　血

正常的尿液含有极少量的红细胞。未经离心的尿液在显微镜下每个高倍视野可有红细胞 0～2 个，如果超过此数，即为尿血。产生血尿的原因很多，但主要由泌尿系统疾病引起，如肾结核、肾炎、尿路感染、尿路结石、尿路肿瘤等。血尿同时伴有较长期的尿频、尿急、尿痛者，以肾结核的可能性较大；如血尿伴眼睑、面部或全身水肿，血压增高及发热等症状，可能是急性肾炎；如血尿伴明显的尿频、尿急、尿痛者，大多为急性膀胱炎；如排尿不畅、尿道口不痛，但肉眼见淡红色尿或显微镜下见红细胞微量者，多为前列腺炎症；血尿伴腰痛症状者，肾绞痛有时发生剧烈的阵发性腰痛者，可能为肾或输尿管结石；年龄在 40 岁以上，无明显症状和疼痛的血尿，可能有泌尿系统肿瘤；血尿、腰痛与体位及日常活动有明显关系者，如症状在卧床休息后好转，体力活动增加后加重，则肾下垂的可能性较大；如血尿伴全身其他部位出血者，可能由血液病引起。

【外治方】

1. 小蓟 60 克，益母草 30 克，牛膝 15 克，车前子 10 克，血余炭少许。上药加水煎汤，去渣，用布蘸药液擦洗小腹部。适用于轻度尿血。

2. 鲜茜草根 200 克。加水煎汤，去渣，熏洗前阴及小腹部。适用于轻度尿血。

3. 蒲黄 150 克,墨旱莲 600 克,车前草 150 克。3 味药加水煎煮 10～20 分钟,去渣倒入浴盆中,待水温 40℃ 左右时洗浴少腹部,每日 1 次。适用于热伤血络引起的轻度尿血。

4. 鲜莴苣叶适量。将鲜莴苣叶捣烂。用温水洗净脐部,然后将药糊敷于脐部,每日 1 次。适用于轻度尿血。

三十三、肾 炎

　　肾脏的生理功能主要是排泄代谢产物及调节水、电解质和酸碱平衡,维持机体内环境稳定。肾炎是以肾组织结构发生炎性改变为基本特征,引起不同程度肾功能减退的一组肾脏疾病,可由多种病因引起。急性肾小球肾炎是由多种病因引起的急性肾小球疾病,其中很多是因细菌、病毒、原虫感染而诱发。慢性肾小球肾炎指以蛋白尿、血尿、高血压、水肿为基本临床表现,起病方式各有不同,病情迁延,病变缓慢进展,不同程度肾功能减退,最终发展为慢性肾衰竭的一组肾小球病。肾炎患者的主要表现为乏力、腰部疼痛、食欲缺乏、肉眼血尿、水肿、高血压、肾功能异常、尿量减少、充血性心力衰竭等。急性期应卧床休息,待临床症状好转后逐步增加活动量。急性期应给予低盐饮食。肾功能正常者不需要限制蛋白质入量,但氮质血症时应限制蛋白质摄入,并以优质动物蛋白为主。少尿者应限制液体入量。

【外治方】

　　1. 麻黄 10 克,羌活 10 克,苍术 10 克,柴胡 10 克,紫苏梗 10 克,荆芥 10 克,防风 10 克,牛蒡子 10 克,忍冬藤 15 克,柳枝 15 克,葱白 6 克。上药加水适量煎汤,去渣制成药浴液,待水温 40℃ 以下时全身沐浴,汗出为度,每日 1 次。适用于急性肾炎水肿、内分泌失调引起的水肿。

　　2. 血满草 20 克,细尊麻 15 克,树芭蕉 15 克。3 味药加水适量煎煮成汤,温洗患部,每日 2～3 次。适用于急性肾炎之面目和四肢水肿。

3. 蓖麻仁 70 粒,石蒜 1 个。2 味药一同捣烂,敷于双侧足底涌泉穴,外用纱布覆盖,再用胶布固定,约 8 小时去药,每日 1 次,连用 7 天为 1 个疗程。适用于急、慢性肾炎水肿。

4. 白胡椒 7 粒,人工麝香 0.6 克。2 味药共研细末,填于脐中,外用胶布固定。适用于慢性肾炎。

三十四、小便不利

小便不利是指小便量减少、排尿困难或小便完全闭塞不通。因阴虚、发热、大汗、吐泻、失血等导致化源不足而小便不利者,治宜滋阴养血为主,不宜渗利,方用增液汤、人参养荣汤、十全大补汤等。因肺气失宣、脾虚不运、肾关不利、三焦决渎失常等导致水湿失运而小便不利者,治宜宣通肺气、健运脾胃、温补肾元、疏通三焦等法,方用生脉散加桔梗、实脾饮、八味丸、疏凿饮子等。因肺热气壅、热结膀胱、气机郁滞、瘀腐阻塞水道、肾元虚衰、胞转等导致尿蓄膀胱而小便不利者,可分别采用清肺、泄热、理气、化瘀、温肾、渗利等法。本病常见于泌尿系感染,如尿道炎、膀胱炎、肾盂肾炎、膀胱结核、泌尿系结石、泌尿系癌症等。

【外治方】

1. 黄酒 1 000 毫升。黄酒稍加温后倒入盆内,温洗双足,每次 40 分钟。适用于湿热蕴结之小便不利。

2. 瓜蒌 30 克,葱白 30 克,冰片 1.5 克。瓜蒌、葱白加水 2 000 毫升煎至 1 500 毫升,倒入盆内,加入冰片,趁热先熏阴部,待温后坐浴 10～20 分钟,一般用药后 1～2 小时小便即通。适用于膀胱气化不利之小便不通。

3. 桃枝 30 克,柳枝 30 克,木通 30 克,花椒 30 克,明矾 30 克,葱白 30 克,灯芯草 30 克。上药加水 5 000 毫升煎汤,先熏后洗腹部,冷后再热,每次 40～60 分钟,每日 2～3 次。

4. 皂角刺 90 克,王不留行 90 克,葱头(切碎)90 克。3 味药加水 3 000 毫升煎汤至 2 000 毫升,待水温 40℃时坐浴盆中,熏洗小腹下体,每次 30～40 分钟,药浴液冷了可加热再行坐浴。适用于膀胱肌麻痹引起的尿潴留。

5. 臭梧桐子 120 克,皂角刺 120 克,人工麝香 1.5 克。前 2 味加水煎煮 60 分钟,加人工麝香冲入瓷瓶中。将尿道口对准瓷瓶口熏蒸,患者自觉有股热气入少腹,欲尿时即尿入药液中,蒸气熏蒸的热度以患者能够耐受为度,时间可 30～40 分钟。适用于肝气郁滞引起的小便不利。

6. 葱白 1 根,白胡椒 7 粒。共捣如泥,敷于脐部,然后用塑料布覆盖,再用胶布固定。一般敷药后 2～4 小时后见效。适用于膀胱气化不利之小便不通。

7. 甘遂 5 克,葱汁适量。将甘遂研为细末,再用葱汁调成糊状,敷于脐部,然后用消毒纱布覆盖,再用胶布固定,每日换药 1 次。适用于外伤性截瘫引起的尿潴留。

8. 鲜青蒿 200～300 克。将青蒿搅细碎,注意勿让汁水流掉,敷于脐部,然后用塑料布和消毒纱布覆盖,再用胶布固定。待排尿后即可去药。适用于湿热蕴结之小便不利。

9. 田螺 3 粒,朴硝 9 克,槟榔 3 克,鲜车前草 50 克,生葱白 10 克,冰片 0.5 克。上药共捣烂,敷于脐部,然后用消毒纱布包扎。适用于湿热蕴结之小便不利。

10. 甘遂 31 克,薏苡仁 16 克。2 味药焙干,共研细末,用水调为糊状,敷于脐部,数小时后即可排尿。适用于尿闭。

11. 葱白 300 克,人工麝香少许。将葱白捣烂,加入人工麝香拌匀,分为 2 包,蒸热。布包置于脐上,热熨 10 分钟,两包交替应用,直至小便排出为度。适用于寒凝气滞之小便不利。

12. 甘遂 9 克,冰片 1 克,面粉 9 克。前 2 味分别研为细末,再与面粉拌匀,用温水调成糊状,做成小药饼 1 个,贴敷于脐下的中极穴,用消毒纱布覆盖,并用热水袋熨之。适用于热结小便不利。

13. 党参 30 克,当归 15 克,川芎 9 克,柴胡 9 克,黄丹适量。将前 4 味共研细末,加水炼成膏,用黄丹收膏。取少许药膏贴于肛门处,便前取下,每日 1 次。适用于中气下陷引起的小便不利。

三十五、遗 精

遗精是指不性交而精液自行外泄的一种疾病。遗精有梦遗和滑精之分,有梦而遗精者为梦遗;无梦而遗精,甚至在清醒时动念则精液自出者,为滑精。未婚男性 1 个月内有 2～3 次遗精,属正常现象,如超过 4 次,并出现精神萎靡、腰酸腿软、心慌气喘、多梦失眠等,则需要治疗。中医学认为,遗精多为肾虚下元不固,君相火旺,或湿热下注,扰动精室所为,当以滋阴降火、清热化湿、补肾填精为治。

【外治方】

1. 50℃～60℃的热水适量。将热水倒入盆中。每晚睡前温洗双足 1 次,每次 8～10 分钟。睡前要保持心境平静,不看刺激性欲的影视节目或书报小说,同时可配合其他治疗。适用于各类遗精,尤其是神经衰弱引起的遗精。

2. 五倍子 10 克,生龙骨 10 克,生地黄 30 克。共研为细末,用水调成糊状,临睡前敷于脐部,然后用消毒纱布覆盖,再用胶布固定。适用于肾阴亏虚引起的遗精,症见形体虚弱、眩晕耳鸣、健忘失眠、腰酸腿软、遗精、口干、舌红少苔、脉细。

3. 五倍子 20 克。五倍子煨后研为细末,取药末 1 克用温开水调成糊状,敷于神阙、关元穴,然后用消毒纱布覆盖,再用胶布固定。适用于精关不固引起的遗精。

4. 韭子 10 克,五倍子 3 克,小茴香 3 克。共研细末,敷于脐部,外用消毒纱布覆盖,再用胶布固定。适用于精关不固引起的遗精。

5. 五倍子 20 克,煅龙骨 20 克,煅文蛤 20 克。共研为细末,用水调成糊状,临睡前敷于脐部,然后用消毒纱布覆盖,再用胶布固定,每晚换药 1 次,10 天为 1 个疗程。适用于精关不固引起的遗精。

6. 女贞子 30 克,五倍子 30 克,食醋适量。前 2 味共研细末,用醋调成饼,敷于脐部,外用消毒纱布覆盖,再用胶布固定,每日换药 1 次,连用 3～5 次。适用于精关不固引起的遗精。

7. 黄连 6 克,黄柏 6 克,肉桂 3 克,制附子 3 克,五倍子 15 克。共研细末,每次取药末 1～2 克,用温开水调成糊状,敷于脐部,外用消毒纱布覆盖,再用胶布固定,每日换药 1 次,连用 7～10 次。适用于湿热引起的遗精。

8. 菟丝子、韭子、茯苓、龙骨各等份,黄丹适量。前 4 味用香油熬,加黄丹收膏,敷于肾俞穴,然后用消毒纱布覆盖,再用胶布固定。适用于肾阳虚弱引起的遗精。

9. 刺猬皮适量。刺猬皮研细末,水调成糊,敷于脐部,然后用消毒纱布覆盖,再用胶布固定。适用于精关不固引起的遗精。

10. 五倍子 3 克,密陀僧 3 克,海螵蛸 4 克。3 味药共研细末,每晚睡前取药末少许涂擦龟头。适用于精关不固引起的遗精。

11. 葱子 10 克,韭子 10 克,附子 10 克,丝瓜子 10 克,肉桂 10 克,龙骨 30 克,人工麝香 0.3 克。上药共研细末,每次取药末适量,用温开水调成糊状,敷于脐部,外用消毒纱布覆盖,再用胶布固定,每日换药 1 次,连用 5～10 天为 1 个疗程。适用于肾气不固之遗精。

三十六、早　泄

　　早泄是指男性性交时阴茎尚未接触女性外阴；或阴茎刚接触外阴，尚未进入阴道；或阴茎刚进入阴道，就发生射精，随后阴茎变软，以致不能正常进行夫妻性生活的一种病症。中医学认为，本病的病位在心、肝、脾、肾，主要病机为肾气亏虚、阴虚火旺、心脾两虚、肝经湿热，足疗法对早泄有明显疗效。

　　【外治方】

　　1. 五倍子20克。五倍子加水适量，文火煎煮30分钟，去渣，趁热熏蒸阴茎龟头数分钟，待水温降至40℃左右时可将龟头浸泡在药液中4～10分钟，每晚1次，15～20天为1个疗程，一般1～2个疗程待龟头皮肤黏膜变厚、变粗糙即可。治疗期间禁止性交。适用于肾气不固引起的早泄。

　　2. 露蜂房10克，白芷10克，食醋适量。前2味烘干发脆，共研细末，用醋调成糊，敷于脐部，外用消毒纱布覆盖，再用胶布固定，每日换药1次，连用3～5次。适用于气滞血瘀引起的早泄。

　　3. 鲜马兰头500克（干品200克），鲜蒲公英500克（干品200克），鲜车前草500克（干品200克）。将以上3味药切碎，同入锅中，加水适量，煎煮30分钟，去渣取汁，待药汁降温后先清洗阴茎，再倒入泡足桶中，温泡双足30分钟，每晚1次。15天为1个疗程。适用于早泄伴有口苦、咽干、心烦、尿黄者。

　　4. 龙胆草5克，黄芩20克，鲜马齿苋100克（干品200克）。将以上3味药切碎，同入锅中，加水适量，煎煮30分钟，去渣取汁，待药汁降温后先清洗阴茎，再倒入泡足桶中，温泡双足30分钟，每晚1次。15天为1个疗程。适用于早泄伴有口苦、咽干、心烦、尿黄者。

　　5. 鲜苦瓜200克（干品100克），鲜芹菜200克，夏枯草50

克。将以上 3 味药切碎，同入锅中，加水适量，煎煮 30 分钟，去渣取汁，待药汁降温后先清洗阴茎，再倒入泡足桶中，温泡双足 30 分钟，每晚 1 次。15 天为 1 个疗程。适用于早泄伴有口苦、咽干、心烦、尿黄者。

6. 仙鹤草 40 克，黄芩 20 克，牡丹皮 15 克，地骨皮 30 克，石榴皮 30 克。将以上 5 味药切碎，同入锅中，加水适量，煎煮 30 分钟，去渣取汁，待药汁降温后先清洗阴茎，再倒入泡足桶中，温泡双足 30 分钟，每晚 1 次。15 天为 1 个疗程。适用于早泄伴有口苦、咽干、心烦、尿黄者。

7. 蛇床子、细辛、石榴皮各 10 克，菊花 5 克。4 味药水煎，取汁足浴，同时坐浴，每天 1 次，每次 15～30 分钟。10 天为 1 个疗程。适用于湿热引起的早泄。

三十七、阳　痿

阳痿是指青壮年男性未到性欲衰退时期，房事时阴茎不能勃起，或勃起不坚，或坚而不久，以致不能完成正常性生活，是男性性功能障碍中最常见的病症之一。国内统计资料表明，成年男性者，阳痿患者约占 10%，且发病年龄多在 20～40 岁。国外统计资料表明，阳痿患者占男性性功能障碍的 37%～42%。中医学认为，本病多因肾虚惊恐，精神刺激，或纵欲过度，精气虚损，或少年手淫，思虑忧郁，或湿热下注，宗筋弛纵等因素所致。尤以肾阳虚和精神因素居多。进行足部按摩疗法，常可奏效。

【外治方】

1. 丁香 30 克，人工麝香叶 30 克，官桂 30 克，露蜂房 30 克，川椒 30 克，煅牡蛎 30 克，吴茱萸 30 克，零陵香 30 克，木鳖子 30 克，马兰花 30 克，冰片 30 克，明矾灰 30 克，紫霄花 30 克，蛇床子 30 克。上药共研粗末，每次取药末 30 克，加水 1 000 毫升，煮沸后去渣,趁温热淋洗少腹、阴茎、会阴处,每日2次,每次20～30分钟。凡青年男性阳痿属湿热者慎用。适用于中老年阳痿。

2. 巴戟天20克,淫羊藿20克,金樱子20克,胡芦巴20克,阳起石25克,柴胡15克。将阳起石加水适量煎煮30分钟,去渣后再加入其余5味药,继续煎煮30分钟,去渣取汁,擦洗小腹部,每日2次,每次20分钟。适用于肾阳亏虚引起的阳痿。

3. 淫羊藿20克,巴戟天20克,泽泻20克,胡芦巴20克,石菖蒲20克,柴胡20克,茯神30克,山茱萸30克,附子10克,肉桂10克。上药加水约2000毫升煎煮30分钟,去渣取汁约1500毫升,擦洗小腹部,每日2次,每次30分钟。适用于肾阳亏虚引起的阳痿。

4. 陈艾叶31克,蛇床子31克,木鳖子(带壳生用)2个。3味药共研细末,用消毒纱布包裹,置于脐上,再用热水袋熨之。适用于湿热引起的阳痿。

5. 蛇床子15克,菟丝子15克。共研细末,水调为糊状,贴敷于曲骨穴,每日5次。适用于湿热引起的阳痿。

6. 生姜100克,艾叶50克。2味药加水适量,煎取汤汁,擦洗腰部及小腹部,每日2次,每次30分钟。适用于脾肾阳虚引起的阳痿。

7. 牡蛎粉30克,蛇床子30克,干荷叶30克,浮萍草30克。共研细末,每次取20克,加水1000毫升煎煮3～5沸,去渣,温洗阴茎,每日2次,每次20分钟。适用于脾肾阳虚引起的阳痿。

8. 白胡椒3克,制附片6克,明雄黄6克,面粉15克,白酒适量。以上前3味共研细末,再与面粉混匀,用白酒调制成药饼,敷于脐部,消毒纱布覆盖,胶布固定,再用热水袋熨之。适用于脾肾阳虚引起的阳痿。

9. 蛇床子20克,菟丝子15克,淫羊藿25克。3味药加水适量,煎煮30分钟,去渣取汁约1500毫升,擦洗小腹部,每日2次,每次 30 分钟。适用于肾阳亏虚引起的阳痿。

三十八、阳 强

阳强是指阴茎异常勃起,茎体强硬,久而不衰,触之则痛,或伴有精流不止的一种病症。相当于西医学的阴茎异常勃起症。凡是阴茎异常勃起,经久不衰,持续时间过长,不受性欲影响或受影响较小,排精之后尚不松软,多发生在性交之后者,可诊断为阳强。本病须与性欲亢进相鉴别。性欲亢进是阴茎勃起受性欲影响较大,得到性的满足,精液排出之后,则立即松软下来。中医学认为,阳强多由于情志不舒,肝郁化火,火灼宗筋,致使筋体拘急;或湿热闭阻宗筋脉道,脉络郁阻,而致茎体强硬不衰;或因房事过度,精液久泄,耗损真阴,阴虚阳亢,而致茎体脉络瘀阻而坚硬不倒。

【外治方】

1. 肉桂 30 克,透骨草 40 克,白芷 20 克。3 味药加水煎煮,去渣,用温热药液浸泡双足 15 分钟,每日 1 次。适用于虚火妄动之阳强(阴茎易举,甚则久举不衰)。

2. 玄明粉 60 克。玄明粉冲水化开,浸洗阴茎,每日 4~6 次。适用于痰火瘀滞之阳强。

3. 补骨脂 20 克,韭子 20 克,白芷 10 克,大豆皮 40 克。上药加水煎煮,去渣,用洁净消毒纱布蘸药液擦洗涌泉、丹田穴,每日 1 次。适用于虚火妄动之阳强。

4. 黄连 10 克,知母 10 克,青皮 10 克,栀子 10 克,川楝子 20 克,白芷 10 克,丁香 6 克。上药共研细末,用温开水调为糊状,敷于脐部,外用消毒纱布覆盖,再用胶布固定,每日 1 次。适用于虚火妄动之阳强。

5. 龙胆草 6 克,柴胡 6 克,黄芩 10 克,栀子 10 克,木通 10 克,生地黄 10 克,当归 6 克,赤芍 10 克,丹参 12 克,红花 6 克,大黄 10

克,甘草 5 克。上药加水煎煮,去渣,先熏后洗阴部,待温度适宜时用消毒纱布蘸药液洗阴部。适用于下焦湿热之阳强。

6. 肉桂 20 克,艾叶 20 克。上药共研细末,用温开水调为糊状,敷于两足涌泉穴,外用消毒纱布覆盖,再用胶布固定,每日 1 次。适用于下焦湿热之阳强。

三十九、龟头炎

龟头炎指龟头部由外伤、刺激或感染等因素引起的黏膜炎症。龟头炎可由多种因素引起,如局部的各种物理因素刺激(创伤、摩擦、避孕用具、清洁剂、尿液等),包皮过长,包茎,包皮垢刺激,各种感染(细菌、真菌、阿米巴原虫、滴虫等),以及药物过敏等。

【外治方】

1. 苦参 30 克,蛇床子 20 克,黄柏 15 克,荆芥 12 克,生苍术 12 克。上药加水煎汤 2 次,去渣,并合药液,待温洗患部,每日 1 剂,每日可洗 3～4 次,每次 20 分钟。药液凉后可再行加热。对于局部渗液或脓性分泌物较多者,可洗后再以药液浸湿消毒纱布湿敷 1 小时左右。适用于药物性龟头炎,症见服用磺胺药、解热镇痛药等药物后龟头及包皮发生红斑、糜烂。

2. 新鲜鸡蛋数枚。先把鸡蛋煮熟,去白留黄,置小锅内,上火熬之,并用筷子搅炒,蛋黄的颜色由黄而焦,由焦而黑,最后出油,浮在焦渣上,滤取蛋黄油,涂敷龟头溃疡处,每日 3～4 次。适用于各种龟头炎。

3. 黄柏 100 克。黄柏加水 2 500 毫升,煎汤去渣,反复浸洗和湿敷患部,每日 2 次。清热除湿,解毒敛疮。适用于包皮龟头炎、固定红斑性药疹等阴部疮疡。

4. 金银花 30 克,蒲公英 30 克,野菊花 15 克,黄柏 12 克,茯苓 12 克。上药加水煎取药液 500 毫升,去渣,待药液温度适宜时浸洗包皮阴茎头肿胀部约 15 分钟,每日 2～3 次。适用于各种龟头炎。

5. 黄柏 15 克,苦参 20 克,百部 15 克,土槿皮 15 克,硼砂 6 克,明雄黄 6 克,玄明粉 6 克。以上前 6 味加水 1000 毫升,煮沸后去渣,取汁冲兑玄明粉,待温洗患部。百部、土槿皮、雄黄等有一定刺激性,对于急性龟头包皮炎可适当减量使用,而慢性炎症者如溃疡性龟头包皮炎、浆细胞性龟头包皮炎等则可稍加大用药量。适用于阴茎包皮龟头炎,症见阴茎包皮龟头红肿,可有糜烂、溃疡、瘙痒、疼痛等。

6. 凤凰衣、菜油各适量。将凤凰衣煅存性,研为细末,用菜油适量调成糊状,涂敷龟头溃疡处,每日 3～4 次。适用于各种龟头炎。

7. 洋金花 15 克,苦参 15 克,生地榆 15 克,鱼腥草 15 克,防风 15 克,冰片 2 克。上药加水 1000 毫升,煎煮 30 分钟,去渣,熏洗患部,每日 3～4 次,每次 20 分钟。每剂药可用 2 天。适用于各种龟头炎。

8. 鲜威灵仙 50 克。威灵仙捣汁,加水 200 毫升,浸洗阴茎。适用于阴茎外伤血肿,包皮嵌顿引起的龟头水肿,小儿鞘膜积液等。

四十、阴茎阴囊象皮肿

阴茎阴囊象皮肿是晚期丝虫病最突出的表现,大多由班氏丝虫所引起。由于淋巴管炎症、阻塞、破裂,皮肤、皮下组织增生变厚而形成象皮肿。当继发链球菌感染时,可使病变进一步加重。病人有丝虫病流行区居住史或丝虫感染史,有阴囊部反复发作的蜂窝织炎或淋巴管炎病史。大多数病人急性期有寒战、高热、阴囊肿痛症状,常伴腹股沟淋巴结肿大及压痛,炎症数天后可消退,但每年可有数天发作,久而久之阴囊体积逐渐增大。体检早期表现为阴囊肿大,皮肤粗糙增厚,质地较柔软,水肿可波及阴茎。晚期阴囊进一步肿大,有时可大如儿头,甚至达数十千克,成为巨大畸形物。阴囊皮肤增厚变硬可达数厘米,呈干燥皮革样,失去弹性及收缩力。阴茎皮肤也可同时增厚,并易出现皲裂与继发感染,严重影响患者的活动及局部外观。由于阴囊象皮肿体积巨大,常使阴茎及包皮收缩下陷,甚至完全埋藏于阴囊象皮肿内。

【外治方】

1. 鲜乌桕叶 60 克,鲜樟树叶 60 克,松针 60 克,生姜 30 克。上药切碎,加水适量煎汤,去渣,每晚熏洗患处 1 次。适用于阴茎阴囊象皮肿,症见于血丝虫病患者,初起阴茎、阴囊水肿,继则阴囊肿大,较严重时阴茎常被阴囊皮肤遮盖,最严重时阴囊肿大如斗,影响行动,皮肤极度肥厚如同象皮,表面有高低不平的结节,不痛不痒不化脓,如果阴茎有象皮肿,包皮的淋巴结肿大,会将阴茎头全部遮盖。适用于各种阴茎阴囊象皮肿。

2. 雄黄 30 克,甘草 30 克,矾石 60 克。3 味药加水 3 000 毫升煮至 2 000 毫升,待温洗患部,每日 2 次,每次 30 分钟。适用于各种阴茎阴囊象皮肿。

四十一、阴囊肿大

阴囊肿大是指阴囊皮肤及其内含物(鞘膜睾丸、附睾和精索)有病变,或腹腔内容物(腹水、内脏)等下降进入阴囊,致使阴囊体积增大。阴囊壁或鞘膜睾丸、附睾和精索等阴囊内含物,因急慢性炎症、寄生虫侵入、本身器质性改变、肿瘤等,均可使阴囊出现病理性肿胀,或炎性渗出增加,出现水肿积液,若出生后腹膜鞘状突不闭合或未完全闭合,则腹腔内容物可至阴囊。临床上经询问病史和局部触诊、透光试验等物理检查可确定阴囊肿大的部位和性质,做出正确的诊断。

【外治方】

1. 落得打 9 克, 红花 9 克, 生半夏 9 克, 骨碎补 9 克, 甘草 6 克, 葱须 15 克, 醋 30 毫升。以上前 6 味加水 2000 毫升煎汤至沸, 加入食醋, 再煎沸, 去渣, 先熏后洗患部, 每日 3~4 次, 每次 20~30 分钟。适用于阴囊血肿, 症见阴囊外伤、肿痛、皮肤呈紫暗色或瘀斑, 自觉胀痛或有下坠感, 日久血肿形成硬块, 并使阴囊壁增厚。

2. 荆芥 12 克, 防风 12 克, 紫苏叶 12 克, 桑白皮 12 克, 赤小豆 30 克, 甘草 30 克, 柑子叶 30 克, 葱白 30 克。上药加水煎煮, 去渣, 熏洗患部。适用于阴囊肿大如水晶状, 症见恶寒、身痛、脉浮者。

3. 土茯苓 30 克, 地肤子 30 克, 薏苡仁 30 克, 乌梅 15 克, 黄柏 15 克, 红花 15 克。上药加水煎煮, 去渣, 每日熏洗 2 次, 每剂连用 2 日, 每次 30 分钟。洗后用滑石粉扑之, 并卧床休息, 忌食辛辣刺激食物。适用于外阴中毒, 阴茎、阴囊肿大疼痛。

4. 明矾 30 克, 雄黄 15 克, 黄柏 24 克, 橘叶 10 克, 葱白 30 克。上药加水煎煮, 去渣, 熏洗患部。适用于阴囊肿大疼痛。

四十二、阴囊湿疹

阴囊湿疹是湿疹中最常见的一种, 局限于阴囊皮肤, 有时延及肛门周围, 少数可延至阴茎。此病瘙痒剧烈, 皮疹呈多形性变, 容易复发, 可以治疗。要达到根治的目的需要个人注意卫生, 同时选择好的药物坚持治疗, 避免传染。急性阴囊湿疹主要自觉症状是瘙痒, 病人常因阴囊的瘙痒而发现本病。随着病情的发展, 瘙痒逐渐加重, 搔抓不能缓解瘙痒, 严重者影响睡眠和工作。慢性阴囊湿疹由急性、亚急性湿疹长期不愈、反复发作而来。由于时间长, 加上不断地搔抓, 使阴囊的皮肤干燥肥厚, 皱纹变深, 呈核桃皮状, 常有薄薄的痂皮和鳞屑,皮肤色素加深;也有因搔抓引起色素减退的情况。常常剧烈瘙痒,无法入睡。由于治疗困难,反复不愈,阴囊皮肤可出现象皮肿样改变。亚急性阴囊湿疹是由急性阴囊湿疹转变而来,表现为阴囊皮肤轻度变厚和轻度糜烂,鳞屑较多,渗液甚少,仍有剧烈瘙痒。

1. 威灵仙15克,蛇床子15克,苦参15克,缩砂壳9克,土大黄15克,老葱头7个。上药加水2 000毫升煎汤,煎数沸,倒入盆内,先熏后洗患部。适用于阴囊湿疹、阴囊瘙痒症,症见阴囊皮肤干燥、作痒剧烈、喜用热水烫洗解痒;严重时可起疙瘩,如红色粟米样丘疹,又麻又痒,喜用手抓,抓破后流出黄稠水,皮肤灼热兼痛如火烧一样。

2. 黄柏6克,黄丹6克,雄黄3克,轻粉3克,冰片6克,香油适量。以上前5味共研细末,再用香油调成糊状,涂敷于患处,每日3次。适用于干燥型阴囊湿疹。

3. 蜈蚣10条,土鳖虫6克,地龙6克,香油适量。前3味烘烤后共研细末,再用香油调匀成软膏状。洗净患处,将药膏涂上,每日早晚各1次。适用于湿热引起的阴囊湿疹。

4. 蛇床子30克,苍耳子30克,五倍子30克,黄药子30克,地肤子30克。上药加水1 500毫升,煎煮至沸,去渣,熏洗患部,每日早晚各1次,连用7天为1个疗程。适用于湿热引起的阴囊湿疹。

5. 黄柏100克,苍术100克,食盐3～5克,醋250毫升。黄柏和苍术研成细末,与食盐混匀,再与醋调成糊状,敷于患处。适用于湿热引起的阴囊湿疹。

6. 青黛30克,蛤粉90克,生石膏60克,芦荟6克,黄连6克,黄柏6克,冰片5克。上药共研细末,每次取药末30克,用消毒纱布包成1袋,擦敷患处,每日2～3次。适用于湿热引起的阴囊湿疹。

7. 蛇床子 30 克,地肤子 30 克,苦参 30 克,黄柏 30 克,明矾 30 克,川椒 30 克。上药加水 2 500 毫升,煎煮至沸,去渣,趁热先熏后洗患部,每次 30 分钟,每日 2～3 次。适用于湿热引起的阴囊湿疹。

8. 马齿苋 30 克,蛇床子 30 克,苦参 30 克,威灵仙 20 克,土茯苓 24 克,大黄 15 克。上药加水煎汤,去渣待温,用 4～6 层消毒纱布蘸药液洗敷患处。适用于湿热引起的阴囊湿疹。

9. 五倍子、黄柏、青黛各等份。3 味药共研细末,有渗出液者可取药末直接撒于患处;无渗出液者可取药末适量,用鸡蛋清调成糊状,再涂敷于患处。适用于糜烂型阴囊湿疹。

10. 蛇床子 15 克,苦参 15 克,当归尾 15 克,威灵仙 15 克。上药加水煎沸,去渣,先熏后洗患部,每日 1 次。适用于湿热引起的阴囊湿疹。

11. 土槿皮 10 克,白酒 50 毫升。将土槿皮置容器中,加入白酒,密封,浸泡 1～2 天后去渣,搽患处。适用于湿热引起的阴囊湿疹。

四十三、睾 丸 炎

睾丸炎通常由细菌和病毒引起。睾丸本身很少发生细菌性感染,由于睾丸有丰富的血液和淋巴液供应,对细菌感染的抵抗力较强。细菌性睾丸炎大多数是由于邻近的附睾发炎引起,所以又称为附睾-睾丸炎。常见的致病菌是葡萄球菌、链球菌、大肠埃希菌等。病毒可以直接侵犯睾丸,最多见是流行性腮腺炎病毒,这种病原体主要侵犯儿童的腮腺。但是,这种病毒也好侵犯睾丸,所以往往在流行性腮腺炎发病后不久,出现病毒性睾丸炎。

【外治方】

1. 鱼腥草 60 克。鱼腥草加水煎煮,去渣,趁温热淋洗阴囊,每日 1～2 次。适用于急性睾丸炎。

2. 制附片 30～60 克，干姜 30～60 克，白芍 30 克，甘草 30 克，大黄 10 克，桂枝 10 克，细辛 10 克，路路通 10 克，橘核 10 克，当归 10 克。上药加水煎煮，去渣，熏洗患部，睾丸肿甚者可用丁字带托敷阴囊，疗程 3～5 天。必要时可头煎药液内服。适用于急性睾丸炎。

3. 生大黄 60 克，大枣 60 克，鲜生姜（去皮）60 克。3 味药共捣烂如泥，贴敷于阴囊，用消毒纱布包扎固定，每日换药 1 次。适用于急性睾丸炎。

4. 当归 9 克，川芎 9 克，乳药、没药各 9 克，橘核 9 克，乌药 9 克，赤芍 15 克，落得打 15 克，红花 6 克，青皮、陈皮各 6 克，土鳖虫 12 克，荔枝核 12 克，小茴香 3 克。上药加水煎煮，去渣，熏洗患部，每日 1～2 次。必要时可头煎药液内服。适用于阴囊挫伤引起的睾丸炎。

四十四、睾丸鞘膜积液

睾丸鞘膜积液是围绕睾丸的鞘膜腔内液体积聚超过正常量，而形成的囊肿病变，可见于各种年龄，是一种临床常见疾病。临床上按鞘膜积液所在部位及鞘膜突闭锁程度，把鞘膜积液分为 4 种类型：阳性睾丸鞘膜积液、交通性睾丸鞘膜积液、精阜睾丸鞘膜积液、混合型睾丸鞘膜积液。病患者的主要临床症状为阴囊内有囊性肿块，积液量少时无非凡不适，相反量较多时于竖立位时牵引精索引起钝痛和睾丸热感，严重者，可影响排尿及正常的日常生活。

【外治方】

1. 五倍子 10 克，枯矾 10 克。2 味药加水 500 毫升煎煮 30 分钟，待温，浸洗阴囊，并用消毒纱布湿敷患处，每日 2～3 次，每次 20～30 分钟。适用于轻度睾丸鞘膜积液。

2. 炒桃仁 30 克,杏仁 30 克,川楝子 60 克,蓖麻子 120 克,人工麝香 1.5 克。以上前 4 味共捣如泥,加入人工麝香拌匀,分 5 次平摊于布上,睡前贴敷于患部,次日早晨去药泥。适用于轻度睾丸鞘膜积液。

3. 紫苏叶 15 克,五倍子 10 克,蝉蜕 15 克,枯矾 10 克。用消毒纱布包好上药,加水 1500 毫升煎煮 10 分钟,取药汁倒入盆内,先熏后洗患处,待药液凉至微温后浸泡阴囊,每日 2 次,每次 10 分钟。3 天用药 1 剂,连用 3 剂为 1 个疗程。适用于轻度睾丸鞘膜积液。

4. 枯矾 15 克,五倍子 15 克,肉桂 9 克,冰片 2 克。前 3 味加水 1000 毫升,文火煎煮 30 分钟,取汁加入冰片。待药液温度不烫皮肤时浸洗阴囊,将阴囊全部浸泡在药液中,每次 30 分钟,每日 2 次,每日 1 剂。适用于轻度睾丸鞘膜积液。

5. 大茴香 7 粒,小茴香 7 粒,大枣 7 个,蜂蜜适量。前 3 味共研细末,用蜂蜜调成药饼,敷于脐部,然后用消毒纱布覆盖,再用胶布固定。另可将小茴香炒热,趁热熨睾丸 20 分钟,每日 1 次。适用于轻度睾丸鞘膜积液。

6. 肉桂 6 克,煅龙骨 15 克,五倍子 15 克,枯矾 15 克。4 味药捣碎,加水约 700 毫升,煎煮 30 分钟,去渣取汁,待药液温度不烫皮肤时浸洗阴囊,将阴囊全部浸泡在药液中,每次 30 分钟,每 2 日 1 剂,连用 8 剂。适用于睾丸鞘膜积液寒湿内结者。

7. 金银花 40 克,紫苏叶 15 克,蝉蜕 40 克,车前子 10 克。上药加水煎煮,先熏后洗患处,待药液微温时浸泡阴囊,每日 2～3 次,每次 30 分钟,2 天用药 1 剂。适用于轻度睾丸鞘膜积液。

8. 落得打 9 克,红花 9 克,生半夏 9 克,骨碎补 9 克,甘草 6 克,葱须 15 克,食醋 50 毫升。以上前 6 味加水 1000 毫升煎煮,去渣加入食醋。先熏后洗患处,每日 3 次。适用于轻度睾丸鞘膜积液。

四十五、前列腺炎

前列腺炎分为急性与慢性两种。急性前列腺炎是细菌引起的前列腺腺体或腺管的急性炎症。以尿频、尿急、尿痛，排尿困难，会阴部及腰骶、下腹、耻骨上等部位反射性疼痛为主要临床特征，可伴有寒战、高热，全身不适，倦怠无力等症。肛门指检，可见前列腺肿大、饱满、光滑，触痛显著。严重者可并发脓肿及急性尿潴留。本病相当于中医学"淋浊"范畴。慢性前列腺炎有细菌性、非细菌性之分，多见于青壮年男性，以尿频，尿流变细，尿淋漓不爽、滴出乳白色黏液为主要临床特征；或伴有会阴部不适、少腹坠胀、腰脊酸痛等症，并可引起性功能障碍、不育。本病相当于中医学"精浊"的范畴。

【外治方】

1. 白胡椒 7 粒，人工麝香 0.15 克。将白胡椒研为细末。脐部用温水洗净，然后将人工麝香粉倒入脐孔中，再将白胡椒粉盖在上面，用胶布固定，每隔 7 天换药 1 次，连用 10 次为 1 个疗程。适用于慢性前列腺炎。

2. 白芷 30 克，萆薢 30 克，甘草 5 克。3 味药加水煎煮，去渣，坐盆内水渍至小腹，用手按小腹至外阴部，以有温热感为度，水凉复温，每次坐浴 30 分钟，每日 1 次，30 天为 1 个疗程。适用于夹有湿热的前列腺炎。

3. 龙胆草 15 克，鲜车前子 30 克，冰片 1.5 克。3 味药共捣烂如泥，敷于脐部，外用消毒纱布覆盖，再用胶布固定，每日换药 1 次，以愈为度。适用于急性前列腺炎。

四十六、前列腺增生

前列腺增生是中老年男性常见疾病之一,随全球人口的老龄化发病日渐增多。前列腺增生的发病率随年龄递增,但有增生病变时不一定有临床症状。城镇发病率高于乡村,而且种族差异也影响增生程度。前列腺增生的早期由于代偿,症状不典型,随着下尿路梗阻加重,症状逐渐明显,临床症状包括储尿期症状、排尿期症状及排尿后症状。由于病程进展缓慢,难以确定起病时间。

【外治方】

1. 栀子3枚,芒硝3克,大蒜头3瓣。将栀子研末,加入大蒜头一同捣烂如泥,再加入芒硝同捣,和匀,敷于脐部,外用消毒纱布覆盖,再用胶布固定,小便通后去膏药。适用于前列腺增生伴小便淋漓。

2. 大葱白5根,明矾9克。明矾研为细末,加入葱白捣烂如泥,敷于脐部,外用塑料布覆盖,再用胶布固定,1小时后小便即通,去膏药。适用于前列腺增生伴小便淋漓。

3. 大田螺1个,鲜车前草1棵,冰片1克。将鲜车前草洗净捣烂,加入大田螺肉和冰片一同捣烂,敷于脐部,外用消毒纱布覆盖,再用胶布固定,小便通后去膏药。适用于前列腺增生伴小便淋漓。

四十七、头　痛

头痛通常是指局限于头颅上半部,包括眉弓、耳轮上缘和枕外隆突连线以上部位的疼痛。头痛是临床上常见的症状之一,原因繁多,其中有些是严重的致命疾患,但病因诊断常十分困难。按国际头痛学会的分类,其功能性头痛分类如下:偏头痛,紧张型头痛,丛集性头痛和慢性阵发性偏侧头痛,其他原发性头痛。继发性头痛,包括头颅外伤引起的头痛,血管疾病性头痛,血管性颅内疾病引起的头痛,其他物品的应用和机械引起的头痛,非颅脑感染引起的头痛,代谢性疾病引起的头痛,颅、颈、眼、耳、鼻、鼻旁窦、牙齿、口腔、颜面或头颅其他结构疾患引起的头痛或面部痛,颅神经痛、神经干痛传入性头痛及颈源性头痛等。轻度头痛一般不用休息,可服用镇痛药如索米痛片等,如有剧烈头痛必须卧床休息。环境要安静,室内光线要柔和。有头痛、眩晕、心烦易怒、睡眠不佳、面红、口苦症状的病人,应加强其精神护理,消除病人易怒紧张等不良情绪,以避免诱发其他疾病。高血压病人应注意休息,保持安静,按时服降压药。对一些病因明确疾病引起的头痛应先控制病情,以缓解疼痛。

【外治方】

1. 冬桑叶 30 克,黄菊花 15 克,薄荷 30 克,栀子 10 克,独活 6 克,天麻 6 克。上药加水 1 000 毫升煎煮 15 分钟,去渣取汁,温洗头部。适用于风热头痛。

2. 莽草适量。莽草加水适量煎汤,去渣,温洗头部。避免药浴液流入眼中。适用于头风久痛。

3. 蔓荆子 6 克,附子 2 枚,白酒 500 毫升。前 2 味置容器中,加入白酒,密封,浸泡 14 天后去渣,每日洗头 1～2 次,须发即长,头痛即愈,无效可再制再用。适用于风寒头痛。

4. 石膏 300 克,栀子仁 90 克,竹叶 30 克,甘菊花 90 克,豉心 300 克,葱白 50 克。将石膏捣碎,以上 6 味加水 3 000 毫升煎煮成 1 500 毫升,去渣放入有嘴瓶中,淋注头顶上。适用于风热头痛。

5. 薄荷 6 克,防风 4.5 克,白芷 6 克,粉葛 4.5 克,炒蔓荆 6 克,川芎 6 克,桑叶 3 克。上药加水适量,煎汤,去渣,温洗头部。适用于头痛偏于前额者。

6. 防风 10 克,川芎 6 克,白芷 6 克,薄荷 3 克,桑叶 6 克,甘菊花 4.5 克,天麻 3 克。上药加水适量,煎汤,去渣,温洗头部。适用于风寒头痛。

7. 冬桑叶 30 克,黄菊花 15 克,黑栀子 10 克,独活 6 克,天麻 6 克,薄荷 30 克。上药加水 1 000 毫升,煎汤去渣,待温,温洗头部。适用于风热头痛。

8. 甘菊花 6 克,薄荷 6 克,桑叶 6 克,明天麻 6 克,炒僵蚕 9 克,藁本 6 克,赤芍 9 克,全当归 9 克。上药加水适量,煎汤,去渣,温洗头部。适用于头痛头晕。

9. 霜桑叶 4.5 克,防风 4.5 克,天麻 3 克,薄荷 3 克,青连翘 4.5 克,金银花 3 克,生石膏 10 克,川椒 2 克。上药加水煎汤,去渣,洗浴头部。适用于风热头痛。

10. 羌活 45 克,独活 45 克,赤芍 30 克,白芷 20 克,石菖蒲 18 克,葱白 5 根。以上前 5 味共研细末。葱白加水煎取浓汁,加入药末调和成膏状,贴敷于太阳、风池、风府穴上,胶布固定,每日换药 1 次。适用于风寒头痛。

11. 吴茱萸 120 克。吴茱萸加水 5 000 毫升,煎煮 3 000 毫升,去渣,熏洗头部,每日 2 次。适用于寒性头痛。

12. 川芎 3 克,白芷 3 克,大葱 15 克。前 2 味研成细末,再与大葱共捣如泥,敷贴于太阳穴。适用于风寒头痛。

13. 细辛 6 克,白芷 6 克,天花粉 6 克,生石膏 6 克。共研极细粉,水泛为丸如绿豆大小。每次取 1 丸塞入鼻孔内,头痛者交替塞入左、右鼻孔,偏左头痛者塞入右鼻孔,偏右头痛者塞左鼻孔。每日用药 1 次,汗出见效。适用于外寒内热头痛。

14. 决明子 1 000 克,菊花 1 000 克。上药共研细末,装入枕心中,做成药枕。让患者睡眠时头枕药枕。适用于风热头痛。

15. 石决明 1 000 克,决明子 1 000 克。上药共研细末,装入枕心中,做成药枕。让患者睡眠时头枕药枕。适用于风热头痛。

16. 川芎 10 克,白芷 10 克,防风 10 克,荆芥 10 克,钩藤 10

克,苍术 10 克,藁本 6 克,细辛 4 克。上药共研细末,撒入棉花内,做成棉帽。让患者将棉帽戴在头上。适用于风寒头痛。

四十八、眩　晕

眩晕是目眩和头晕的总称,以眼花、视物不清和昏暗发黑为眩;以视物旋转,或如天旋地转不能站立为晕,因两者常同时并见,故称眩晕。引起眩晕的疾病种类很多,大约有上百种病可以引起眩晕,不同的疾病原因也是不一样的。按照病变部位的不同,大致可以分为周围性眩晕和中枢性眩晕两大类。中枢性眩晕是由脑组织、脑神经疾病引起,如听神经瘤、脑血管病变等,约占眩晕病人总数的 30%。周围性眩晕约占 70%,多数周围性眩晕与耳部疾病有关。周围性眩晕发作时多伴有听力的改变、耳鸣和恶心、呕吐、出冷汗等症状。部分疾病可反复发作性眩晕,可自行缓解。

【外治方】

1. 明天麻 6 克,薄荷 6 克,赤芍 6 克,藁本 6 克,甘菊花 6 克,桑叶 6 克,炒僵蚕 6 克。上药加水煎汤,去渣待温,洗浴头部。适用于肝阳上亢型眩晕。

2. 夏枯草 30 克,钩藤 20 克,桑叶 15 克,菊花 20 克。4 味药加水共煎,去渣,温洗双足,每日 1～2 次,每次 10～15 分钟,10～15 天为 1 个疗程。适用于肝阳上亢型眩晕。

3. 明天麻 6 克,防风 6 克,白芷 6 克,炒僵蚕 6 克,南薄荷 4.5 克,全当归 10 克,藁本 6 克。上药加水煎汤,去渣待温,洗浴头部。适用于头目眩晕疼痛、耳鸣。

4. 明天麻 6 克,薄荷 6 克,甘菊花 6 克,桑叶 3 克,炒蔓荆 9 克,川芎 6 克,藁本 6 克。上药加水煎汤,去渣待温,洗浴头部。适用于肝阴不足兼有风热之眩晕头痛者。

5. 吴茱萸 30 克,半夏 15 克,熟大黄 10 克,生姜 30 克,有须葱白 7 根。共为粗末,放在铁锅内,加醋适量,炒热,分成两份,纱布包裹,热熨脐部,凉则换之,每次 30～60 分钟,每日 2～3 次,连用 3～7 天为 1 个疗程,每剂药可用 3 天。适用于肝火上炎型眩晕。

6. 白芥子 3 克,黄酒适量。将白芥子研成细末,用黄酒调制成药饼,敷贴于百会、翳风穴,有恶心呕吐者配内关、足三里穴,每日换药 1～2 次,直至病情缓解。适用于痰湿中阻引起的耳源性眩晕,症见眩晕欲倒、胸闷不舒、恶心呕吐较剧、痰涎多、舌淡白、苔白腻、脉濡滑。

7. 白芥子 30 克,胆南星 15 克,白矾 15 克,川芎 10 克,郁金 10 克,生姜汁适量。以上前 5 味共研细末,装瓶备用;临用时每次取药末 15 克,用生姜汁调制成厚膏状,敷于脐部,外用消毒纱布覆盖,再用胶布固定,每日换药 1 次,15 天为 1 个疗程,通常 5～7 天见效,应连续用药 1～2 个月,以防复发。适用于痰湿内蕴型眩晕。

四十九、神经衰弱

神经衰弱是指由于长期处于紧张和压力下,出现精神易兴奋和脑力易疲乏现象,常伴有情绪烦恼、易激惹、睡眠障碍、肌肉紧张性疼痛等;这些症状不能归于脑、躯体疾病及其他精神疾病。症状时轻时重,波动与心理社会因素有关,病程多迁延。一般认为,精神因素是造成神经衰弱的主因。凡是能引起持续的紧张心情和长期的内心矛盾的一些因素,使神经活动过程强烈而持久的处于紧张状态,超过神经系统张力的耐受限度,即可发生神经衰弱。例如,过度疲劳而又得不到休息,是兴奋过程过度紧张;对现实状况不满意则是抑制过程过度紧张;经常改变生活环境而又不适应。中枢神经系统的活动,在机体各项活动中起主导作用,而大脑皮质的神经细胞具有相当高的耐受性,一般情况下并不容易引起神经衰弱或衰竭。在紧张的脑力劳动之后,虽然产生了疲劳,但稍事休息或睡眠后就可以恢复,而强烈紧张状态的神经活动,一旦超越耐受极限,就可能产生神经衰弱。

【外治方】

1. 冬桑叶 500 克,杭菊花 500 克,野菊花 500 克,辛夷 500 克,薄荷 200 克,红花 100 克,冰片 50 克。以上前 6 味共研细末,再与冰片和匀,装入枕芯中,做成药枕,让患者睡眠时头枕药枕,每日使用不少于 6 小时,连用 3 个月为 1 个疗程。每只药枕可用 3~6 个月。适用于肝火偏旺型神经衰弱。

2. 绿豆衣 150 克,橘叶 150 克,龙胆草 150 克,桑叶 150 克,地骨皮 150 克,菊花 150 克,决明子 150 克。上药共研细末,装入枕芯,做成睡枕,让患者睡眠时头枕在药枕上。适用于肝火偏旺型神经衰弱。

3. 朱砂 10 克,远志 10 克,龙骨 10 克,当归 10 克,丹参 10 克。上药共研细末,撒入棉花内,做成棉帽,让患者将棉帽戴在头上。适用于心脾两虚型神经衰弱。

4. 灵砂 30 克。上药研为细末,做成帽衬,置于帽内,让患者将棉帽戴在头上。适用于心神不宁型神经衰弱。

5. 远志 100 克。远志研为细末,撒入棉花内,做成棉帽,让患者将棉帽戴在头上。适用于心神不宁型神经衰弱。

五十、失 眠

失眠又称入睡和维持睡眠障碍,中医称其为"不寐、不得眠、不得卧、目不瞑",是以经常不能获得正常睡眠为特征的一种病症,为各种原因引起入睡困难、浅睡性失眠(睡眠深度或频度过短)、早醒及睡眠时间不足或质量差等。临床以不易入睡,睡后易醒,醒后不能再寐,时寐时醒,或彻夜不寐为其症候特点,并常伴有日间精神不振,反应迟钝,体倦乏力,甚则心烦懊恼,严重影响身心健康及工作、学习和生活。失眠会引起人的疲劳感、不安、全身不适、无精打采、反应迟缓、头痛、记忆力不集中。它的最大影响是精神方面的,严重一点儿会导致精神分裂和抑郁症、焦虑症、自主神经功能紊乱等功能性疾病,以及心血管系统、消化系统疾病等。

【外治方】

1. 热水适量。将热水倒入盆中,睡前洗足 10 分钟。适用于各种失眠。

2. 磁石 30 克,菊花 15 克,黄芩 15 克,夜交藤 15 克。上药加水适量,煎取药液,倒入盆中,睡前洗足 10 分钟。适用于肝火偏旺型失眠。

3. 丹参 20 克,远志 20 克,石菖蒲 20 克,硫黄 20 克。上药共研细末。用时取药末适量,用酒调成膏状,敷于脐部,然后用消毒纱布覆盖,再用胶布固定,每晚换药 1 次。适用于心神不宁型失眠。

4. 珍珠母、丹参粉、硫黄粉、冰片各等量。上药混匀。每次取药末 0.25 克,填于脐中,然后胶布固定,每日换药 1 次,连用 3～5 天为 1 个疗程。适用于心神不宁型失眠。

5. 朱砂 10 克,琥珀 12 克,丹参 15 克,枣仁 12 克,茯神 10 克,蜂蜜适量。前 5 味共研细末,每次药末 2 克,用蜂蜜调成膏状,敷于脐部,每日换药 1 次。适用于心神不宁型失眠。

6. 石菖蒲 6 克,郁金 6 克,枳实 6 克,沉香 6 克,朱砂 6 克,琥珀 6 克,炒枣仁 6 克,生姜汁适量。以上前 7 味共研细末,混匀。每次取药末适量,填于脐中,然后滴加生姜汁,用消毒纱布覆盖,再用胶布固定,每日换药 1 次,连用 7 天为 1 个疗程。适用于心神不宁型失眠。

7. 丹参 10 克,远志 10 克,硫黄 10 克。上药共研细末。每次取药末 1 克,水调为糊状,敷于脐部,然后用消毒纱布覆盖,再用胶布固定,每晚换药1次。适用于心神不宁型失眠。

8. 黄连15克,阿胶9克。将黄连加水煎汤,再入阿胶烊化,摊贴于胸部。适用于心肾不交型失眠。

9. 吴茱萸5克,肉桂5克,白酒或蜂蜜适量。前2味共研细末。临睡前取药末10克,调酒炒热,趁热敷于两侧涌泉穴;也可取药末5克,用蜂蜜调成软膏,贴敷于一侧神门、三阴交穴,每日换药1次,两侧穴位轮换贴敷。适用于心肾不交型失眠。

10. 黄连15克,朱砂5克,五味子5克。上药共研细末。每次取药末0.3克填敷脐内,外贴胶布,每日换药1次。适用于心火偏旺引起的失眠。适用于心肾不交型失眠。

11. 朱砂3~5克。朱砂研为细末,撒于涂有糨糊少许的干净白布上,敷于涌泉穴,外用胶布固定。适用于各种失眠。

12. 黑豆100克,磁石100克。两药打碎,装入枕芯,做成睡枕。令患者睡眠时头睡枕上。适用于心肾不交型失眠。

13. 灯心草适量。灯心草切碎,装入枕芯,做成睡枕。令患者睡眠时头睡枕上。适用于心神不宁型失眠。

14. 磁石20克,朱砂20克,神曲10克。3味药共研细末,做成睡帽。让患者睡眠时将睡帽戴在头上。

五十一、面神经麻痹

面神经麻痹是以面部表情肌群运动功能障碍为主要特征的一种常见病。它是一种常见病、多发病,且不受年龄限制。一般症状是口眼㖞斜。患者往往连最基本的抬眉、闭眼、鼓腮等动作都无法完成。引起面神经麻痹的病因有多种,临床上分为中枢型面神经麻痹和周围型面神经麻痹两种。常见病因为:①感染性病变,感染性病变多由潜伏在面神经感觉神经节内休眠状态的水痘-带状疱疹病毒被激活引起。②耳源性疾病。③自身免疫反应。④肿瘤。⑤神经源性。⑥创伤性。⑦中毒,如酒精中毒,长期接触有毒物。⑧代谢障碍,如糖尿病、维生素缺乏。⑨血管功能不全。⑩先天性面神经核发育不全。

【外治方】

1. 木芙蓉叶适量,鸡蛋 1 个。将木芙蓉叶捣烂,和入鸡蛋煎成饼,贴于脐部。适用于各种面神经麻痹。

2. 全蝎 15 克,僵蚕 15 克,防风 15 克,白芷 15 克,羌活 15 克,天麻 15 克,荆芥穗 15 克。上药共研细末,装瓶密封。取药末 10～15 克填塞脐部,胶布固定,隔日换药 1 次。适用于风痰型面神经麻痹。

3. 胆南星 3 克,明雄黄 3 克,醋芫花 50 克,白胡椒挥发油 0.05 克,马钱子总生物碱 0.1 毫克。以上前 3 味共研细末,喷入白胡椒挥发油,每次取药末 150 毫克,加入马钱子总生物碱,混匀后取适量药末填于脐部,外用胶布固定,2～5 天换药 1 次。适用于风痰型面神经麻痹。

4. 天麻、防风、白芷、荆芥穗、羌活、辛夷、细辛、全蝎、白附子各等量。上药共研细末,装瓶密封。取药末 10～15 克填塞脐部,胶布固定,每日换药 1 次。适用于风痰型面神经麻痹。

五十二、三叉神经痛

三叉神经痛有时也被称为"脸痛",是一种在面部三叉神经分布区内反复发作的阵发性剧烈神经痛,三叉神经痛是神经科常见病之一,也是国际公认的疑难杂症之一。多数三叉神经痛于 40 岁起病,多发生于中老年人,女性尤多,其发病右侧多于左侧。该病的特点是,在头面部三叉神经分布区域内,发生骤发骤停的闪电样、刀割样、烧灼样、顽固性、难以忍受的剧烈性疼痛。说话、刷牙或微风拂面时都会导致阵痛,三叉神经痛患者常因此不敢擦脸、进食,甚至连口水也不敢下咽,从而影响正常的生活和工作。有人称此痛为"天下第一痛"。三叉神经痛可分为原发性三叉神经痛和继发性三叉神经痛两大类,其中原发性三叉神经痛较常见。原发性三叉神经痛是指找不到确切病因的三叉神经痛。可能是由于供血的血管硬化并压迫神经造成,也可能是因为脑膜增厚、神经通过的骨孔狭窄造成压迫引起疼痛。继发性三叉神经痛是指由于肿瘤压迫、炎症、血管畸形引起的三叉神经痛。此型有别于原发性的特点,疼痛常呈持续性,并可查出三叉神经邻近结构的病变体征。本病相当中医学的"头痛、偏头痛、面痛"范畴。

【外治方】

1. 防风 12 克,羌活 12 克,白僵蚕 10 克,川芎 12 克,当归 12 克。上药加水适量煎汤,去渣,熏洗面部,每日 2～3 次,每次 20 分钟,10 天为 1 个疗程。适用于三叉神经痛、面神经炎后期引起的面部肌肉抽搐。

2. 全蝎 21 个,地龙 6 条,木香 9 克,蝼蛄 3 个,五倍子 15 克,生半夏 30 克,生南星 30 克,白附子 30 克,面粉适量。以上前 8 味共研细末,每次取药末适量,加入 1/2 量的面粉,用白酒调和成 2 个药饼,贴敷于太阳穴,每日 1 次,每次 20～30 分钟,7 天为 1 个疗程。适用于风痰型三叉神经痛。

3. 艾叶 150 克,鸡蛋 1 个,银屑适量。艾叶捣烂加水少许,入瓷碗内煮沸,加蛋清和银屑,搅匀,趁热熨患处,每日 2 次,每次 30 分钟,连续用至疼痛消失。治疗期间忌烟酒,避风寒。适用于风寒型三叉神经痛。

4. 全蝎 20 个,地龙 5 条,路路通 10 克,细辛 5 克,生半夏 50 克,生南星 50 克,白附子 50 克,面粉适量。以上前 7 味共研细末,每次取药末适量,加入 1/2 量的面粉,用白酒调和成 2 个药饼,贴敷于太阳穴,每日 1 次,每次 20～30 分钟,7 天为 1 个疗程。适用于风痰型三叉神经痛。

5. 马钱子 30 克,乳香 15 克,没药 15 克,川草乌 15 克,香油、清凉油各适量。以上前 4 味共研细末,用香油、清凉油调成糊状,贴敷于太阳、下关、颊车穴或阿是穴,每日贴敷 1~2 穴,隔天换药 1 次。适用于风痰型三叉神经痛。

五十三、肋间神经痛

肋间神经痛是患者的主观症状。肋间神经由胸脊髓向两侧发出经肋间到胸前壁,支配相应胸椎旁背部和胸壁的肌肉的分支及沿肋间走行的感觉分支。因此,肋间神经痛是从胸背部沿肋间向斜前下至胸腹前壁中线带状区疼痛。胸椎椎间盘退变性突出、关节囊和韧带增厚和骨化常导致神经通道狭窄变形,可引起肋间神经炎症,产生疼痛。同样累及肋间神经的病变还有胸椎结核、胸椎骨折或脱位、脊椎或脊髓肿瘤、强直性脊柱炎,以及肋骨、纵隔、胸膜病变。带状疱疹性肋间神经痛常疼痛剧烈。

【外治方】

1. 烤烟叶 10 克,醋 250 毫升。将醋煮沸,然后加入烤烟叶再煮约 10 分钟,用毛巾、消毒纱布等浸湿洗擦患处。适用于各种肋间神经痛。

2. 谷粒 50 克,醋 250 毫升。将醋煮沸,然后放入谷粒,再煮约 10 分钟,用毛巾、消毒纱布等浸湿洗擦患处。适用于各种肋间神经痛。

五十四、坐骨神经痛

坐骨神经痛是指组成坐骨神经的神经根、神经丛或神经干受多种病因影响,引起坐骨神经通路及其分布区疼痛的一种疾病。

常见病因有外伤、坐骨神经炎、梨状肌损伤、腰椎间盘突出、椎管狭窄等。坐骨神经起源于腰,沿盆腔、臀部、股后侧、腘窝、小腿后外侧至足底。当坐骨神经附近组织发生病变、损伤等,均可引起坐骨神经疼痛。其主要表现为腰部和下肢疼痛,多限于一侧,疼痛为间歇性或持续性,夜间较白天重。中医学认为,本病相当于中医学"痹证"的范畴,多因风寒湿邪侵袭,阻滞经络所致。

【外治方】

1. 水蓼 500 克。水蓼加水煎煮至沸数分钟,连同药渣一同倒入坛子内。坛口对准痛处熏,药液温度降低时可再加温,每日 1 次,7 天为 1 个疗程。适用于各种坐骨神经痛。

2. 乌头 20 克,木瓜 25 克,干姜 60 克,干辣椒 30 克。4 味药加水 2 000 毫升煎煮 30～40 分钟,趁热先熏患处,待温后再用消毒纱布蘸药液热敷患处,反复 2～3 次,每日熏敷 2 次,7 天为 1 个疗程。适用于寒痹型坐骨神经痛。

3. 当归 20 克,川芎 60 克,牛膝 60 克,红花 30 克,紫苏木 100 克,川续断 100 克,狗脊 100 克,防风 100 克,独活 100 克,羌活 100 克,乌蛇 60 克,鸡血藤 150 克,制乳香 20 克,制没药 20 克,血竭 60 克,儿茶 60 克。上药加水煎煮,去渣,待药液温度 40℃～50℃时洗浴全身,每日 1 次,每次 40 分钟,连续 15～30 天可见效。适用于风、寒、湿邪所引起的坐骨神经痛。

4. 生乌头 25 克,醋适量。将生乌头加醋调成糊,入砂锅内熬至酱色,摊于布上,贴于疼痛部位,每日换药 1 次。适用于风寒所致坐骨神经痛。

五十五、关节疼痛

关节疼痛主要是由于关节炎或关节病引起。关节疼痛牵涉范围非常广泛并且种类繁多,因此关节疼痛的鉴别诊断至关重要。

造成关节疼痛的原因很多,根据年龄、性别、发作部位、症状特征,一般可以归纳为软组织性、软骨性、骨性和炎症性等原因。任何原因导致的关节炎,如能及时就医,对症治疗,一般都能治愈或缓解。关节痛在中医病症中属于肢节肿痛、痹证、痛风等范畴。

【外治方】

1. 生川乌 15 克,生草乌 15 克,生马钱子 10 克,酒白芍 20克,透骨草 15 克,细辛 10 克,莪术 15 克,制乳香 15 克,制没药 15克,制南星 12 克,威灵仙 15 克,桑寄生 15 克,淫羊藿 10 克,皂角刺 15 克。上药共研为粗末,装入布袋,加适量清水浸泡 1 小时,文火煎 50 分钟,取汁。将患部浸泡在药浴液中,要略加活动,再用药渣袋趁热外熨患处,每日 1～2 次,每剂可连用 2 天,7～10 天为 1个疗程。适用于风湿性关节炎、类风湿关节炎、坐骨神经痛、骨质增生性疾病、结节性血栓闭塞性脉管炎等。

2. 鲜八角枫叶 30 克,香樟树叶 30 克,紫苏 30 克,水芹菜 30克,薄荷叶 18 克。上药加水适量,煎汤,熏洗患处。适用于风湿性关节炎伴有关节游走性疼痛、局部畏风之行痹。

3. 豨莶草 30 克,刺五加 15 克,石菖蒲 15 克,石楠藤 15 克,皂角刺 15 克。上药加水适量,煎汤,温洗患部,每日 2 次。适用于风湿性关节炎伴下肢肿胀。

4. 生乌头 30 克,木鳖子(去壳)30 克,白芥子 30 克,鳖甲 30克,生杏仁 40。上药共研为粗末,加水 3 000 毫升,煎数沸去渣,淋洗患处,冷后再加热复淋。适用于风湿性关节疼痛者。

5. 宣木瓜 25 克,乌头 20 克,干姜 60 克,辣椒 30 克。4 味药加水 2 000 毫升,煎煮 30～40 分钟,取药液倒入盆中。用毛巾蘸药液反复擦洗患处,然后将毛巾蘸药液热敷患处,每日早晚各 1次,每剂药可用 2 天。适用于风湿性关节疼痛者。

6. 宣木瓜 30 克,防风 9 克,炒赤芍 9 克,牡丹皮 6 克,川黄柏9 克,地肤子 12 克,川椒 6 克,连翘 12 克。上药加水煎煮至透,去渣,温洗患部。适用于热甚所致风湿性关节炎。

7. 黄柏 3 克,石膏粉 1 克,30％樟脑酒精适量。将黄柏研为细末,与石膏粉混匀,用 30％樟脑酒精调为糊状,洗净患处,将药糊敷上,外用塑料布覆盖,再用胶布固定,每日换药 1 次。适用于风湿性关节炎及关节挫伤之初期。

8. 鲜韭菜 250 克,白酒 30 毫升,食盐 3 克。将鲜韭菜洗净,切碎,放入食盐拌匀,再捣烂成泥。将药糊敷于患处,并用消毒纱布包好并固定,再将白酒分次倒在纱布上,以保持纱布湿润为度,3～4 小时后去掉纱布和韭菜泥,次日再敷 1 次。适用于风湿性关节炎及足部软组织损伤。

9. 生草乌 20 克,生川乌 20 克,生南星 20 克,肉桂 10 克,细辛 10 克,樟脑 5 克,冰片 5 克。以上前 5 味共研细末,再与研细的樟脑、冰片和匀,做成护膝或护肘。用护膝或护肘日夜护住患者膝部、肘部,或每日使用 8 小时以上,至病愈为止。适用于风湿性关节炎、类风湿关节炎、外伤性关节炎、关节周围组织炎、肱骨外上髁炎、膝半月板损伤等多种膝关节、肘关节病症。

10. 草乌 20 克,防风 20 克,细辛 20 克,陈艾 20 克。前 3 味共研细末,再将陈艾捣成绒,和匀,做成护膝,日夜护住患者膝部,病愈为止。适用于风寒膝关节疼痛。

五十六、腰腿疼痛

腰腿疼痛是脊柱脊髓内外科门诊常见病症。腰部疼痛主要包括劳损性疼痛(软组织疼痛),间盘源性疼痛,风湿性疾病。腿部疼痛主要包括腰椎间盘突出症,关节炎,血管性疾病,风湿性疾病。根据起病急缓大致可分为急性腰腿痛和慢性腰腿痛。急性腰腿痛的疼痛突然发生,多较剧烈。慢性腰腿痛的疼痛持续发生,多是程度较轻或时重时轻。根据疼痛的性质分为钝痛、酸痛、胀痛、麻痛、放射痛、牵涉痛、扩散痛、关联痛、持续性痛、间歇性痛、阵发性痛等。腰腿疼痛一般多发生在早晨或者突然发生。自觉腰部疼痛难忍，并随腰部活动而加剧，平卧后可减轻，压痛点较固定、明确，也可向大腿部放射。严重者多卧床不起，站立时不能直腰，腰弯向一侧，走路跛行，在床上不能翻身，然而如果侧卧屈膝屈胯等一些姿势可以减轻疼痛的发生。人们在平常的生活中，会经常碰到狂风暴雨的侵袭，都可导致腰腿痛疾病的发生。为此，在生活的起居、工作学习的环境中要保持干燥，要特别注意在淋雨后及时更换衣服，剧烈活动和出汗后不要立即冲冷水澡，这些都可以起到预防和治疗腰腿痛的双重作用。

【外治方】

1. 酒当归尾 10 克，炒赤芍 6 克，牡丹皮 6 克，防风 6 克，汉防己 10 克，秦艽 6 克，木瓜 6 克。上药加水煎煮至透，去渣，温洗患处。适用于风盛血瘀所致腰腿疼痛。

2. 生附子 30 克，白酒适量。将生附子研为细末，加入白酒调成糊状，贴敷于双侧足心涌泉穴。适用于急性腰扭伤引起的腰腿痛。

3. 宣木瓜 10 克，炒杜仲 10 克，牛膝 10 克，秦艽 10 克，汉防己 10 克，钩藤 6 克，生茅术 10 克，桑枝 12 克，白酒 30 毫升。前 8味加水煎煮至透，去渣后兑入白酒。温洗患处。适用于风盛血瘀所致腰腿疼痛。

4. 当归 60 克，羌活 60 克，乳香 60 克，没药 60 克。4 味药共研粗末，分装入 2 个布袋，上锅蒸约 10 分钟，洒上黄酒适量。趁热熨敷于患处，每日 3 次。适用于急性腰扭伤引起的腰腿痛。

5. 牛膝 15 克，威灵仙 15 克，川续断 15 克，麻黄 15 克，桂枝 15 克，当归 12 克，红花 12 克，川乌 12 克，草乌 12 克，木鳖子 12克，川芎 12 克，乳香 12 克，没药 12 克。上药加水煎煮，去渣，熏洗患处为主，另可配合使用内服药物治疗。适用于膝关节风湿痛。

6. 木瓜 60 克，栀子 30 克，大黄 150 克，黄柏 30 克，蒲公英 60 克，土鳖虫 30 克，乳香 30 克，没药 30 克，凡士林适量。以上前 8 味共研细末，再用凡士林调成膏状，敷于患处，每日 1 次，连用 3～5 次为 1 个疗程。适用于各种腰腿痛及膝关节扭伤。

7. 茴香 20 克，丁香 10 克，红花 12 克，白酒适量。前 3 味共研细末，加入白酒调成糊状，贴敷于患处。适用于急性腰扭伤引起的腰腿痛。

8. 姜黄 3 克，大黄 8 克，栀子 12 克，冰片 3 克，葱白 60 克，白酒适量。以上前 4 味共研细末，加入葱白捣烂，调入白酒，贴敷于患处。适用于急性腰扭伤引起的腰腿痛。

9. 独活 6 克，秦艽 10 克，防己 10 克，木瓜 10 克，赤芍 10 克，牡丹皮 6 克，桑枝 10 克，木香（研）3 克。上药加水煎煮至透，去渣，温洗患处。适用于腰胯筋骨酸痛。

10. 生川乌 15 克，食盐少量。共捣烂成膏状，将药膏涂敷于肾俞、腰眼穴，外用消毒纱布覆盖，再用胶布固定，每日用药 1 次。适用于腰肌劳损和其他原因引起的腰腿痛。

11. 草乌头 30 克，当归 30 克，地龙 30 克，木鳖子 30 克，椒目 30 克，葱 30 克，荆芥 30 克。上药加水煎煮，去渣，熏洗患肢，每日 1～2 次。适用于下肢软弱无力、行走困难，或受风寒疼痛麻木。

12. 大黄 6 克，葱白 30 克。一同捣烂，炒热，热敷患处。适用于腰肌劳损之腰腿痛。

13. 宣木瓜 12 克，橘络 10 克，全当归 12 克，赤芍 10 克，乳香 10 克，没药 6 克，红花 6 克，防风 10 克，透骨草 10 克，白酒 120 毫升。以上前 9 味加水煎煮，去渣后兑入白酒，洗擦患处。适用于风湿性痹痛，腰腿为甚者。

14. 鲜威灵仙 500 克，甘草 60 克，松树针 60 克。3 味药加水适量，煎汤，去渣，熏洗双足，每日 1 次，每次 60 分钟。适用于下肢冷痛，不能行走。

15. 肉桂 5 克,川芎 10 克,乳香 10 克,川椒 10 克,樟脑 1 克。共研细末,装瓶。临用时取药末适量,用白酒炒热,热敷肾俞、命门穴,外用消毒纱布覆盖,并用胶布固定,每 2 天换药 1 次。适用于寒湿腰痛、肾虚腰痛、瘀血腰痛等。

16. 马钱子 6 克,骨碎补 20 克,生南星 10 克,三七 20 克,威灵仙 12 克,羌活 10 克,独活 10 克,乳香 12 克,桃仁 12 克,红花 6 克,大黄 10 克。上药共研细末,调和凡士林成膏状,敷于腰部,每日换药 1～2 次。适用于扭伤引起的腰腿痛。

五十七、肩周炎

肩关节周围炎简称肩周炎,是肩关节周围软组织的无菌性炎症。50 岁左右多见,女性多于男性。常因肩周软组织的退行性变,感受风寒湿邪及提重物伤筋脉;或因动作过度,或内分泌功能紊乱导致本病。主要表现为肩部周围疼痛,或牵涉上臂及前臂,无固定痛点,夜间疼痛加重以致夜不能眠,或从熟睡中痛醒,活动时疼痛加重。病程较长者,可出现肩部肌肉萎缩,肩部僵硬。本病相当于中医学"漏肩风""五十肩"的范畴。多因贪凉,风寒湿邪乘虚侵袭,阻滞经络所致。

【外治方】

1. 川乌 15 克,桂枝 15 克,防风 15 克,麻黄 15 克,赤芍 15 克,艾叶 15 克,五加皮 15 克,威灵仙 15 克,木通 15 克,细辛 10 克,葱、姜各适量。上药加水 2 000 毫升,煎沸 15 分钟,离火,不用过滤。趁热熏患部,待温度 40℃时用毛巾蘸药液擦洗。每次熏洗 15～20 分钟,每日 1～2 次,每剂药可洗 4～5 次。适用于肩周炎,症见局部酸胀疼痛、功能障碍等。

2. 姜黄 15 克,羌活 15 克,独活 15 克,桂枝 15 克,秦艽 15 克,当归 15 克,海风藤 15 克,桑枝 15 克,乳香 9 克,木香 9 克,川芎 9

克。上药加水煎取药液 2 次,放入盆中,放入毛巾 2 块。将浸满药液的热毛巾稍稍拧干,热敷疼痛点,范围逐渐扩大至整个肩关节周围。毛巾凉则即换,交替使用。每次热敷时间不少于 30 分钟,每日 1 次。适用于各种肩周炎。

3. 天南星 20 克,生川乌 20 克,生草乌 20 克,羌活 20 克,苍术 20 克,姜黄 20 克,生半夏 20 克,白附子 15 克,白芷 15 克,乳香 15 克,没药 15 克,红花 10 克,细辛 10 克,食醋、蜂蜜、白酒、葱白、鲜生姜各适量,白胡椒 30 粒。以上前 13 味共研细末,加入食醋、蜂蜜、白酒、葱白和鲜生姜一同捣烂,白胡椒研碎,与药糊一同入锅炒热,装入布袋,热敷于患处,每次 30 分钟,每日 2 次,连用 5～7 天为 1 个疗程。适用于各种肩周炎。

4. 葱白 30 克,食醋少许。将葱白捣烂如泥,加入食醋调匀成糊状,敷于患处。适用于各种肩周炎。

5. 生草乌 10 克,生川乌 10 克,乌附片 10 克,生南星 10 克,干姜 10 克,樟脑 15 克,细辛 8 克,丁香 8 克,肉桂 6 克,吴茱萸 6 克,蜂蜜适量。以上前 10 味共研细末,炼蜜为丸,每丸重 4 克。根据疼痛面积大小取药丸适量,用酒精调成糊状;再用酒精棉球擦洗患部至发热,然后将药糊平摊于消毒纱布上,贴敷患处,外用胶布固定,隔天换药 1 次,连用 7 次为 1 个疗程。适用于风寒性肩周炎。

6. 生川乌 90 克,生草乌 90 克,樟脑 90 克,食醋适量。前 3 味共研细末,每次取药末适量,加入食醋调成糊状,均匀地敷于压痛点,敷药层厚 0.5 厘米,外用消毒纱布包裹,再用热水袋热敷 30 分钟,每日 1 次,连用 5～7 天为 1 个疗程。适用于风寒性肩周炎。

五十八、血小板减少性紫癜

血小板减少性紫癜是一种以血小板减少为特征的出血性疾

病,主要表现为皮肤及脏器的出血性倾向,以及血小板显著减少,可分为特发性血小板减少性紫癜、继发性血小板减少性紫癜和血栓性血小板减少性紫癜。其中,特发性血小板减少性紫癜发病原因不明确,可能与病毒感染密切相关,包括疱疹病毒、EB病毒、巨细胞病毒、细小病毒B19、麻疹病毒、流行性腮腺炎病毒、风疹病毒及肝炎病毒等。

【外治方】

1. 仙鹤草50克,墨旱莲40克,苋菜100克。将3味药洗净,切碎,同入锅中,加水适量,煎煮30分钟,去渣取汁。药汁与3 000毫升温开水同倾入泡足桶中,浸泡双足,每天1～2次,每次20分钟,药浴温度不宜过高,保持在30℃～40℃为宜。15天为1个疗程。适用于热盛迫血型血小板减少性紫癜。

2. 生地黄20克,牡丹皮15克,鲜藕节100克。将3味药洗净,切碎,同入锅中,加水适量,煎煮30分钟,去渣取汁。药汁与3 000毫升温开水同入泡足桶中,浸泡双足,每天1～2次,每次20分钟,药浴温度不宜过高,保持在30℃～40℃为宜。15天为1个疗程。适用于热盛迫血型血小板减少性紫癜。

3. 白茅根100克,马兰头80克,鲜小蓟60克。将3味药洗净,切碎,同入锅中,加水适量,煎煮30分钟,去渣取汁。药汁与3 000毫升温开水同倾入泡足桶中,浸泡双足,每天1～2次,每次20分钟,药浴温度不宜过高,保持在30℃～40℃为宜。15天为1个疗程。适用于热盛迫血型血小板减少性紫癜。

4. 土大黄100克,藕节150克,紫珠草30克。将以上3味药洗净,切碎,同入锅中,加水适量,煎煮30分钟,去渣取汁。药汁与3 000毫升温开水同倾入泡足桶中,浸泡双足,每天1～2次,每次20分钟,药浴温度不宜过高,保持在30℃～40℃为宜。15天为1个疗程。适用于热盛迫血型血小板减少性紫癜。

五十九、甲状腺功能亢进

甲状腺功能亢进,简称甲亢,是由多种原因引起的甲状腺激素分泌过多所致的一组常见内分泌疾病。主要临床表现为:多食、消瘦、怕热、多汗、心悸、激动等高代谢症候群,神经和血管兴奋性增强,以及不同程度的甲状腺肿大和突眼、手颤、颈部血管杂音等为特征,严重的可出现甲状腺功能亢进危象、昏迷,甚至危及生命。按其病因不同可分为多种类型,其中最常见的是弥漫性甲状腺肿伴甲亢,约占全部甲亢病人的90%,男女均可发病,但以中青年女性多见。原发性甲状腺功能亢进最为常见,是一种自体免疫性疾病;继发性甲状腺功能亢进较少见,由结节性甲状腺肿转变而来。甲状腺功能亢进是一种较难治愈的疑难杂症,虽不是顽症,但是由于甲状腺激素分泌过多而引起的高代谢疾病。目前我国女性人群患病率达2%,且有逐年增高的趋势。由于人们对预防的认识不足,往往忽视医治,使原有甲状腺功能亢进症状突然加重达到危及生命的一种状态,主要表现为高热、大汗、极度心动过速、呕吐、腹泻、烦躁不安,重者昏迷,如不及时抢救,可导致死亡。临床还有一种甲亢很容易被误诊误治就是桥本甲状腺功能亢进,桥本病发病初期往往有甲状腺功能亢进症状的表现,在疾病没有完全确诊时,单纯按甲状腺功能亢进疾病治疗就会使原发疾病被忽略。

【外治方】

1. 土茯苓30克,栀子15克,柴胡10克,川芎15克。将4味药入锅,加水适量,煎煮30分钟,去渣取汁,与40℃左右的温水同入泡足桶中,双足泡30分钟。15天为1个疗程。适用于各种甲状腺功能亢进。

2. 黄药子30克,牡丹皮15克,归尾10克,夏枯草30克。将4味药入锅,加水适量,煎煮30分钟,去渣取汁,与40℃左右的温水同入泡足桶中，双足泡 30 分钟。15 天为 1 个疗程。适用于各种甲状腺功能亢进。

3. 夏枯草 60 克，海藻 50 克，生地黄 20 克，赤芍 30 克。将 4 味入锅中，加水适量，煎煮 30 分钟，去渣取汁，与 3 000 毫升 50℃左右的温水同入泡足桶中，泡足 30 分钟，每晚 1 次。10 天为 1 个疗程。适用于各种甲状腺功能亢进。

4. 黄药子 40 克，玄参 30 克，牡蛎 50 克，栀子 20 克。将 4 味同入锅中，加水适量，煎煮 30 分钟，去渣取汁，与 3 000 毫升 50℃左右的温水同入泡足桶中，泡足 30 分钟，每晚 1 次。10 天为 1 个疗程。适用于各种甲状腺功能亢进。

六十、帕金森病

帕金森病又称震颤麻痹，是中老年人最常见的中枢神经系统变性疾病。主要是因位于中脑部位"黑质"中的细胞发生病理性改变后，多巴胺的合成减少，抑制乙酰胆碱的功能降低，则乙酰胆碱的兴奋作用相对增强。两者失衡的结果便出现了"震颤麻痹"。震颤是指头及四肢颤动、振摇，麻痹是指肢体某一部分或全部肢体不能自主运动。其得名是因为一个名为帕金森的英国医生首先描述了这些症状，包括运动障碍、震颤和肌肉僵直。一般在 50～65 岁开始发病，发病率随年龄增长而逐渐增加。目前资料显示，帕金森病发病人群中男性稍高于女性，迄今为止对本病的治疗均为对症治疗，尚无根治方法可以使变性的神经细胞恢复。致病原因目前尚不清楚，可能与农业及工业毒素有关。其病理为黑质致密区中含黑色素的神经元严重缺失。

【外治方】

1. 当归 15 克，赤芍、白芍各 20 克，怀牛膝 30 克。将 4 味中药入锅，加水适量，煎煮 30 分钟，去渣取汁，与 3 000 毫升开水同入泡足桶中,先熏洗后泡足,每晚 1 次,每次 30 分钟。15 天为 1 个疗程。适用于各种帕金森病。

2. 补骨脂 20 克,淫羊藿 30 克,鸡血藤 40 克。将 3 味入锅,加水适量,煎煮 30 分钟,去渣取汁,与 3 000 毫升开水同入泡足桶中,先熏洗后泡足,每晚 1 次,每次 30 分钟。15 天为 1 个疗程。适用于各种帕金森病。

3. 熟地黄 30 克,钩藤 20 克,干地龙 15 克。将 3 味入锅,加水适量,煎煮 30 分钟,去渣取汁,与 3 000 毫升开水同入泡足桶中,先熏洗后泡足,每晚 1 次,每次 30 分钟。15 天为 1 个疗程。适用于各种帕金森病。

六十一、痛 风

痛风是尿酸盐结晶沉积引起的病变,可累及足部,最常累及第一跖趾关节,造成急性炎症反应性滑膜炎。痛风是嘌呤代谢异常致使尿酸合成增加而导致的代谢性疾病。肾功能异常时由于肾脏的尿酸清除率下降也会引起尿酸水平上升。血浆中的尿酸达到饱和,导致尿酸单钠结晶沉积在远端关节周围相对缺乏血管的组织中。这种结晶的出现可导致单关节或者多关节的急性炎性滑膜炎。痛风在男性中较为多见,拇趾是最常见的受累区域,50%～70%初次发病发生于此。90%的痛风患者在其一生中的某个时期会发生第一跖趾关节受累,其他可能受累的足部区域有足背部、足跟及踝部。除了累及关节之外,尿酸结晶还可以沉积在皮下,被称作痛风结节。

【外治方】

1. 当归 15 克,川芎 20 克,制乳香 10 克,制没药 10 克,川牛膝 20 克。将上药入锅,加水煎煮 2 次,每次 30 分钟,合并滤液,与开水同入泡足桶中,先熏蒸后泡足,每天 2 次,每次 45 分钟。15

天为 1 个疗程。适用于血瘀型痛风。

2. 金银花藤 25 克,鸡血藤 30 克,独活 15 克,紫苏木 20 克,乌梢蛇 15 克,白酒 30 毫升。将上药前 5 味入锅,加水煎煮 2 次,每次 30 分钟,合并滤汁,与开水及白酒同入泡足桶中,先熏蒸后泡足,每天 2 次,每次 45 分钟。15 天为 1 个疗程。适用于血瘀型痛风。

3. 樟木屑 60 克,柳树枝 100 克,白酒 50 毫升。将柳树枝切碎,与樟木屑同入锅中,加水煎煮 30 分钟,去渣取汁,与开水及白酒同入泡足桶中,先熏蒸后泡足,每天 1 剂,每次 45 分钟。15 天为 1 个疗程。适用于风寒型痛风。

4. 生大黄 20 克,艾叶 60 克,王不留行 15 克,木瓜 20 克,伸筋草 30 克,白芷 15 克。将上药入锅,加水煎煮 2 次,每次 30 分钟,合并滤液,与开水同入泡足桶中,先熏蒸后泡足,每天 1 剂,每次 45 分钟。15 天为 1 个疗程。适用于血热夹瘀型痛风。

5. 天麻 15 克,红花 10 克,川牛膝 30 克,豨莶草 50 克。将 4 味药入锅,加水煎煮 2 次,每次 30 分钟,合并滤液,与开水同入泡足桶中,先熏蒸后泡足,每天 1 剂,每次 45 分钟。15 天为 1 个疗程。

6. 忍冬藤 40 克,丹参 30 克,桂枝 15 克,苦参 20 克,五倍子 15 克,乳香 10 克。将上药入锅,加水煎煮 2 次,每次 30 分钟,合并滤液,与开水同入泡足桶中,先熏蒸后泡足,每天 1 剂,每次 45 分钟。15 天为 1 个疗程。适用于血热夹瘀型痛风。

7. 土茯苓 50 克,川芎 30 克,金银花藤 30 克,威灵仙 50 克。将上药入锅,加水煎煮 2 次,每次 30 分钟,合并滤液,与开水同入泡足桶中,先熏蒸后泡足,每天 1 剂,每次 45 分钟。15 天为 1 个疗程。适用于血热夹瘀型痛风。

8. 乌梢蛇 20 克,白花蛇 15 克,延胡索 30 克,川芎 20 克,桃仁 30 克,白芷 15 克。将上药入锅,加水煎煮 2 次,每次 30 分钟,合并滤液,与开水一同倒入泡足桶中,先熏蒸后泡足,每天1剂,每次45分钟。15天为1个疗程。适用于血热夹瘀型痛风。

六十二、糖 尿 病

糖尿病是由遗传因素、免疫功能紊乱、微生物感染及其毒素、自由基毒素、精神因素等,作用于机体导致胰岛功能减退而引发的糖、蛋白质、脂肪、水和电解质等一系列代谢紊乱综合征。临床上以高血糖为主要特点,典型病例可出现多尿、多饮、多食、消瘦等表现,即"三多一少"症状。糖尿病分1型糖尿病和2型糖尿病。在糖尿病患者中,2型糖尿病所占的比例约为95%。其中,1型糖尿病多发生于青少年,因胰岛素分泌缺乏,必须依赖外源性胰岛素补充以维持生命;2型糖尿病多见于中老年人,其胰岛素的分泌量并不低,甚至还偏高,临床表现为机体对胰岛素不够敏感,即胰岛素抵抗。糖尿病可导致感染、心脏病变、脑血管病变、肾衰竭、双目失明、下肢坏疽等而成为致死致残的主要原因。糖尿病高渗综合征是糖尿病的严重急性并发症,初始阶段可表现为多尿、多饮、倦怠乏力、反应迟钝等,随着机体失水量的增加病情急剧发展,出现嗜睡、定向障碍、癫痫样抽搐、偏瘫等类似脑卒中的症状,甚至昏迷。

【外治方】

1. 透骨草30克,络石藤50克,生地黄50克,当归30克,羌活50克,威灵仙30克,豨莶草50克,红花25克,天花粉50克。上药加水煎煮,去渣,温洗患处。适用于糖尿病并发末梢神经炎。

2. 川桂枝50克,生附片50克,紫丹参100克,忍冬藤100克,生黄芪100克,乳香24克,没药24克。上药放入锅内,加水5000毫升,用文火煮沸后再煎20分钟,去渣将药液倾入盆内。待温度降至50℃左右时,将患足放入药液内浸泡,药液可浸至膝部,每次浸泡30分钟,每晚浸泡1次,每剂药可用5天,每次浸泡前均应将药液和药渣一同放入锅内煮沸。适用于糖尿病性趾端坏死。

3. 新鲜柚子皮 200 克(干品 100 克),玉米须 100 克。将 2 味药洗净后切碎,同入锅中,加水适量,煎煮 30 分钟,去渣取汁,与 3 000 毫升开水同入泡足桶中,先熏蒸后泡足,每晚 1 次,每次 30 分钟。15 天为 1 个疗程。适用于各型糖尿病。

4. 番薯叶 200 克,冬瓜皮 150 克,地骨皮 30 克。将 3 味洗净后切碎,同入锅中,加水适量,煎煮 30 分钟,去渣取汁,与 3 000 毫升开水同入泡足桶中,先熏蒸后泡足,每晚 1 次,每次 30 分钟。15 天为 1 个疗程。适用于各型糖尿病。

5. 苦瓜 200 克(干品 100 克),罗汉果皮 60 克。将 2 味药洗净后切碎,同入锅中,加水适量,煎煮 30 分钟,去渣取汁,与 3 000 毫升开水同入泡足桶中,先熏蒸后泡足,每晚 1 次,每次 30 分钟。15 天为 1 个疗程。适用于各型糖尿病。

6. 天冬 20 克,麦冬 15 克,魔芋粉 10 克。将天冬、麦冬同入锅中,加水适量,煎煮 30 分钟,去渣取汁,与 3 000 毫升开水同入泡足桶中,再加入魔芋粉,搅匀后,先熏蒸后泡足,每晚 1 次,每次 30 分钟。15 天为 1 个疗程。适用于各型糖尿病。

六十三、肥　胖

肥胖是指人体脂肪积聚过多,当进食热能超过消耗量时,多余的物质便转化为脂肪储存于各组织及皮下,一般超过理想体重 10% 称为超重,超过 20% 则称为肥胖。从生理的角度来讲,人体能量的摄入和能量的消耗保持着一定的平衡,能量的摄入增加或消耗减少会导致能量代谢不正常而造成肥胖。能量消耗可分为静息时的能量消耗和活动时的能量消耗,静息时的能量消耗约占热量的 50%~70%。活动时的能量消耗对减肥起着重要作用,静息时能量消耗的减少在肥胖的产生中有着举足轻重的作用。调查发现,有些肥胖者并不比一般人吃得多,有时甚至比一般人吃得少,尽管也参加一些运动,但体重仍不见减少,这是由于肥胖者的能量消耗低,就是说他们摄取的营养很少以热能的形式消耗掉,而是更多地把营养转化成能量贮存起来。

【外治方】

1. 冬瓜皮 500 克,茯苓 300 克,木瓜 100 克。3 味药加水煎汤,去渣。温热后全身洗浴,每日 1 次,20～30 天为 1 个疗程。适用于各种单纯性肥胖症。

2. 鲜荷叶 250 克(干品 150 克),泽泻 30 克,橘皮 20 克。将 3 味药切碎同入锅中,加水适量,煎煮 30 分钟,去渣取汁,与 3 000 毫升开水同入泡足桶中,先熏蒸后泡足,每次 30 分钟,每晚 1 次。20 天为 1 个疗程。适用于各种单纯性肥胖症。

3. 陈葫芦 100 克,生山楂 30 克,玉米须 60 克。将 3 味药切碎同入锅中,加水适量,煎煮 30 分钟,去渣取汁,与 3 000 毫升开水同入泡足桶中,先熏蒸后泡足,每次 30 分钟,每晚 1 次。20 天为 1 个疗程。适用于各种单纯性肥胖症。

4. 泽泻 30 克,粗制乌龙茶 10 克,决明子 30 克。将 3 味切碎同入锅中,加水适量,煎煮 30 分钟,去渣取汁,与 3 000 毫升开水同入泡足桶中,先熏蒸后泡足,每次 30 分钟,每晚 1 次。20 天为 1 个疗程。适用于各种单纯性肥胖症。

5. 苍术 30 克,萝卜子 40 克,陈皮 20 克。将 3 味切碎同入锅中,加水适量,煎煮 30 分钟,去渣取汁,与 3 000 毫升开水同入泡足桶中,先熏蒸后泡足,每次 30 分钟,每晚 1 次。20 天为 1 个疗程。适用于各种单纯性肥胖症。

6. 生大黄 15 克,粗制绿茶 10 克,马齿苋 30 克。将 3 味切碎同入锅中,加水适量,煎煮 30 分钟,去渣取汁,与 3 000 毫升开水同入泡足桶中,先熏蒸后泡足,每次 30 分钟,每晚 1 次。20 天为 1 个疗程。适用于各种单纯性肥胖症。

六十四、水　肿

组织间隙或体腔内过量的体液潴留称为水肿,然而通常所称的水肿乃指组织间隙内的体液增多,体腔内体液增多则称积水。水肿可表现为局部性或全身性,全身性水肿时往往同时有浆膜腔积水,如腹腔积水、胸腔积水和心包腔积水。引起水肿的原因有血浆胶体渗透压降低、毛细血管内流体静力压升高、毛细血管壁通透性增高、淋巴液回流受阻。

【外治方】

1. 赤小豆 750 克。赤小豆加水煎煮至透,取药液温洗并浸泡足膝。适用于面部水肿者。

2. 鲜浮萍 500 克。鲜浮萍加水适量,煎汤去渣,沐浴全身,注意保暖。适用于面肢水肿。

3. 紫苏 240～300 克。紫苏加水适量,煎汤去渣,沐浴全身,洗后安睡令出汗。适用于面肢水肿。

4. 当归 3 克,荆芥 15 克,防风 15 克,秦艽 10 克,连翘 15 克,金银花 15 克,川黄连 10 克,甘草 30 克。诸药加水 2 500～3 000 毫升,煎煮至 1 500 毫升,去渣,先熏后洗面部。适用于因受风寒而引起的面部水肿。

5. 樟柳 60 克,赤小豆 60 克,麻黄 30 克,葱白 60 克。4 味药加水适量,煎汤去渣,倾入浴盆中,全身洗浴 20 分钟,轻者隔日 1 次,重者每日 1 次。适用于面肢水肿。

6. 麻黄 10 克,羌活 10 克,苍术 10 克,柴胡 10 克,紫苏梗 10 克,荆芥 10 克,防风 10 克,牛蒡子 10 克,忍冬藤 15 克,柳枝 15 克,葱白 6 克。上药加水适量煎汤,去渣制成药浴液,待水温降至 40℃以下时全身沐浴,汗出为度,每日 1 次。适用于急性肾炎水肿、内分泌失调引起的水肿。

7. 黑丑 7.5 克,白丑(煅)7.5 克,牙皂(煅)7.5 克,木香 9 克,没药 9 克,乳香 9 克,琥珀 3 克,砂糖适量。上药共研细末,加水少许调成膏状,贴敷于气海穴,再用胶布固定。适用于水湿内聚型水肿。

8. 鲤鱼 1 尾,醋适量。将鲤鱼焙灰,以醋调匀。适用于脾肾内虚之轻度水肿。敷贴患部,以愈为度。

9. 鲜葎草茎叶 300 克,食盐 30 克,白酒 15 毫升。将鲜葎草茎叶洗净晾干,捣如糊状,再加入食盐同捣如膏,放入瓷罐中倒入白酒搅匀。临用时取药膏 30 克做成药饼 3 个,贴敷于囟会、水分、中极穴,然后用消毒纱布覆盖,再用胶布固定。贴 24 小时为 1 个疗程,如未愈可隔日再贴敷,一般连用 3～7 个疗程即可痊愈。适用于慢性肾炎引起的头面水肿。

10. 蓖麻仁 70 粒,石蒜 1 个。上药共捣烂,敷于足底涌泉穴,外用消毒纱布覆盖,再用胶布固定。贴 8 小时为 1 个疗程,每日 1 次,7 天为 1 个疗程。适用于急、慢性肾炎水肿。

11. 田螺 1 个,甘遂 5 克,雄黄 3 克,人工麝香 0.3 克。前 3 味混合捣融,制成小饼;人工麝香研为极细末。将人工麝香末 0.1 克放入肚脐孔中,上盖药饼,外用消毒纱布覆盖,再用胶布固定,每日换药 1 次。适用于小便不利、水肿。

12. 田螺 4 个,车前子 6 克,大蒜 5 枚。3 味药共捣烂,制成小饼,敷于脐部,外用消毒纱布覆盖,再用胶布固定,每日换药 1 次。适用于小便不利、水肿。

13. 大麦秸、小麦秸各等份。将麦秸轧碾,切成 5 厘米左右的麦秸段,装入被套。睡觉时让患者用麦秸被覆盖其身体 6 小时以上。适用于水肿,以及肾性肾炎、风湿性心脏病等引起的水肿。

14. 大麦秸、小麦秸各等份。将其切碎成 5 厘米左右的麦秸段,铺床上。患者睡觉时睡在麦秸床上,同时盖麦秸被更佳。适用于水肿,以及肾性肾炎、风湿性心脏病等引起的水肿。

15. 生蒲黄 500 克。生蒲黄撒在薄棉布上，缝严，做成长巾，系于腰脐或少腹部。适用于各种水肿。

六十五、臌 胀

臌胀是以腹胀大，皮色苍黄，脉络暴露，四肢瘦削为特征的一种病症。由于患者腹部膨胀如鼓，故名为臌胀。西医的肝硬化、腹腔内肿瘤、结核性腹膜炎等出现腹水时，可参照本证辨证论治。本病初起以气胀为主，病人虽感腹胀，但按之尚柔软，叩之如鼓，仅在转侧时有振水声；病至后期则腹水显著增多，腹部胀大绷紧，按之坚满，并可出现脐部突出，青筋暴露，脉络瘀阻等症状。一般发病初期多属肝脾失调，气滞湿阻。应根据病机，分清气滞、血瘀、湿热和水湿的偏盛，分别采用理气祛湿、行气活血、健脾利水等法，必要时亦可暂用峻剂逐水。病程日久，或素体虚弱，病机可出现脾肾阳虚或肝肾阴虚，治宜健脾温肾和滋养肝肾。本病的病理由于本虚标实，虚实交错，故治疗需注意攻补兼施，补虚不忘实，泄实不忘虚。

【外治方】

1. 火炭母草适量。火炭母草加水适量煎汤，去渣，熏洗患部。适用于臌胀。

2. 大黄 60 克，牙皂 45 克，巴豆（去壳）15 克，枳实 20 克，炒萝卜子 120 克，琥珀 30 克，沉香 15 克，生姜汁适量。以上前 7 味共研细末，再用生姜汁调和成丸，如梧桐子大小。每贴取药丸 3 个，研碎撒于 4 厘米×4 厘米的胶布中间，贴敷于神阙、中脘、关元、气海穴，每穴 1 贴，每日换药 1 次。适用于气臌、血臌、水臌。

六十六、中 暑

中暑是指因高温引起的人体体温调节功能失调,体内热量过度积蓄,从而引发神经组织受损。热射病在中暑的分级中就是重症中暑,是一种致命性疾病,病死率高。该病通常发生在夏季高温同时伴有高湿的天气。遇到高温天气,一旦出现大汗淋漓、神志恍惚时,要注意降温。如高温下发生昏迷的现象,应立即将昏迷人员转移至通风阴凉处,冷水反复擦拭皮肤,随后要持续监测体温变化,若高温持续应马上送至医院进行治疗,千万不可以为是普通中暑而小视,耽误治疗时间。

【外治方】

1. 北细辛 9 克,猪牙皂 9 克。共研细末,取药末适量用唾液调如糊状,涂敷脐部,另取药末少许直接吹入患者鼻孔内,等打喷嚏时即可苏醒。适用于中暑头昏。

2. 人丹 15 克。将人丹研成细末,用温水调成糊状,敷于脐部,然后用胶布固定。适用于感受高温闷热引起的头晕胸闷、恶心欲吐者。

3. 硫黄 15 克,硝石 15 克,明矾 8 克,雄黄 8 克,滑石 8 克。5 味药共研细末,加入面粉 50 克,用水调和成糊状,敷于神阙、气海、大椎穴,然后用消毒纱布覆盖,再用胶布固定,间隔 3 小时左右换之。适用于中暑烦躁,甚则昏厥、肌肤灼热。

4. 细辛 6 克,牙皂 6 克,樟脑 1.5 克。3 味药共研极细末,取药末少许直接吹入患者鼻孔内,如打喷嚏时即可苏醒,无效可再吹鼻 1 次。适用于中暑头昏。

5. 食盐 500 克。食盐入锅炒热,取出后用布包裹。趁热适宜时熨脐部神阙穴和腹部气海、关元等穴,冷则易之。适用于中暑神昏。

六十七、寄生虫病

　　寄生虫病,是寄生虫侵入人体而引起的疾病。因虫的种类和寄生部位不同,引起的病理变化和临床表现各异。本类疾病分布广泛,世界各地均可见到,但以贫穷落后、卫生条件差的地区为多见,热带和亚热带地区更多。非洲、亚洲的发展中国家发病较多,感染的人群主要是接触疫源较多的劳动人民及免疫力较低的儿童。

　　【外治方】

　　1. 白杨树皮 30 克,石蒜 30 克。上药共捣如糊状,敷于脐部,每日换药 1 次,连用 3 天。适用于蛔虫病腹痛。

　　2. 梧桐树皮 60 克,吴茱萸树根皮 15 克。上药共捣如糊状,敷于脐部,蛔虫由大便下,敷药时间不要超过 3 小时,以免有损中气,引起惊厥。适用于蛔虫病。

　　3. 鲜苦楝根皮 30 克,山胡椒 3 克,葱白少许,鸡蛋 2 个。前 3 味共捣烂,打入鸡蛋搅匀,油煎成饼,贴于脐部。适用于胆道蛔虫、蛔虫性肠梗阻。

　　4. 花椒 15 克,贯众 30 克,苦楝皮 30 克。3 味药加水煎煮,去渣浓缩成膏,敷于脐部。适用于虫积腹痛病症。

　　5. 川椒 30 克,乌梅 30 克。共捣烂成饼,炒热,趁热将药饼熨腹部,并敷于脐部。适用于蛔虫病腹痛。

　　6. 烟丝 1.2 克,植物油 2 克。共捣烂如泥,敷于脐部,消毒纱布覆盖,胶布固定。适用于蛔虫性肠梗阻。

　　7. 豆油适量,鸡蛋 1 个。将鸡蛋打碎,用豆油煎炒作饼状,睡觉前敷于肛门上,连用 7 天。适用于蛲虫。

　　8. 醋适量。用脱脂棉球浸入醋,于每晚睡觉前将醋棉球塞入肛门约 3 厘米处,次晨取出。连用 3~5 天。适用于蛲虫病。

9. 槟榔、醋各适量。将槟榔研为末,用醋调匀,敷于脐部。适用于肠道寄生虫病,如绦虫病、蛔虫病、姜片虫病、蛲虫病等。

10. 荜茇 9 克,生姜 30 克。共捣成泥状,摊于布上,于疟疾发作前 1 小时贴于脐部,再用胶布固定。适用于疟疾。

11. 川椒 1.5 克,雄黄 0.9 克,桂心 0.5 克,人工麝香 0.15 克。上药共研细末,于疟疾发作前 2 小时填入脐孔中,然后用消毒纱布覆盖,再用胶布固定。适用于疟疾。

12. 胡椒、雄黄各等量。共研细末,用面糊调和,做丸如梧桐子大小,朱砂为衣。每次取 1 丸填于脐中,外用膏药固定。适用于疟疾。

13. 生知母、生贝母、生半夏各等量,生姜汁少许。前 3 味共研细末。于疟疾发病前 2 小时将脐部洗净,用生姜汁涂数次,然后将药粉 0.5～1 克填入脐中,外用胶布固定。适用于温疟,症见热多寒少,或高热微寒、头痛、面赤、浑身痛、汗出不畅、烦热口渴、舌红苔黄、脉弦数等。

14. 白胡椒 10 克,花椒 10 克,生半夏 10 克,硫黄 10 克。4 味药共研细末,于疟疾发作前 4 小时取药末如黄豆大填于脐中,然后用消毒纱布覆盖,再用胶布固定。适用于疟疾。

15. 阿魏 0.6 克,常山 1 克。2 味药共研细末,于疟疾发作前 2 小时将药末填于脐内,然后用消毒纱布覆盖,再用胶布固定,24 小时后去药,一般 1 次用药即愈,不愈者可再换药 1 次。适用于疟疾。

16. 阿魏 0.6 克,明雄黄 0.6 克。上药共研细末,于疟疾发作前 2 小时将药末填于脐内,然后用消毒纱布覆盖,再用胶布固定。适用于间日疟和三日疟。

17. 阿魏 3 克,芒硝 10 克,独头蒜 1 个。将阿魏研细,再与芒硝、独头蒜共捣成稠膏,分摊在 2 张棉垫上,分贴于患者脐部和肋下痞块上,外用胶布固定。当患者口中有大蒜气味时即可去掉药膏。适用于久疟不愈、左肋下有包块、质地硬、形体消瘦、胃脘胀满、胃纳不佳、脉细涩者。

18. 巴豆(去壳)10粒,天南星5克,面粉适量。前2味共捣为糊状,加入面粉和清水适量,制成直径为2.5厘米的药饼。于疟疾发作前1小时将药饼贴敷于大椎、内关、天庭穴,外用消毒纱布覆盖,胶布固定,12小时后去药。适用于疟疾。

19. 荜茇3克,细辛3克。2味药共研细末。将药末填于脐内,然后用消毒纱布覆盖,再用胶布固定,连用2～3次。适用于疟疾。

20. 威灵仙50克,米醋500毫升。将威灵仙放入锅内,加入米醋加热,煮至米醋浓缩成膏,冷却即成。取药膏摊于棉垫或消毒纱布上,于疟疾发作前2小时贴敷在肚脐上,并用胶布固定6～12小时,每日1次,连用3～4天为1个疗程。适用于各种类型的疟疾。

六十八、自汗、盗汗

自汗、盗汗是由于阴阳失调,腠理不固而致汗液排泄异常的病症。不因天热、衣服厚、劳作及其他疾病,而白昼时时汗出者,称为自汗;寐中汗出,醒来自止者,称为盗汗。自汗、盗汗作为症状,即可单独出现,也可见于其他疾病的过程中。本病症相当于西医所说的甲状腺功能亢进、自主神经功能紊乱、风湿热、结核病、低血糖、虚脱、休克及传染病各期出现以汗出过多者。少数人由于体质因素平时即爱出汗,而无其他症状者,则不属于本范畴。自汗多由气虚不固,营卫不和;盗汗多因阴虚内热。由邪热郁蒸所致者,则属实证。益气固表、养血补心、滋阴降火,清化湿热,是治疗自汗、盗汗的主要治法,可在辨证方药的基础上酌加固涩敛汗之品,以提高疗效。

【外治方】

1. 麦冬 30 克,五味子 50 克,黄柏 30 克,艾叶 30 克。4 味药加水煎煮,去渣,在避风处洗浴全身,有条件可浸泡在浴缸中,3~4 天洗浴 1 次。适用于阴虚盗汗。

2. 生黄芪 30 克,知母 10 克,生牡蛎 30 克,麻黄根 15 克,生地黄 30 克,茯苓 20 克,黄芩 10 克。上药加适量水煎煮药液 300 毫升,去渣,趁热熏蒸涌泉、神阙穴,待药液稍凉后用消毒纱布蘸取药液擦洗肺俞、心俞及神阙穴,每次擦洗 10 分钟,每日 1 次。适用于阴虚盗汗。

3. 何首乌 20 克。何首乌研为细末,用凉开水调为糊状,敷于脐部,然后用消毒纱布覆盖,再用胶布固定,每日换药 1 次。适用于肝肾精亏,阴血不足引起的自汗、形体消瘦、神疲肢倦、舌苔少、脉沉细之症。

4. 五倍子、郁金子、蜂蜜各适量。前 2 味研为细末,加入蜂蜜调为糊状,敷于神阙穴和涌泉穴,然后用消毒纱布覆盖,再用胶布固定,每日换药 1 次,连用 7~10 天为 1 个疗程。适用于肺气不足型虚汗。

5. 五倍子 1.5 克,辰砂 0.3 克。上药焙干,研为极细粉,用温开水调成糊状,每晚敷于脐部,然后用消毒纱布覆盖,再用胶布固定,次日早晨去药。适用于盗汗。

6. 五倍子 40 克,五味子 20 克。共研细末,用时取药末 10 克,用温开水调成药饼,贴于脐部,然后用消毒纱布覆盖,再用胶布固定。连用 3~4 次有效。适用于自汗、虚汗、多汗等。

7. 黄芪 10 克,防风 6 克,白术 6 克,五倍子 8 克,煅龙骨、煅牡蛎各 10 克。上药共研细末。每次取药末 5 克填于脐中,稍加温开水,然后用消毒纱布覆盖,再用胶布固定,每日换药 1 次,5~7 天为 1 个疗程。适用于气虚自汗。

8. 黄芪 20 克,五倍子 10 克,浮小麦 10 克,防风 15 克,白术

20 克,郁金 10 克。上药共研细末,用白酒调为糊状,敷于神阙、气海、肺俞穴,然后点燃艾条灸之,每次 20～30 分钟,每日 1 次。适用于气虚自汗。

9. 黄芪 15 克,麻黄根 20 克,白术 10 克,白芷 10 克,艾叶 20 克。上药加水 600 毫升煎煮,待药汁约剩 300 毫升时去渣,取 2 块消毒纱布,叠成数层,浸于药汁中,待温度适宜时湿敷神阙、关元穴 15 分钟,然后再如法湿敷肺俞、大椎穴 15 分钟。适用于气虚自汗。

10. 五倍子 15 克,枯矾 15 克,辰砂 1.5 克,食醋适量。前 3 味研为极细粉,用食醋调成糊状,每晚敷于脐部,然后用消毒纱布覆盖,再用胶布固定,次日早晨去药。适用于盗汗。

六十九、晕动病

晕动病是汽车、轮船或飞机开动时所产生的颠簸、摇摆或旋转等任何形式的加速运动,刺激人体的前庭神经而发生的疾病。患者初时感觉上腹不适,继有恶心、面色苍白、出冷汗,旋即有眩晕、精神抑郁、唾液分泌增多和呕吐。由于运输工具不同,可分别称为晕车病、晕船病、晕机病(航空晕动病),以及宇宙晕动病。

【外治方】

1. 风油精适量,伤湿止痛膏 1 张。取风油精数滴,滴入肚脐眼内,外用伤湿止痛膏封固。于乘车乘船前使用。适用于晕车晕船。

2. 生姜 1 片,伤湿止痛膏 1 张。将生姜片敷于脐部,然后用伤湿止痛膏固定。适用于晕车晕船引起的恶心、呕吐、头痛之症。

3. 防风、半夏、丁香、肉桂各等量。4 味药共研细末。每次取药末 2 克,1 克敷于脐部,用胶布固定;另 1 克分成两份,用胶布固定于双侧耳尖上方约 1.5 厘米处的晕听区,每日 1 次,每次 6～8 小时,连用 7 天为 1 个疗程。适用于车船眩晕。

七十、癫 痫

癫痫是大脑神经元突发性异常放电,导致短暂的大脑功能障碍的一种慢性疾病,而癫痫发作是指脑神经元异常和过度超同步化放电所造成的临床现象,其特征是突然和一过性症状。由于异常放电的神经元在大脑中的部位不同,而有多种多样的表现,可以是运动、感觉、精神或自主神经的,伴有或不伴有意识或警觉程度的变化。脑肿瘤、脑外伤、脑部炎症、脑动脉硬化、高热、缺氧等,均可引起本病,小儿多为先天因素。中医学认为,癫痫的发作主要为风痰气逆所致。

【外治方】

1. 吴茱萸适量。吴茱萸研为细末,取药末适量,填敷于脐孔中,外用胶布或伤湿止痛膏固定,7～10 天为 1 个疗程。适用于癫痫抽搐,发作频繁。

2. 熟附子 9 克,面粉少许。将熟附子研为细末,与面粉调和成饼,贴敷于气海穴,外用艾绒灸数次。适用于癫痫。

3. 芫花 100 克(醋浸 1 天),明雄黄 12 克,胆南星 20 克,白胡椒 10 克,蜂蜜适量。以上前 4 味共研细末,每次取药末 10～15克,用蜂蜜调成膏状,填敷于脐孔中,外用消毒纱布覆盖,再用胶布固定,3 天换药 1 次,3 个月为 1 个疗程。治疗期间禁食油腻、猪肉及刺激性食物。适用于癫痫。

4. 制马钱子 15 克,僵蚕 15 克,胆南星 15 克,明矾 15 克。4味共研细末,每次取药 5～10 克,与生姜 10 克,青艾叶 3 克共捣为膏。每次取药膏 5～10 克,敷于神阙穴和会阴穴,再用艾炷放在药膏上灸之,1 岁 1 壮,每日灸治 1 次。适用于癫痫发作。

5. 硼砂、丹参浸膏各适量。混合后敷于脐部。适用于癫痫发作后神思不宁之症。

第三章 儿科疾病

一、小儿感冒

小儿急性上呼吸道感染系由各种病原引起的上呼吸道炎症，简称上感，俗称"感冒"，是小儿最常见的疾病。该病主要侵犯鼻、鼻咽和咽部，如上呼吸道某一局部炎症特别突出，即按该炎症处命名，如急性鼻炎、急性咽炎、急性扁桃体炎等。急性上感主要用于上呼吸道局部感染定位并不确切者。鼻咽部感染常出现并发症，累及邻近器官，如咽喉、气管、支气管、肺、口腔、鼻窦、中耳、眼及颈部淋巴结等，有时鼻咽部症状已经好转或消失，而其并发症可以迁延或加重。

【外治方】

1. 葱白适量。将其捣烂，加沸水冲泡，趁药液热时用其蒸气熏口鼻部。适用于小儿感冒鼻塞，甚至不能吸乳。

2. 葱白 60 克，老生姜 15 克，香油 3 克。前 2 味共捣如糊状，再将香油调入，用消毒纱布包好。用药包摩擦患儿双侧太阳穴，以及前胸、后背、手心、脚心、腋下、肘窝，以皮肤微红为度，涂擦一遍后让小儿避风静卧。适用于小儿风寒感冒。

3. 藿香 15 克，石菖蒲 15 克，扁豆 15 克，滑石 20 克，荷叶 20 克，金银花 30 克，竹叶 10 克，薄荷 15 克。上药加水共煎煮 2 次，合并两次药液。待药液温度 40℃～50℃时洗浴患儿全身，每日 1～2 次，每次 10～20 分钟。适用于小儿暑湿感冒。

4. 金银花 20 克，薄荷 15 克，白酒 25 毫升。上药加水煎，取药液 75 毫升,去渣加入白酒。用药液全身擦浴,重点擦洗患儿曲池、大椎、风池、风府穴及腋下等处。适用于小儿感冒发热、惊厥。

5. 地龙 20 条,冰片少许,白糖适量。共捣烂,放置 1 小时后,去地龙留黏液,加入 75％酒精 2 毫升,调匀敷于脐部,每日 2～3 次,当日即可见效。适用于小儿感冒。

6. 白丁香 1.5 克,朱砂 1.2 克,香油、生姜汁各适量。前 2 味共研细末,用香油、生姜汁各半调和成糊状,外擦患儿食指、小指、掌面,每次擦 15 分钟为度,每日 3 次,至愈为止。适用于小儿感冒。

7. 麻黄 3 克,杏仁 5 克,生石膏 4.5 克,甘草 3.5 克,竹沥适量。以上前 4 味共研细末,用竹沥调成膏状,敷于脐部,用消毒纱布覆盖,再用胶布固定,12 小时换药 1 次。适用于小儿感冒痰多者。

8. 生石膏 20 克,金银花 10 克,连翘 10 克,蝉蜕 10 克,鲜薄荷叶适量。以上前 4 味共研细末,每用取药末 6 克与鲜薄荷叶共捣成泥状,敷于脐部,用消毒纱布覆盖,再用胶布固定,每日换药 1 次,用药 3～4 次即愈。适用于小儿风热感冒,恶寒轻,发热重者。

9. 鲜石菖蒲 20 克,鲜葱白 20 克。2 味药共捣碎,装入布袋,挂于患儿胸前。适用于小儿普遍感冒。

二、小儿夏季热

小儿夏季热是一种小儿夏季常见病,在夏季温度高时发生,上午热度高(38℃～39℃),下午就降下来(正常体温)。此病除了规律性发热,没有别的症状,精神还可以,可能汗出得少些,食欲也会差一些。一般不需特殊处理,可采用清热降火的食疗方调节,孩子体温高时,要采用物理降温,并多喝点水,一般天气凉爽或将孩子移到较低温度的环境中,症状就自行消失。

【外治方】

1.金银花 15 克,连翘 15 克,黄芩 15 克,板蓝根 15 克,竹叶 15 克,大青叶 30 克,薄荷 20 克,檀香 20 克,冰片(研细)3 克。以上前 6 味置于陶器中,加水约 3 000 毫升,文火煮沸约 30 分钟,投入薄荷、檀香片,再煎 5 分钟,取渣取药液,再加水二煎取汁,合并两次药液,兑入冰片。每次取一半药液,加适量温水,使水温控制在 25℃左右,洗患儿全身,每日 1 剂,分 2 次洗用,连用 2 天为 1 个疗程。适用于小儿暑热、小儿发热。

2.香薷 15 克,藿香 15 克,紫苏 15 克,薄荷 10 克,荆芥 10 克,葛根 10 克,甘草 10 克,黄连 9 克。上药加水 500 毫升以上,浸泡 1 小时,再煎沸,去渣待温,放入浴盆中,温洗患儿全身,每日 1～2 次,汗出为度,避免受风。适用于小儿暑热。

三、小儿痱子

痱子是夏季或炎热环境下常见的表浅性、炎症性皮肤病。因在高温闷热环境下,大量的汗液不易蒸发,使皮肤角质层浸渍肿胀,汗腺导管变窄或阻塞,导致汗液潴留、汗液外渗周围组织,形成丘疹、水疱或脓疱,好发于皱襞部位。由于环境中气温高、湿度大,出汗过多,不易蒸发,汗液使表皮角质层浸渍,致使汗腺导管口变窄或阻塞,汗腺导管内汗液潴留后因内压增高而发生破裂,外溢的汗液渗入并刺激周围组织而于汗孔处出现丘疹、丘疱疹和小水疱。细菌繁殖、产生毒素,可加重炎症反应。有人认为,汗孔的闭塞是由于原发性葡萄球菌感染,也有人认为痱子的发生与出汗过多无关,而与皮肤表面大量繁殖的微球菌有关。

【外治方】

1.紫苏叶 10 克,防风 10 克,荆芥 10 克,薄荷 10 克,柴胡 15

克，板蓝根 30 克，菊花 30 克，桑叶 30 克，重楼 40 克。上药加水
2 000 克，煎煮 30 分钟，去渣，温洗全身，每 2～3 小时洗浴 1 次。
适用于痱子疮毒、小儿外感高热等。

2. 绿豆粉、滑石粉各等份。混匀。先洗净患处，扑撒药粉于
痱子上。适用于小儿炎夏长痱子成疮。

四、暑 疖

暑疖指发生于暑天的小疖肿，多由痱子搔抓后感染而成，又称
痱毒或热毒。此症以小儿多见，好发生在头面部。中医学认为，暑
疖是因感受暑毒或天热汗泄不畅，暑湿蕴于肌肤而发。暑疖虽是
小病，但不及时治疗，也会给患儿带来痛苦，甚至可因毒气扩散转
成疖疮重症。

【外治方】

1. 川黄柏 30 克，徐长卿 30 克，野菊花 30 克，地肤子 30 克，
明矾 1 克。上药加水煎煮，去渣，温洗患部，每日 2～3 次。适用于
暑疖初起。

2. 野菊花 15 克，苦参 15 克，千里光 15 克。3 味药加水适量，
煎煮至沸，去渣取汁，温洗患部，每日 3 次，每日 1 剂，连用 7～10
日见效。适用于暑疖肿痛。

五、小儿发热

发热是指体温超过正常范围高限，是小儿十分常见的一种症
状。正常小儿腋表体温（腋温）为 36℃～37℃（肛表测得的体温比
口表高约 0.3℃，口表测得的体温比腋表高约 0.4℃），腋温如超过
37.4℃可认为是发热。在多数情况下，发热是身体和入侵病原作

战的一种保护性反应,是人体正在发动免疫系统抵抗感染的一个过程。体温的异常升高与疾病的严重程度不一定成正比,但发热过高或长期发热可使机体各种调节功能受累,从而影响小儿的身体健康,因此对确认发热的孩子应积极查明原因,针对病因进行治疗。小儿的正常体温可以因性别、年龄、昼夜及季节变化、饮食、哭闹、气温,以及衣被的厚薄等因素影响有一定范围的波动。体温稍有升高,并不一定有病理意义。在小儿体温升高时,要注意观察患儿的神态和举止。体温在 38℃ 神情呆滞的孩子,与体温在 40℃,但仍然顽皮的孩子相比,前者更值得我们关注。机体抵抗力差的孩子,纵使患了严重的疾病,很可能也不会发热。

【外治方】

1. 柴胡 20～50 克,荆芥 20～50 克,紫苏 20～50 克,薄荷 20～50 克。上药加热开水冲泡 20 分钟,或煎煮 5 分钟,去渣,将药液用毛巾蘸之反复擦洗全身,每次 15～20 分钟。适用于小儿外感高热不退。

2. 朱砂 9 克,玄明粉 30 克,老生姜 30 克,青壳鸭蛋 1 个。前 2 味共研细末,将生姜捣烂取汁,以生姜汁和鸭蛋清调和药末为糊状,涂敷胸部鸠尾穴。适用于小儿高热神昏。

3. 莽草 30 克,丹参 30 克,蛇床子 30 克,桂心 30 克,石菖蒲 30 克。上药加水 3 300 毫升,煎煮去渣,温热洗浴。适用于小儿外感发热。

4. 四季葱白 30 克,白酒 250 毫升。将四季葱白放在碗中捣烂,再将白酒倒入碗中,点火将酒燃烧,待火苗烧到碗边时吹灭,趁热取葱液涂敷患儿额头、胸背及四肢和全身皮肤,以擦至皮肤微红为度。适用于小儿风寒发热。

5. 连翘 15 克,黄芩 15 克,藿香 15 克,羌活 15 克,葛根 15 克,蒲公英 50 克,生石膏 50 克,钩藤 15 克,大黄 10 克。诸药共研极细末,每 5 克药末分装于一小瓶中备用;洗浴时每周岁取 1 小瓶,将药末煎煮成 300～500 毫升,再加水调好温度,温水沐浴患儿,每次 15～20 分钟,每日 2 次。适用于小儿风热发热。

6. 冰片适量。将冰片研为细末,加入 3 倍量的蒸馏水,调匀,用消毒纱布蘸药液擦浴全身皮肤,多擦颈部、腋部、腹股沟、肘窝等部位的浅表大血管处,以擦至皮肤发红为度,每日 1 次。适用于各种小儿发热。

六、小儿咳嗽

小儿咳嗽是一种防御性反射运动,可以阻止异物吸入,防止支气管分泌物的积聚,清除分泌物避免呼吸道继发感染。任何病因引起呼吸道急、慢性炎症均可引起咳嗽。根据病程可分为急性咳嗽、亚急性咳嗽和慢性咳嗽。要注意去除或避免诱发、加重咳嗽的因素。避免接触过敏源、受凉、烟雾的环境;对鼻窦炎可进行鼻腔灌洗、选用收敛药;体位变化,改变食物性状,少量多餐等对胃食管反流性咳嗽有效;对气道异物者则应及时取出异物;药物诱发性咳嗽最好的治疗方法是停药;对心因性咳嗽则可给予心理疗法;及时接种疫苗,预防呼吸道传染病和呼吸道感染。

【外治方】

1. 葱白 1 根,豆豉 10 克。共捣如泥,敷于患儿足心涌泉穴。适用于小儿急性支气管炎,症见咳嗽频作、喉痒声重、痰白稀薄、鼻塞流涕、恶寒无汗、发热头痛或全身酸痛。

2. 朱砂 7.5 克,甘遂 4.5 克,轻粉 1.5 克,蜂蜜适量。前 3 味共研细末,每次取药末 0.3 克,用蜜调为糊状,敷于脐部。适用于小儿痰壅咳喘、胸闷气急。

3. 生地黄 10 克,麦冬 10 克,百合 10 克,五味子 10 克,人参 6 克。5 味药共研细末,用时取药末适量,水调为糊,敷于脐部,用消毒纱布覆盖,再用胶布固定,每日换药 1 次,病愈为度。适用于气阴不足之小儿咳喘,症见干咳无痰或少痰、动辄气急、舌红苔少、脉细数、指纹紫滞。

4. 麻黄、杏仁、甘草各等量,葱白3根。前3味药共研细末,加入葱白捣烂如泥,敷于脐部,用塑料布覆盖,再用胶布固定,日敷2次。适用于小儿肺寒咳喘。

5. 麦冬10克,北沙参10克,玉竹10克,杏仁10克,浙贝母10克,栀子9克,蜂蜜适量。以上前6味共研细末,用时取药末适量,用蜜调为糊,敷于脐部,然后用消毒纱布覆盖,再用胶布固定,每日换药1次,连用7天为1个疗程。适用于小儿肺燥咳嗽,症见干咳无痰、鼻咽干燥、唇红、苔薄黄、脉数、唇色发绀。

6. 天竺黄10克,天南星10克,雄黄1克,朱砂1克,丁香2克。上药共研细末。取药末适量填入小儿脐孔中,外用胶布固定,每日换药1次,10天为1个疗程。适用于风痰型哮喘,症见咳嗽气喘、痰吐泡沫、喉间痰鸣、恶寒身冷、舌质淡、苔白、脉浮紧。

7. 生白矾30克,牵牛子15克,面粉、米醋各适量。前2味共研细末,与米醋、面粉调和,敷于双足心涌泉穴,次日去掉,10天为1个疗程,连用1~2个疗程。适用于小儿慢性支气管炎咳嗽较剧、胸闷气喘、痰黏稠难咳、面红自汗或发热口渴、尿黄便秘者。

8. 白芥子20克,延胡索12克,甘遂6克,细辛6克,樟脑3克,鸡蛋1个。将前5味共研细末,再与鸡蛋清调匀,敷于肺俞和中府穴。适用于小儿肺寒咳嗽。

9. 生胆矾30克,醋适量。将生胆矾研末,调醋成糊状,贴于足心。适用于小儿咳嗽。

七、小儿哮喘

支气管哮喘,是一种表现反复发作性咳嗽,喘鸣和呼吸困难,并伴有气道高反应性的可逆性、梗阻性呼吸道疾病。哮喘是一种严重危害儿童身体健康的常见慢性呼吸道疾病,其发病率高,常表现为反复发作的慢性病程,严重影响了患儿的学习、生活及活动,影响儿童青少年的生长发育。不少儿童哮喘患者由于治疗不及时或治疗不当最终发展为成人哮喘而迁延不愈,肺功能受损,部分患者甚至完全丧失体力活动能力,严重哮喘发作若未得到及时有效的治疗,可以致命。有关哮喘的定义、病因学、发病机制,免疫学、病理生理学及诊断和治疗原则等,儿童与成人基本上相似,但儿童哮喘与成人哮喘在某些方面仍然存在着差异。哮喘儿童正处于智能、身体,心理及免疫系统等不断生长发育过程,尤其在免疫学和病理生理学等方面,儿童哮喘有其特殊的方面。

【外治方】

1. 白芥子 3 克,细辛 0.6 克,胡椒 1 克,白附子 1 克,生姜汁适量。以上前 4 味共研细末,用生姜汁调和成糊状,贴敷肺俞穴,每晚睡前敷药,次日早晨洗去,如果局部反应严重时,贴 1～2 小时取下,1～2 天贴 1 次,7 次为 1 个疗程。适用于小儿寒喘缓解期。

2. 白芥子 30 克,延胡索 30 克,甘遂 15 克,细辛 15 克,生姜汁适量。以上前 4 味共研细末,分成 3 份,每份用生姜汁调和制成药饼 6 个,于药饼中心点上丁桂散 0.3 克,贴敷于百劳、肺俞、膏肓俞穴等,每次贴 2 小时取下。本法宜在夏季伏天使用,初、中、末伏各贴 1 份,3 年为 1 个疗程。适用于小儿寒喘缓解期或用于冬病夏治。

3. 斑蝥 4.5 克,雄黄 4.5 克,人工麝香 1 克,蜂蜜适量。前 3 味共研细末,装瓶备用。治疗时取药末适量,用蜂蜜调成药糊,取米粒大小的药糊置于胶布中间,贴敷于大椎、风门、定喘、肺俞穴,每 7～14 天贴药 1 次,3 次为 1 个疗程。休息 7～14 天后可贴第 2 个疗程。斑蝥末外敷会引起皮肤红肿起疱,应及时处置,防止感染,一般贴药 6～12 小时出现水疱,2～3 天后应减轻,5～6 天可撕下胶布涂搽甲紫药水。适用于小儿寒喘缓解期或用于冬病夏治。

4. 吴茱萸 30 克,米醋适量。将吴茱萸研为细末,再用醋调成糊状,每晚贴在两足心涌泉穴,保持 12 小时,次日早晨洗去,每日换药 1 次,连用 4～5 天。适用于小儿寒喘缓解期或用于冬病夏治。

5. 麻黄、杏仁、甘草各等份,葱白 3 根。前 3 味共研细末,再与葱白共捣如泥,贴敷脐部,外用塑料布覆盖,胶布固定,保持 12 小时,次日早晨洗去,每日换药 2 次。适用于小儿寒喘缓解期或用于冬病夏治。

八、小儿肺炎

小儿肺炎是小儿常见疾病中对生命威胁最大的疾患之一,年龄越小,并发症越多,病情越重。特别是在春夏之交,空气湿度较大,病原体易传播,肺炎发病率很高,更应引起重视。肺炎的发生常常是由于感冒、气管炎等疾病没有及时治疗而向肺部蔓延成为肺炎。孩子患肺炎后多数表现有发热、咳嗽、气急,有时有鼻翼翕动、口唇发绀等现象。严重的肺炎可由于呼吸困难而造成严重缺氧,出现心搏加快、面色苍白或发绀、烦躁不安、嗜睡等症状,甚至出现高热抽搐、呕吐咖啡色液体、腹胀,这就非常危险了。新生儿特别是未成熟儿反应能力很差,患肺炎时症状不典型,不发热,也不咳嗽,体温正常或低于正常,因此大人往往容易忽视新生儿肺炎,导致发生不良后果。本病相当于中医学的外感、咳嗽、喘证、惊风等范畴。

【外治方】

1. 白芥子 12 克,面粉 150 克,香油 3 克。将白芥子研为极细末,与面粉调匀,再加入香油和清水适量,调成糊状,涂于 4 层相叠的消毒纱布上,放入笼中蒸热取出。治疗时患儿取仰卧位,露出胸部,将蒸好不烫的药膏从锁骨下缘到两肋边缘贴满,每隔 6 小时更换 1 剂。适用于小儿肺炎的辅助治疗。

2. 大黄 15～30 克,芒硝 15～30 克,大蒜 15～30 克。前 2 味共研细末,与大蒜一同捣为糊状。治疗时患儿取仰卧位,露出胸部,将蒸好不烫的药膏从锁骨下缘到两肋边缘贴满,每隔 6 小时更换 1 剂。如皮肤未出现刺激反应,可连用 3～5 天。适用于小儿肺炎的辅助治疗。

3. 白丑 15 克(生、炒各半),黑丑 15 克(生、炒各半),大黄 30 克,槟榔 8 克,木香 4.5 克,冰片少许,蜂蜜适量。前 5 味共研细末,用时加冰片,加入蜂蜜调成糊状,敷于脐部,微见腹泻为度。适用于小儿肺炎的辅助治疗。

4. 天花粉、黄柏、乳香、没药、樟脑、大黄、生天南星、白芷各等份,食醋适量。以上前 8 味共研细末,用温热食醋调成膏状,然后置于消毒纱布上,敷于胸部(上自胸骨上窝,下至剑突,左右以锁骨中线为界),每日换药 1～2 次。适用于小儿肺炎的辅助治疗。

5. 鲜青蒿 30 克,新鲜白毛夏枯草 30 克。2 味药共捣烂成糊状(如无鲜品,可用干品粉碎后加醋调和成糊状),敷于脐部。适用于小儿肺炎的辅助治疗。

6. 生栀子 90 克,桃仁 9 克,明矾 9 克,食醋适量。前 3 味共研细末,加入食醋调和成糊状,敷于双肺俞穴和胸部,敷药前用热水洗净用药部位,涂上一层香油,然后敷药,待局部红肿,或有烧灼感时去药,每日用药 1 次,连敷 3～4 天。适用于小儿肺炎的辅助治疗。

九、小儿风疹

小儿风疹是由风疹病毒引起的一种急性呼吸道传染病。其临床特征为上呼吸道轻度炎症,发热,全身红色斑丘疹,耳后、枕后及颈部的淋巴结肿大,病情较轻,预后良好。风疹流行期间,尽量不带易感儿到公共场所,避免与风疹病儿接触。对密切接触者加强医学观察,注意皮疹与发热,以利于及早发现病人。托幼机构的接触班级,在潜伏期内应与其他班级隔离,不收新生,防止传播。

【外治方】

1. 地肤子 16 克,白蒺藜 16 克,浮萍 15 克,川椒 3 克。上药加水煎煮,去渣,温洗瘙痒部,每日数次。适用于各种小儿风疹。

2. 荆芥穗 24 克,艾叶 10 克,防风 10 克,花椒 6 克。上药加水煎煮,去渣,温洗患部,每日数次。适用于小儿风疹。

3. 苍耳子根叶(全用)24 克,苦参 24 克,川椒 6 克,紫草 10 克。4 味药加水煎煮,去渣,温洗瘙痒部,每日数次。适用于小儿风疹。

4. 蛇床子 20 克,丁香 20 克,白芷 20 克,细辛 20 克,苍术 10 克,香附 10 克,雄黄 10 克,硫黄 10 克,艾叶 10 克,冰片 5 克。以上前 9 味共研细末,再与另行研细的冰片和匀,布袋盛之,每袋重 25 克。将药袋 1 个佩戴于贴身衣内,另 1 个置于床单或枕上,日夜使用,一般风疹可在 2～3 周内消退。适用于小儿风疹。

十、流行性腮腺炎

流行性腮腺炎是由腮腺炎病毒引起的一种急性传染病,春季常见,也是儿童和青少年中常见的呼吸道传染病,亦可见于成年人。它是由腮腺炎病毒侵犯腮腺引起的急性呼吸道传染病,并可侵犯各种腺性组织或神经系统,以及肝、肾、心脏、关节等器官,病人是传染源,飞沫的吸入是主要传播途径,接触病人后 2～3 周发病。腮腺炎主要表现为一侧或两侧耳垂下肿大,肿大的腮腺常呈半球形,以耳垂为中心,边缘不清,表面发热有触痛,张口或咀嚼时局部感到疼痛。本病相当于中医学"痄腮"的范畴,多为风温邪毒侵袭,从口鼻而入,壅阻少阳经脉,郁而不散,结于腮部所为,当以疏风散结,清热解毒,软坚消肿,活血止痛为治。

【外治方】

1. 赤小豆适量,鸡蛋1个。将赤小豆研末,再与鸡蛋清调匀,涂患处,每日3次,5天为1个疗程。适用于小儿流行性腮腺炎。

2. 绿豆适量,鸡蛋1个。将绿豆研末,再与鸡蛋清调匀,涂患处,每日3次,5天为1个疗程。适用于小儿流行性腮腺炎。

3. 蒲公英适量,鸡蛋数个。将蒲公英捣烂如泥,加鸡蛋清调和为糊状,摊在布上,贴敷患处。适用于小儿流行性腮腺炎。

4. 墨锭1锭,鸡蛋1个。将鸡蛋打碎,取鸡蛋清,用墨锭研磨,涂患处,每日3次。适用于小儿流行性腮腺炎。

5. 野菊花叶60克,鸡蛋1个。将野菊花叶捣烂,与鸡蛋清调匀,涂患处。适用于小儿流行性腮腺炎。

6. 鲜松叶25克,大青叶20克,鸡蛋1个。将大青叶、鲜松叶加水煎成45毫升,再加入鸡蛋清,搅匀装瓶,涂敷患处,每日2次。适用于小儿流行性腮腺炎。

7. 丝瓜、鸡蛋各适量。将丝瓜烧存性研细末,再与鸡蛋清调匀,涂患处,每日2次。适用于小儿流行性腮腺炎。

8. 赤小豆粉、醋各适量。将赤小豆磨成粉,再用醋调匀成糊状,敷于患处,每日1次,连用3~4次。适用于小儿流行性腮腺炎。

9. 生绿豆粉、醋各适量。将生绿豆粉用醋调匀,涂敷患处,每隔2天换1次药,用药1周为1个疗程。适用于小儿流行性腮腺炎。

10. 穿山甲5克,乳香5克,没药5克,赤芍5克,连翘5克,生大黄5克,栀子5克,大青叶5克,板蓝根5克,五灵脂25克,蜂蜜适量。以上前10味共为细末,加入蜂蜜调成膏状,冷敷患处30~36小时后再次换药。适用于小儿流行性腮腺炎。

11. 乳香末6克,没药末6克,淀粉60克,米醋250毫升。将米醋放入砂锅内煮沸,再将乳香末和没药末放入搅匀,随搅随下淀粉,待成糊状后倒在牛皮纸上涂抹,药糊的厚度约1.5厘米,面积要大于患部的面积。待药糊稍凉,趁温热时敷于患部,然后用消毒纱布固定。适用于小儿流行性腮腺炎。

十一、小儿麻疹

麻疹是儿童最常见的急性呼吸道传染病之一,其传染性很强,在人口密集而未普种疫苗的地区易发生流行,2～3年一次大流行。麻疹病毒属副黏液病毒,通过呼吸道分泌物飞沫传播。临床上以发热、上呼吸道炎症、眼结膜炎及皮肤出现红色斑丘疹和颊黏膜上有麻疹黏膜斑,皮疹退后遗留色素沉着、糠麸样脱屑为特征。常并发呼吸道疾病如中耳炎、喉-气管炎、肺炎、麻疹脑炎、亚急性硬化性全脑炎等严重并发症。目前尚无特效药物治疗。我国自1965年开始接种麻疹减毒活疫苗后发病显著下降。

【外治方】

1. 香菜100克。香菜加水500毫升,煎取药液,去渣,温洗四肢或麻疹未出部位,注意保持一定室温,勿令患儿着凉,洗后盖被。适用于小儿麻疹透发不畅。

2. 生苍术、侧柏叶、紫草、天胡荽各等份。共研细末,在麻疹流行季节取药末烧烟熏之,让儿童嗅其香气。适用于预防麻疹。

3. 香菜120克,白酒250毫升。将香菜放入烧酒内煎五六沸,倒入盆内,先熏后洗四肢或麻疹未出部位,注意保持一定室温,勿令患儿着凉,洗后盖被。适用于小儿麻疹透发不畅。

4. 鲜葱250克。将其纳入大嘴壶内,隔水炖,以纸套盖住壶口。让患儿鼻孔对准壶口近尺许,熏蒸鼻孔20分钟,隔1～3小时再熏,次数不限。适用于小儿麻疹哮喘期。

5. 鲜浮萍30克,鲜金银花30克,鲜紫苏叶30克,鲜西河柳叶30克,芦根汁适量。以上前4味共捣烂,加芦根汁调成糊状,敷于脐部,厚约1厘米,用消毒纱布覆盖,再用胶布固定。每日换药1次,病愈为度。适用于小儿麻疹初期。

6. 鲜香菜、鲜紫苏、鲜葱白各等量。共捣成糊状,加入面粉少许,继续捣融,调匀如膏状,敷于脐部和双足底涌泉穴,然后用消毒纱布覆盖,再用胶布固定,每日换药 1 次,一般用药 2～3 次见效。适用于麻疹初起,症见恶寒发热、咳嗽、打喷嚏、流涕泪下、麻疹透发不畅、烦躁不安。

7. 鲜香菜 30 克,鲜浮萍 30 克,鲜紫草 30 克,黄酒适量。以上前 3 味混合捣烂,加入黄酒炒热,用厚布包好。趁温热反复熨小儿脐部,并熨脊椎骨两旁,从上而下,反复熨 20 分钟。适用于小儿麻疹疹出不透。

8. 鸡蛋 1 个。将鸡蛋打碎取,取蛋清。用棉花浸蘸鸡蛋清顺时针方向擦关元穴,擦至显示出数条如发的乌丝。适用于预防麻疹。

9. 白芥子 50 克,鸡蛋 1 个,香油少许。将白芥子研为细末,加入鸡蛋清调和成糊状,搓成核桃大小,再加香油。用药团在患儿周身涂擦,先擦前胸和后背,胸背部要多擦,以皮肤发红为度,每日 3 次,每次 30 分钟。适用于麻疹并发肺炎。

10. 紫背浮萍 90 克,香椿根白皮 90 克,西河柳 30 克。3 味药加水适量煎煮至沸,倒入盆中。用药液擦洗患儿全身,擦洗后覆被静卧。适用于麻疹透发不畅。

11. 香油数滴,荞麦面、鸡蛋清各适量。上药调和成面团状,反复搓患儿胸、背、四肢等,皮疹出得既快又匀。适用于麻疹透发不畅。

十二、流行性脑脊髓膜炎

流行性脑脊髓膜炎简称流脑,是由脑膜炎双球菌引起的化脓性脑膜炎。致病菌由鼻咽部侵入血循环,形成败血症,最后局限于脑膜及脊髓膜,形成化脓性脑脊髓膜病变。主要临床表现有发热、头痛、呕吐、皮肤瘀点及颈项强直等脑膜刺激征,脑脊液呈化脓性改变。

【外治方】 食醋适量。在呼吸道传染病发病季节,关好门窗,每立方米的空间用醋 5 毫升,加水 10 毫升,文火加热熏蒸,使空气中有较浓的酸味。用于呼吸道传染病好发的冬春季节,每晚熏蒸 1 次,每次 30 分钟,连续熏蒸 3～5 个晚上。适用于流行性脑脊髓膜炎患儿的家庭消毒。

十三、脊髓灰质炎

脊髓灰质炎俗称小儿麻痹症,是一种急性病毒性传染病,由病毒侵入血液循环系统引起,部分病毒可侵入神经系统。患者多为 1～6 岁儿童,主要症状是发热,全身不适,严重时肢体疼痛,发生瘫痪。脊髓灰质炎临床表现多种多样,包括程度很轻的非特异性病变,无菌性脑膜炎(非瘫痪性脊髓灰质炎)和各种肌群的弛缓性无力(瘫痪性脊髓灰质炎)。脊髓灰质炎病人由于脊髓前角运动神经元受损,与之有关的肌肉失去了神经的调节作用而发生萎缩,同时皮下脂肪、肌腱及骨骼也萎缩,使整个机体变细。中医学认为,本病的发生多因风湿热等疫毒之邪由口鼻而入,侵犯肺胃,流注经络所致。

【外治方】

1. 生草乌 6 克,干姜 6 克,桂枝 6 克,伸筋草 6 克,川芎 6 克,丹参 6 克,络石藤 6 克,鸡血藤 6 克,白酒 100 毫升。以上前 8 味加水煎汤,去渣取汁,稍凉后加入白酒,浸浴患处,每日 1 次。适用于脊髓灰质炎恢复期。

2. 当归 15 克,芍药 15 克,木瓜 15 克,桑枝 15 克,制附子 9 克,穿山甲 6 克,桂枝 9 克,蜈蚣 1 条,桑寄生 10 克,土牛膝 10 克,川芎 10 克,白酒、黄酒各适量。以上前 11 味加水 2000 毫升,煎沸 5 分钟,加入白酒和黄酒,再煎沸后倒入盆中,先熏患处 10 分钟,待温后再用消毒纱布蘸药水反复擦洗患处 30 分钟,每日熏洗 2～3 次。适用于轻中型脊髓灰质炎瘫痪期。

3. 桑枝 30 克,丝瓜络 30 克。上药加水煎煮,去渣,先熏蒸患肢,待药液温度适宜时再洗患肢,每日 1 次。适用于脊髓灰质炎初起发热阶段。

4. 透骨草 500 克,伸筋草 250 克。上药加水 7 000 毫升浸泡,然后煎沸 30～60 分钟,去渣,先在挛缩肌腱处熏蒸 30～60 分钟,待药液温度适宜时将患肢浸泡在药液中,直至药液变凉,每日 1 次。适用于脊髓灰质炎恢复期。

5. 牛耳风 150 克,过江龙 15 克,走马胎 15 克,甘草 15 克。上药加水煎煮,去渣,先熏蒸患肢,待药液温度适宜时再洗患肢,每日 1 次。适用于脊髓灰质炎恢复期。

6. 当归 30 克,白芷 30 克,红花 30 克,赤芍 30 克,生地黄 30 克,石胡荽 30 克,樟脑 15 克,白酒 500 毫升。以上前 7 味共研粗末,放入容器中,加入烫热的白酒,浸泡 10 天,每日振摇 1 次。取药酒适量,烫热后用药棉蘸药酒擦患处,以皮肤微红为度。适用于脊髓灰质炎恢复期。

7. 桑枝 15 克,川芎 10 克,当归 10 克,桑寄生 10 克,土牛膝 10 克,黄酒 10 毫升。以上前 5 味加水煎煮,去渣后兑入黄酒。每日用消毒纱布蘸药液在瘫痪部位反复擦洗,每日 2～3 次。适用于脊髓灰质炎恢复期。

十四、小儿泄泻

泄泻是以大便次数增多,粪质稀薄或如水样为特征的一种小儿常见病。本病一年四季均可发生,以夏秋季节发病率为高,不同季节发生的泄泻,其症候表现有所不同。2 岁以下小儿发病率高,因婴幼儿脾常不足,易于感受外邪、伤于乳食或脾肾气阳亏虚,均可导致脾虚湿盛而发生泄泻。轻者治疗得当,预后良好;重者下泄过度,易见气阴两伤,甚至阴竭阳脱;久泻迁延不愈者,则易转为疳证。

【外治方】

1. 金丝草 30 克。金丝草洗净后加水 500 毫升,煎煮 5～10 分钟,去渣,温洗双足,冷后可加温再洗,每日 2～3 次,连用 2～3 天。适用于小儿慢性泄泻。

2. 茜草 30～60 克。茜草加水连煮 3 次,去渣混合,倒入盆中,待温频洗双足,每次 30～60 分钟,每日 2～3 次,连洗 3～4 天。适用于小儿慢性泄泻。

3. 鲜薜草 500 克。鲜薜草加水 1 500 毫升,煎煮 30 分钟,去渣,先熏两脚心,待温度适宜时浸泡两脚,每次熏洗 30 分钟,每日 3～4 次。再次使用前先加温药液,然后再熏洗,每剂可连用 3～4 次。适用于小儿慢性泄泻。

4. 葛根 50 克,白扁豆 100 克,车前草 150 克。3 味药加水 2 000 毫升,煎煮 20～30 分钟,去渣后倒入盆中,兑入温水,以超过足踝为度,保持药液温度在 30℃左右,浸泡脚部 30～60 分钟,每日 2～3 次。适用于小儿慢性泄泻。

5. 银杏叶 500 克。银杏叶加水煎汤,趁热熏洗双足,每日 1～2 次。适用于小儿慢性泄泻。

6. 吴茱萸 30 克,丁香 2 克,胡椒 30 粒,陈醋适量。将前 3 味研末和匀,每次用药末 1.5 克,与陈醋调匀制成糊状,敷于脐部,外用消毒纱布覆盖,再用胶布固定,每日换药 1 次。适用于小儿慢性泄泻。

7. 朱砂 6 克,松香 6 克,樟脑 6 克,明矾 6 克,米醋适量。前 4 味药共研细末,用时与醋调和成糊状,敷于脐部,然后用消毒纱布覆盖,再用胶布固定。适用于小儿慢性泄泻。

8. 苦参 10 克,木香 10 克。共研细末,温开水调成糊状,敷于脐部,然后用消毒纱布覆盖,再用胶布固定,24 小时换药 1 次。适用于小儿慢性泄泻。

9. 肉桂 9 克,五倍子 12 克,冰片 6 克。共研细末,敷于脐部,然后用消毒纱布覆盖,再用胶布固定。适用于小儿慢性泄泻。

10. 制香附 50 克,米酒适量。制香附研为细末,加入米酒调成干糊状,做成小饼,用消毒纱布包裹,晚上待小儿入睡后将药饼敷于脐部,每次 4～6 小时;白天用艾条施灸神阙、天枢、足三里穴,每次 10 分钟,每日 3 次。连用 1～3 天见效。适用于小儿慢性泄泻。

11. 鲜马齿苋适量。鲜马齿苋捣烂,敷于脐部,然后用消毒纱布覆盖,再用胶布固定,每日换药 1 次。适用于小儿慢性泄泻。

12. 栀子花 15 克,鸡蛋清适量。将栀子花研为细末,加入鸡蛋清调和均匀,敷于患儿双足涌泉穴。适用于小儿慢性泄泻。

十五、小儿痢疾

小儿痢疾多发生在夏秋两季。传播途径主要是通过病人或带菌者的粪便,以及由带菌的苍蝇污染日常用具、餐具、儿童玩具、饮料等传染他人。患菌痢的患儿轻者常以发热、腹痛、便后有下坠感及伴有黏液便或脓血便为主要症状。重症者可突发高热、昏迷、惊厥、呼吸不畅等中毒性脑病症状,有的甚至会出现面色苍白、发绀、四肢冰冷、脉搏细弱等休克现象,如不及时送医院抢救治疗,会导致生命危险。预防的关键是防止病从口入。

【外治方】

1. 吴茱萸 3 克,黄连 6 克,木香 6 克。共研细末,每次取药末适量,加水调成糊状,敷于脐部,然后用消毒纱布覆盖,再用胶布固定,每日换药 1 次。适用于小儿急性痢疾的辅助治疗。

2. 肉桂 10 克,针砂 10 克,枯矾 10 克。共研细末,每次取药末适量,加水调成糊状,敷于脐部,然后用消毒纱布覆盖,再用胶布固定,每日换药 1 次。适用于小儿慢性久痢的辅助治疗。

3. 六月雪 30 克,生诃子 20 克。共研细末,布袋盛之。将药袋佩戴于小儿胸腹部,日夜使用,直至病愈。适用于小儿慢性久痢的辅助治疗。

4. 生诃子 20 克,干姜 20 克,陈皮 20 克,黄连 20 克,罂粟壳 20 克。上药共研细末,布袋盛之,佩戴于小儿胸腹部的内衣和外衣之间。适用于小儿慢性久痢的辅助治疗。

十六、小儿呕吐

呕吐是小儿时期常见的临床症状,不同年龄不同的疾病均可引起呕吐。由于食管、胃或肠道呈逆蠕动并伴有腹肌强力痉挛和收缩,迫使食管和胃内容物从口和鼻涌出。呕吐可以是独立的症状,也可是原发病的伴随症状。单纯呕吐是把吃进的过多生、冷食物及腐败有毒食品吐出来,也是机体一种保护功能。遇到孩子出现呕吐不要惊慌,观察病情,正确护理。

【外治方】

1. 鬼针草 3～5 株。鬼针草洗净后加水煎取浓汁,连渣放在桶内,趁热熏洗患儿双足,一般熏洗 3～4 次,每次约 5 分钟。1～5 岁小儿熏洗脚心,6～15 岁儿童熏洗到脚面,腹泻严重者熏洗部位可适当上升至小腿。适用于小儿呕吐的辅助治疗。

2. 生姜 10 克,白酒 20 毫升,面粉 30 克,陈醋 30 毫升。将生姜捣烂后调诸药为糊,外敷足心,每日 1 次。适用于腹部喜暖畏寒呕吐者。

3. 仙人掌根 60 克。仙人掌根捣烂炒热,以不烫皮肤为度,敷于脐周。适用于小儿呕吐的辅助治疗。

4. 茴香粉 15 克,大葱 1 根,生姜 15 克。将大葱、生姜一同捣烂,再加入茴香粉,混匀,炒热,用消毒纱布包好,敷于脐部。每日1～2次,以愈为度。适用于小儿呕吐的辅助治疗。

5. 炒白术15克,炒苍术15克,茯苓15克,陈皮10克,吴茱萸10克,丁香3克,泽泻3克,白胡椒2克,草果5克。共研细末,每次取药末2～5克,用水调成药糊状,敷于脐部,然后用消毒纱布覆盖,再用胶布固定,热水袋熨之。每日用药1次。适用于小儿呕吐的辅助治疗。

6. 绿豆粉60克,鸡蛋2个。绿豆粉和鸡蛋清一同调均匀,贴敷于患儿足心涌泉穴,外用消毒纱布覆盖。适用于小儿胃热呕吐,症见食入即吐、呕吐酸臭、口渴喜饮、身热烦躁、唇干面赤、大便秽臭秘结、小便黄少、舌红苔黄等。

7. 地龙数条,白糖、面粉各适量。将地龙洗净,撒上白糖,顷刻化为糊状,再加面粉调和成药饼。取药饼贴敷于患儿足心涌泉穴,外用消毒纱布覆盖。适用于小儿胃热呕吐。

十七、小儿流涎

小儿流涎也就是流口水,是指口中唾液不自觉从口内流溢出的一种病症。一般来讲,1岁以内的婴幼儿因口腔容积小,唾液分泌量大,加之出牙对牙龈的刺激,大多都会流口水。随着生长发育,在1岁左右流口水的现象就会逐渐消失。如果到了2岁以后宝贝还在流口水,就可能是异常现象,如脑瘫、先天性痴呆等。另外,宝贝患口腔溃疡或脾胃虚弱,也会流涎不止。

【外治方】

1. 明矾60克。明矾研细末,溶于温水中,温洗双足,每日2～3次,每次30～60分钟,连洗3～4天。适用于小儿流涎。

2. 栀子2克。栀子炒焦研细末,用温开水调成药糊,敷于脐部,然后用消毒纱布覆盖,再用胶布固定,每日换药1次。适用于小儿流涎。

3. 胆南星 10 克,吴茱萸 20 克,蜂蜜适量。共研细末,每次取药末 1 克,用蜜调为膏,敷于脐部,然后用消毒纱布覆盖,再用胶布固定,每日换药 1 次,5 天为 1 个疗程。适用于小儿流涎。

4. 制南星 30 克,生蒲黄 12 克,醋适量。将前 2 味共研细末,与醋调成饼,敷于涌泉穴,用布包固定。适用于小儿流涎。

5. 肉桂、吴茱萸各适量。2 味药加清水适量,煎煮至沸,倒入盆中,每晚睡前温洗双足,每次浸洗约 30 分钟。适用于小儿流涎。

6. 肉桂 10 克,醋适量。将肉桂研为细末,与醋调成糊饼状,在小儿睡觉前将药饼贴在两足心处,然后用胶布固定,次日晨取下,连敷 3～5 天。适用于小儿流涎。

7. 吴茱萸 3 份,生南星 1 份,醋适量。将前 2 味共研为细末,贮瓶中勿泄气。睡觉前取药末 15 克,用陈醋调成糊状,敷于涌泉穴,用消毒纱布包扎固定,每次贴敷 12 小时。适用于小儿流涎。

8. 天南星 30 克,醋适量。将天南星研为细末,与醋调匀,敷于涌泉穴,男左女右,用布包固定,12 小时后去除。适用于小儿流涎。

9. 马兰头 16 克。马兰头研细末,布袋盛之,将药袋佩戴于小儿胸前。适用于小儿流涎。

十八、水 痘

水痘是由水痘-带状疱疹病毒初次感染引起的急性传染病。其传染率很高。主要发生在婴幼儿,以发热及成批出现周身性红色斑丘疹、疱疹、痂疹为特征。冬春两季多发,其传染力强,接触或飞沫均可传染。易感儿发病率可达 95％以上,学龄前儿童多见。临床以皮肤黏膜分批出现斑丘疹、水疱和结痂,而且各期皮疹同时存在为特点。该病为自限性疾病,病后可获得终身免疫,也可在多年后感染复发而出现带状疱疹。

【外治方】

1. 金银花 15 克,连翘 15 克,六一散 15 克,车前子 15 克,紫花地丁 15 克,黄花地丁 15 克。上药加水煎汤 100 毫升,去渣后兑入温水,洗浴患处,每日 1～2 次,3 天为 1 个疗程。重症水痘患儿还应及时内服清热凉血、解毒渗湿的中药。适用于轻型小儿水痘。

2. 荆芥 15 克,防风 15 克,甘草 15 克,薄荷 15 克,蝉蜕 15 克,大青叶 15 克。上药加水煎汤,去渣,洗浴患处,每日 2 次。适用于轻型小儿水痘。

3. 苦参 30 克,浮萍 15 克,芒硝 30 克。3 味药加水煎汤,去渣,洗浴患处,每日 2 次。适用于轻型小儿水痘。

4. 燕窝泥、鸡蛋清各等量。将燕窝泥捣碎碎,加入鸡蛋清调和均匀,敷于脐部,热退即去药。适用于轻型小儿水痘。

5. 大黄、全蝎、防风、石膏、青黛各等量,鸡蛋清适量。前 5 味共研细末,加入鸡蛋清,调和成膏状,敷于脐部,然后用消毒纱布覆盖,再用胶布固定,每日换药 2 次,连用 3～4 天见效。适用于轻型小儿水痘。

6. 生大黄 2 克,麻黄 1 克,升麻 2 克,川芎 2 克,乌药 2 克,神曲 2 克,地龙 1 条。诸药共捣烂,敷于脐部,然后用消毒纱布覆盖,再用胶布固定。适用于轻型小儿水痘。

7. 黄柏、苦参各等量。共研细末,清油熬膏,贴敷脐部。适用于小儿痘疹后余热未清,湿热内蕴,气机不畅而见肚腹肿胀之症。

8. 茶叶适量。茶叶细细嚼烂,敷于脐部,然后用消毒纱布覆盖,再用胶布固定。适用于轻型小儿水痘。

9. 青黛 60 克,滑石 120 克,煅石膏 120 克,黄柏 30 克,黄连 15 克,冰片 15 克,香油适量。以上前 6 味共研细末,每次取药末适量,用香油调匀,涂敷于患处,每日 3 次。适用于轻型小儿水痘。

十九、小儿疳积

疳积是由于喂养不当，或其他疾病的影响，致使脾胃功能受损，气液耗伤而逐渐形成的一种慢性病症。临床以形体消瘦，饮食异常，面黄发枯，精神萎靡或烦躁不安为特征。本病发病无明显季节性，5岁以下小儿多见。古代疳证被列为儿科四大要证之一。新中国成立后，随着人们生活的不断改善和医疗保健事业的发展，疳证的发病率明显下降，特别是重症患儿明显减少。小儿疳积是由于婴幼儿时期脏腑娇嫩，机体的生理功能尚未成熟完善，而生长发育迅速，对水谷精微的需要量大。因此，产生了生理上的"脾常不足"。而很多家长生怕孩子吃不饱，就像填鸭一样喂哺饮食尚不能自节的婴幼儿。俗话说"乳贵有时，食贵有节"，绝不是吃得越多就能长得越好。殊不知，哺食过早，甘肥、生冷食物吃得太多，会损伤脾胃之气，耗伤气血津液，就会出现消化功能紊乱，产生病理上的脾胃虚损而发生疳积之证。

【外治方】

1. 苍术10克，鸡蛋壳10克。共研细末，每次取药末1克，用温水调成糊状，填敷脐中，然后用消毒纱布覆盖，再用胶布固定，热水袋熨20分钟。适用于脾虚型小儿疳积。

2. 桃仁6克，杏仁6克，大黄6克，栀子6克，芒硝6克，鸡蛋1个，面粉适量。以上前5味共研细末，加入鸡蛋清和面粉，调匀，敷于脐部，然后用消毒纱布绷带固定，24小时后去药，每隔7天用药1次。适用于郁热型小儿疳积。

3. 苍术25克，荞麦粉60克，米醋适量。将苍术研为细末，过筛后与荞麦粉拌匀，掺入米醋适量，炒热，捏成药饼。取药饼1个敷于患儿肚脐窝上，盖以消毒纱布，并用胶布固定，2～3天换药1次。适用于脾虚型小儿疳积。

4. 香附 12 克,吴茱萸 12 克,萆草 30 克,侧柏叶 30 克,鸡蛋 1 个。以上前 4 味共研细末,与鸡蛋清调匀,敷于肚脐。适用于脾虚型小儿疳积。

5. 山楂 7 粒,栀子 7 粒,大枣(去核)7 枚,芒硝 30 克,葱白 9 根,面粉 30 克,白酒适量。以上前 5 味共研细末,加入面粉和白酒,调和制成药饼 2 个,冷敷于脐部神阙穴和相应的背部命门穴,每隔 2~3 小时取下药饼,并加白酒适量再敷,每日数次,共敷 3 昼夜。适用于食积型小儿疳积。

6. 鲜萆草叶 15 克,鲜侧柏叶 15 克,吴茱萸 3 克,生香附 3 克,鸡蛋 1 个。将鲜萆草叶和鲜侧柏叶共捣烂成泥,再将吴茱萸和生香附研为细末,加入鸡蛋清适量,调和均匀,制成药饼 1 个,敷于脐部,然后用消毒纱布绷带固定,药饼干燥时去药,日敷 1 次,连敷数次见效。适用于郁热型小儿疳积。

7. 甜酒曲 1 个,芒硝 6 克,杏仁 10 克,栀子仁 6 克,使君子肉 7 粒。上药共研细末,用浓茶汁调匀,敷于脐部,然后用消毒纱布绷带固定,次晨除去,连敷 3 天。适用于虫积所致型小儿疳积。

8. 槟榔 12 克,枳实 10 克,萝卜子 10 克,醋适量。将以上前 3 味共研细末,加醋调匀,敷两足心的涌泉穴。适用于食积型小儿疳积。

9. 生白矾 30 克,面粉适量,米醋 50 毫升。将生白矾研为细末,与米醋、面粉调和,敷于两足心涌泉穴,用布包过夜。适用于食积型小儿疳积。

二十、小儿腹胀

腹胀即腹部膨胀,可由于肠腔、腹腔内积气、积液,腹内巨大肿物或腹肌无力引起,小儿腹胀多以气胀最为多见。腹胀是一种临床症状,在正常情况下,2 岁以上小儿与成人一样,除胃与结肠外,小肠内均无气体;新生儿小肠内正常均应充气,无积气则多为病理现象。特别是饱食后全腹膨胀,常高出剑突,饥饿时则腹部空瘪,如果持续膨胀不瘪,并有张力则可认为是腹胀。患儿多有急或慢性病容,腹部隆起高出于胸部,严重的腹胀可影响呼吸,不能平卧。腹部检查:轻叩腹部,鼓音为气,实音为实性肿物,实音同时有传导性震颤为积液,腹部听诊机械性肠梗阻时肠鸣音亢进,麻痹性肠梗阻肠鸣音减弱或消失。气胀也有两种情况,一般是胃肠胀气,但也有少数是气腹。这两种情况,除通过立位 X 线检查膈下积气外,临床上腹部较薄的叩诊可感到气腹较空软,而肠内胀气可摸到肠形。大孩子可依靠左侧卧位,叩诊肝浊音界来鉴别,气腹时肝浊音界消失。

【外治方】

1. 川厚朴 6 克,大黄 6 克,黄芩 6 克,玉米 10 克,山楂 10 克,麦芽 10 克,神曲 10 克,葛根 8 克,柴胡 8 克,番泻叶 3 克。上药共研细末,用凡士林调和,取莲子大药膏一团,放于胶布上,敷于脐部。适用于热积气滞型小儿腹胀。

2. 鲜橘叶 100 克,小茴香 30 克,麸皮 30 克,食盐 50 克。以上前 2 味研为粗末,加入后 2 味炒热,装入布袋内。将温热的药袋敷于脐上 3～4 小时。适用于食积气滞型小儿腹胀。

3. 葱白 5 克,豆豉 5 克,车前子 10 克,风化硝 10 克,砂仁 1.5克,田螺 1 个,冰片 0.2 克。上药共捣烂如泥,制成饼状,敷于脐部,然后用消毒纱布覆盖,再用胶布固定,每次敷贴 30～60 分钟即可。适用于食积气滞型小儿腹胀。

4. 炒神曲 10 克,炒麦芽 10 克,焦山楂 10 克,炒萝卜子 6 克,炒鸡内金 5 克,淀粉 2 克。以上前 5 味共研细末,加入淀粉,用温开水调成糊状,临睡前贴敷于脐部,然后用绷带固定,次日早晨取下。适用于食积气滞型小儿腹胀。

5. 公丁香 30 个,肉桂 1 克,白胡椒 40 粒,白豆蔻 30 粒。共研细末,过筛。取药末 1～1.5 克填敷于脐中,然后外贴万应膏,3 天后除去,或换药 1 次。适用于寒凝气滞型小儿腹胀。

6. 木香 6 克,陈皮 3 克,鸡内金 3 克。共研细末,装入消毒纱布袋中。晚上临睡前将药袋置于小儿脐部,然后用绷带固定,次日早晨除去。适用于气滞型小儿腹胀。

7. 火硝 3 克。火硝撒于普通膏药上,贴敷于脐部,每日 1 次,每次用药 10 小时。适用于热积气滞型小儿腹胀。

二十一、小儿水肿

小儿水肿是指体内水液潴留,泛溢肌肤,引起面目、四肢甚至全身水肿,小便短少的一种常见病症。根据其临床表现分为阳水和阴水。阳水多见于西医学急性肾小球肾炎,阴水多见于西医学肾病综合征。小儿水肿好发于 2～7 岁的儿童。阳水发病较急,若治疗及时,调护得当,易于康复,预后一般良好;阴水起病缓慢,病程较长,容易反复发作,迁延难愈。

【外治方】 地龙 30 克,猪苓 30 克,辰砂 30 克,葱汁适量。诸药共捣为膏,敷于脐部,然后用消毒纱布覆盖,再用胶布固定,每日换药 1 次。适用于各种小儿水肿。

二十二、小儿自汗、盗汗

脾虚易感的小儿通常表现为生长发育较正常儿童差,并会出现自汗盗汗、夜啼、厌食、头发稀疏缺少光泽、面色苍白或萎黄、大便或干燥或不成形、倦怠乏力、手足不温或手心热,经常感冒、咳嗽等症状。舌质淡、苔薄或有剥脱苔,脉细无力。化验检查可见贫血、免疫球蛋白低下、微量元素缺乏。对于脾虚易感儿,中医多主张积极治疗其本，即健脾补气固本，以减少或杜绝呼吸道再感染的发生。常用的方法有健脾益气，扶正固表，益气养阴。

【外治方】

1. 甘蔗叶适量。甘蔗叶加水煎煮，去渣，温洗全身，每 1～2 次，连洗 2～3 天。适用于小儿自汗、盗汗。

2. 牡蛎粉 30 克，龙骨 30 克，大麦芽 50 克。3 味药共研细末，每次取药末 5 克，调和，敷于患儿脐部，用胶布固定，每日换药 2 次。适用于小儿自汗、盗汗。

3. 郁金粉 0.24 克，牡蛎粉 0.06 克。2 味共研细末，用米汤适量调成糊状，分成 2 份，敷于患儿乳中穴，用胶布固定，每日换药 1 次。适用于小儿自汗、盗汗。

4. 五倍子 100 克，赤石脂 100 克，没食子 100 克，煅龙骨 100 克，牡蛎粉 100 克，辰砂 5 克。上药共研细末，每次药末 10～20 克，用水、醋各半调成糊状，每晚睡前敷于脐部，然后用消毒纱布覆盖，再用胶布固定，次晨取下。适用于小儿自汗、盗汗。

5. 五倍子 5 克，辰砂 1 克。上药共研细末，每次取药末少许，用温水调成糊状，每晚睡前敷于脐部，每 3 天换药 1 次。适用于小儿自汗、盗汗。

6. 煅龙骨、五倍子各等份，食醋适量。以上前 2 味共研细末，取药末 10 克，用食醋适量调成糊状，每晚睡前敷于脐部，然后用消毒纱布覆盖，再用胶布固定，次晨取下。适用于小儿自汗、盗汗。

二十三、婴儿湿疹

小儿湿疹是一种变态反应性皮肤病，就是平常说的过敏性皮肤病。主要原因是对食入物、吸入物或接触物不耐受或过敏所致。患有湿疹的孩子起初皮肤发红，出现皮疹，继之皮肤干糙、脱屑，抚摩孩子的皮肤如同触摸在砂纸上一样。遇热、遇湿都可使湿疹表现显著。引起湿疹的病因是复杂的,其中最主要的是过敏因素,所以有过敏体质家族史的小儿更容易发生湿疹。湿疹按其发病过程中皮疹的表现分为急性、亚急性和慢性三期。初发损害为红斑,继之出现密集粟粒大小丘疹、丘疱疹或水疱,水疱破溃后形成糜烂面,有浆液性渗出、结痂。急性湿疹处理不当,可转为亚急性或慢性湿疹,如及时适当治疗可逐渐好转,但易复发。重者可发生大片红斑,其上为成群丘疹、丘疱疹、水疱,糜烂渗液,表面有厚痂,也可延及整个头面部或头颈部。病灶周围出现红斑丘疹、丘疱疹、水疱。自觉瘙痒,抓破可发生糜烂、结痂,痂下有脓液渗出,边缘有小脓疱,局部淋巴结肿大、压痛,附近部位也可有搔抓所致的平行线状红斑、丘疹和水疱。

【外治方】

1. 生大黄 30 克,川黄柏 15 克,青黛 30 克,松花粉 30 克,枯矾 9 克,鲜女贞叶 60 克,地骨皮 30 克。以上前 5 味共研细末;后 2 味加清水适量煎沸,倒入盆中,温洗患处,再扑上药粉,每日早晚各 1 次。适用于婴儿湿疹。

2. 生大黄 10 克,川黄连 10 克,黄柏 10 克,苍耳子 10 克,苦参 10 克。上药加水煎汤,去渣,熏洗患处,每日 3 次,每次数分钟。渗液多者,可加枯矾 10 克,共煎汤。适用于婴儿湿疹。湿热皮损型患儿慎用,以免皮损加重。

3. 荆芥 15 克,防风 15 克,白鲜皮 15 克,地肤子 15 克,苦参 15 克,艾叶 15 克,川椒 4.5 克。上药加水适量,煎沸后倒入盆中,温洗患部,每日早晚各 1 次。适用于婴儿湿疹。

4. 松花粉 100 克,硫黄 60 克,青黛 30 克,枯矾 15 克,冰片 3 克。以上 5 味共研细末,可用猪油调成膏。患处渗出液较多时可用药粉扑之,如无渗出液则可涂敷药膏,每日 3 次。适用于婴儿湿疹。

5. 生山楂 60 克,苦参 60 克,生大黄 60 克,蝉蜕 30 克,芒硝

60克。以上前4味加水2 000毫升，煎煮10～15分钟后加入芒硝再煎1～2沸，去渣，用药棉蘸药液温洗患部，每日5～6次。药棉可随洗随换，以免污染药液。适用于婴儿湿疹。

6. 雄黄3克，黄连粉5克，硫黄6克，炉甘石20克，硼酸2克。上药混合研细，加入蒸馏水100毫升，摇匀，擦洗患处。适用于婴儿湿疹。

7. 炉甘石8克，赤石脂10克，滑石粉7克，煅石膏7克，甘油10克。以上前4味混合研细，加入适量的氢氧化钙溶液，研成薄糊状，再加甘油及适量的氢氧化钙溶液，溶成200克，摇匀，擦洗患处。适用于婴儿湿疹。

8. 紫草30克，黄柏15克，干荷叶500克，香油250克。前2味用香油浸泡半天，再置于火上熬枯，去渣。然后将干荷叶烧成炭，研成细粉，加入到药油中，调匀成软膏，涂敷患处，每日早晚各用药1次。适用于婴儿湿疹。

9. 苦参20克，白鲜皮20克，黄柏20克，地肤子15克，蛇床子15克，皮硝15克，黄连10克，柴胡10克，明矾5克。上药加水煎取药液1 000毫升，去渣，取药液分3～4次温洗患部。适用于婴儿湿疹。

二十四、小儿尿布皮炎

尿布皮炎是指在新生儿的肛门附近、臀部、会阴部等处皮肤发红，有散在斑丘疹或疱疹，又称新生儿红臀。尿布皮炎是因婴儿尿布更换不勤或洗涤不干净，长时间接触、刺激婴儿皮肤；尿布质地较硬，发生局部摩擦而引起。继发细菌或念珠菌感染后加重。在尿布部位的皮肤发生边界清楚的大片红斑、丘疹或糜烂渗液，甚至继发细菌或念珠菌感染。严重者，特别是营养不良的慢性腹泻婴儿，可发生皮肤溃疡。尿布皮炎治疗的关键在于保持婴儿外阴和臀部皮肤干燥、清洁。尿布用吸水性强、质地细软的旧白被单改制，并勤洗勤换。

【外治方】

1. 黄柏 5 克，蛤蜊壳 5 克，青黛 1 克，滑石粉 15 克。将黄柏洗净切成片，捣碎，磨成粉过筛。用大火炒蛤蜊壳至淡黄色，一触即碎时取出，待冷后研成细粉，过筛，诸药混匀。温水洗净患处，再用药粉涂擦患处，每日用药数次。适用于小儿尿布皮炎。

2. 萆薢 20 克，车前草 15 克，苦参 15 克，黄柏 15 克。4 味药加水 2 000 毫升煎取药液 1 000 毫升，去渣，药液分 3～4 次温洗患部，7 天为 1 个疗程。适用于小儿尿布皮炎。

3. 青黛 9 克，儿茶 9 克，黄柏 9 克，马齿苋 9 克，五倍子 4.5克，冰片 0.9 克，凡士林 125 克。以上前 5 味共研细末，加入冰片同研和匀，然后用凡士林调匀成膏。用淡明矾水洗净患处，涂上药膏，每 2～3 小时用药 1 次。适用于小儿尿布皮炎。

4. 滑石 10 克，青黛 2 克。共研细末。干性者可取药末揉擦患处；若有渗液可用黄连 6 克煎汤外洗，然后再擦药末。适用于小儿尿布皮炎。

5. 大黄 5 克，黄柏 5 克，炉甘石 5 克，滑石 20 克，枯矾 5 克，冰片 3 克。共研细末。温水洗净患处，再用药粉涂擦患处，每日用药数次。适用于小儿尿布皮炎。

6. 黄芩 15 克，黄连 15 克，黄柏 15 克，大黄 15 克，雄黄 6 克，枯矾 9 克。上药加温水 1 500 毫升，浸泡约 30 分钟，浓煎至 100 毫升左右。洗净患处，用消毒棉签蘸药液涂擦患处，每日 3 次。适用于小儿尿布皮炎。

二十五、小儿疥疮

疥疮是由疥螨在人体皮肤表皮层内引起的接触性传染性皮肤

病。可在家庭及接触者之间传播流行。临床表现以皮肤柔嫩之处有丘疹、水疱及隧道,阴囊瘙痒性结节,夜间瘙痒加剧为特点。疥螨常寄生于皮肤较薄且柔软的部位,如指缝及其两侧、腕屈面、肘窝、腋窝、脐周、腰部、下腹部、生殖器、腹股沟及股上部内侧。头面部不累及,但儿童例外。皮损为针头大小的丘疱疹和疱疹。在指缝处常可发现由疥虫所掘出的隧道,在隧道口可用针尖挑出雌虫,这是疥疮特有症状。常伴有夜间剧痒。皮损若经久不愈,往往发生继发性变化,如抓痕、血痂、点状色素沉着、湿疹样变和脓疱。部分患者可在阴囊、阴茎等处出现淡色或红褐色绿豆至黄豆大半球炎性硬结节,有剧痒,称为疥疮结节。另一种罕见型为挪威疥疮,是一种严重的疥疮,多发生于身体虚弱或免疫功能低下的病人,该型皮疹广泛且具有特殊臭味。婴幼儿、儿童的皮肤角质层薄,皮损具有特殊性,皮损表现为多形性,可类似丘疹性荨麻疹、湿疹等,常累及头面部、掌跖,而这些部位成人等不易受累。

【外治方】

1. 嫩桑枝 50 克,嫩槐枝 50 克,嫩榆枝 50 克,嫩桃枝 50 克,嫩柳枝 50 克,猪胆 1 个。以上前 5 味加水 2 000 毫升,煎汤去渣,待温加入猪胆,全身沐浴。适用于小儿疥疮。

2. 益母草 150 克。益母草加水 2 000 毫升,煎汤去渣,待温,全身沐浴。适用于小儿疥疮。

二十六、新生儿黄疸

医学上把未满月(出生 28 天内)新生儿的黄疸,称之为新生儿黄疸,新生儿黄疸是指新生儿时期,由于胆红素代谢异常,引起血中胆红素水平升高,而出现皮肤、黏膜及巩膜黄疸为特征的病症,本病有生理性和病理性之分。生理性黄疸在出生后 2～3 天出现,4～6 天达到高峰,7～10 天消退,早产儿持续时间较长,除有轻微食欲缺乏外,无其他临床症状。若生后 24 小时即出现黄疸,每日血清胆红素升高超过 5 毫克/分升或每小时＞0.5 毫克/分升;持续时间长,足月儿＞2 周,早产儿＞4 周仍不退,甚至继续加深加重或消退后重复出现或生后一周至数周内才开始出现黄疸,均为病理性黄疸。

【外治方】 大黄 10 克,硝石 10 克,黄柏 10 克,栀子 10 克。上药加水煎汤 1000 毫升,去渣,擦洗患儿全身,每日 2 次,3 天为 1 个疗程。适用于新生儿黄疸。

二十七、小儿佝偻病

维生素 D 缺乏性佝偻病,又叫骨软化症,为新形成的骨基质钙化障碍,是因维生素 D 缺乏导致钙、磷代谢紊乱和临床以骨骼的钙化障碍为主要特征的疾病。维生素 D 是维持高等动物生命所必需的营养素,它是钙代谢最重要的生物调节因子之一。维生素 D 不足导致的佝偻病,是一种慢性营养缺乏病,发病缓慢,影响生长发育。多发生于 3 个月至 2 岁的小儿。

【外治方】 苦参 15 克,茯苓皮 15 克,苍术 15 克,桑白皮 15 克,明矾 15 克,葱白少许。上药加工研碎,每次取药末 30 克,加水 5000 毫升,煎煮去渣,温洗患儿全身。适用于小儿佝偻病。

二十八、小儿寄生虫病

寄生虫病是小儿时期最常见的多发病,对小儿危害大,重者可致生长发育障碍。小儿寄生虫病主要包括蛔虫病、钩虫病、蛲虫病、绦虫病。可引起小儿发育迟缓、异食癖、贫血等,严重时可并发阴道炎、阑尾炎、侏儒症。应及早进行驱虫治疗。

【外治方】

1. 百部 15 克,鹤虱 15 克,明矾 6 克,雄黄 3 克,胡连 6 克,樟脑 2 克。以上前 5 味加水煎煮 20 分钟,去渣取汁,加入樟脑,倒入盆中,待水温适宜时熏蒸小儿肛门,至药液不烫时再洗浴小儿肛门,每日 1 次,连用 3 天为 1 个疗程。适用于小儿蛲虫病,症见肛门奇痒,夜间为甚。

2. 百部根 20 克,榧子 10 克,苦参 20 克,石榴皮 10 克,槟榔 10 克。上药加水煎煮,去渣取汁,熏洗小儿肛门,每日 1 次。适用于小儿蛲虫病。

3. 百部 15 克,苦参 15 克。2 味药加水煎煮,去渣取汁,每晚熏洗小儿肛门,再将六神丸 1 粒塞入小儿肛门,连用 7 天为 1 个疗程。适用于小儿蛲虫病。

4. 百部 15 克,苦参 15 克,苦楝皮 10 克,乌梅 2 个。共研细末。另取 1 剂,加水煎煮 2 次,合并滤液,浓缩成 100 毫升。用药液调和药末成糊状,每晚睡前用药液反复擦洗小儿肛门,再用药糊涂敷,每日早晚各 1 次。适用于小儿蛲虫病。

5. 鹤虱 15 克,苦参 15 克,百部 15 克,花椒 6 克。4 味药加水煎煮,去渣取汁。临睡前熏洗小儿肛门和前阴局部,连用 3 天为 1 个疗程。适用于小儿蛲虫病。

6. 百部 15 克,55 度白酒 150 毫升。将百部置于酒瓶中浸泡 3 天,去渣取汁,每晚先洗净小儿肛门,再用药酒涂敷肛门及其周围部位,连用 7 天为 1 个疗程。适用于小儿蛲虫病。

7. 细辛 20 克,皂角刺 20 克,蜂蜜 200 克。前 2 味共研细末,蜂蜜炼至滴水成珠,再将药末加入炼蜜中调匀,做成均匀可塑性软块,用手搓成圆柱状的通便药栓(直径 1 厘米、长 1.7 厘米)。取侧卧屈膝体位,将药栓蘸食油塞入患儿肛门,每次插入 1~2 个药栓,塞入深度不得少于 10 厘米。一般 15 分钟左右即可见排便排虫,如果 30 分钟后仍未见排便者可再重复给药 1 次。

适用于蛔虫性肠梗阻。

8. 食醋适量。将食醋加温开水 2 倍,每晚睡前外擦肛门周围。连用数周,并烫洗衣被。适用于小儿蛲虫症。

二十九、小儿鞘膜积液

婴幼儿睾丸鞘膜积液是由于腹鞘膜突在出生前后未能闭合而形成的一个鞘膜腔,它导致液体的积聚、扩张而形成梨形的腔囊。部分先天性鞘膜积液患者因鞘膜腔与腹膜腔有相通的管道而形成交通型的鞘膜积液,表现为液体能随体位的改变从鞘膜腔来回流动,临床常出现阴囊时大时小的变化。长期的慢性鞘膜积液因张力大而对睾丸的血供和温度调节产生不利的影响,严重的可能引起睾丸萎缩,如果积液严重,影响双侧睾丸,很可能影响孩子将来的生育能力。对于小儿鞘膜积液,应该早一点采用保守(非手术)疗法,进行彻底的治疗。因此,根据患儿的具体情况,及时采取安全有效的方法治疗,是避免后遗症发生的关键。

【外治方】

1. 金银花 30 克,蝉蜕 30 克,紫苏叶 15 克。3 味药加水煎汤 2 次,去渣取汁,合并药液。用消毒纱布蘸药液温洗患处,每日 2～3 次,每次 30 分钟,每剂可用 2～3 天。适用于小儿鞘膜积液。

2. 大茴香、大枣、蜂蜜各适量。前 2 味共研细末,用蜂蜜调成糊状,敷于脐部,然后用消毒纱布覆盖,再用胶布固定。另可将小茴香炒热装袋,趁热熨睾丸 20 分钟,每日 1 次。适用于小儿鞘膜积液。

三十、小儿阴茎包皮水肿

小儿阴茎包皮水肿民间称为"蚯蚓风"或"蚯蚓吹",多见于6个月至5岁的婴幼儿,往往在洗澡、撒尿和换内裤时偶然被家长发现。这种包皮水肿发作时,龟头包皮呈球状水肿,色泽淡红发亮,柔软有弹性,指压后无凹陷,无外伤痕迹,局部无发热、充血等症状。全身多无异常改变,偶有哭啼、烦躁不安等现象,但水肿严重时可影响尿的排泄。

【外治方】

1. 蛇床子3克,明矾3克,川黄连3克。3味药加水煎煮,去渣,趁热熏洗患部,每日2次。适用于小儿阴茎包皮水肿。

2. 连根鲜凤尾草2～3株。将其洗净,加水500毫升,煎煮去渣,趁热熏洗患部,每日1～2次,每次10～15分钟。适用于小儿阴茎包皮水肿。

3. 艾叶10克。将其洗净加水200毫升,煎煮1～2分钟,去渣后置广口瓶内,加盖,待其自然冷却后浸洗阴茎,每次10～15分钟,间隔20～30分钟再浸洗。适用于小儿阴茎包皮水肿。

4. 青木香15克,栀子15克。将其加水煎煮后去渣,温洗患部,每日2～3次。适用于小儿阴茎包皮水肿。

5. 鲜威灵仙50克。将其捣汁,加水200毫升,浸洗阴茎。适用于小儿阴茎包皮水肿。

6. 蝉蜕30克。将其加水煎煮,去渣,温洗患部,每日3～4次。适用于小儿阴茎包皮水肿。

7. 鲜老鹳草60克(干品30克)。将其加水煎煮,去渣,温洗患部,每日2～4次。适用于小儿阴茎包皮水肿。

三十一、小儿惊风

惊风是小儿时期常见的一种急重病症,以临床出现抽搐、昏迷为主要特征。任何季节均可发生,一般以 1～5 岁的小儿为多见,年龄越小,发病率越高。其病情往往比较凶险,变化迅速,威胁小儿生命。所以,古代医家认为惊风是一种恶候。惊风的症状,临床上可归纳为八候。所谓八候,即搐、搦、颤、掣、反、引、窜、视。八候的出现,表示惊风已在发作,但惊风发作时不一定八候全部出现。由于惊风的发病有急有缓,症候表现有虚有实、有寒有热,故临证常将惊风分为急惊风和慢惊风。凡起病急骤,属阳属实者,统称急惊风;病势缓慢,属阴属虚者,统称慢惊风。本病西医学称为小儿惊厥。其中,伴有发热者多为感染性疾病所致,颅内感染性疾病常见有脑膜炎、脑脓肿、脑炎、脑寄生虫病等;颅外感染性疾病常见有高热惊厥,各种严重感染(如中毒性菌痢、中毒性肺炎、败血症等)。不伴有发热者多为非感染性疾病所致,除常见的癫痫外,还有水及电解质紊乱、低血糖、药物中毒、食物中毒、遗传代谢性疾病、脑外伤、脑瘤等。临证要详细询问病史,细致体格检查,并做相应实验室检查,以明确诊断,及时进行针对性治疗。

【外治方】

1. 金银花 20 克,薄荷 15 克。2 味药加水煎浓汁,去渣,可全身擦浴,重点擦浴曲池、大椎、风池、风府穴及腋下。适用于小儿惊风的辅助治疗。

2. 露蜂房 30 克。露蜂房加水 1 000 毫升煎煮,去渣,温洗全身。适用于小儿惊风的辅助治疗。

3. 地龙 2 条,人工麝香 0.15 克。共研细末,敷于脐部,然后用胶布固定。适用于小儿惊风的辅助治疗。

4. 生龙骨 5 克,朱砂 2 克,绿豆 5 克,鸡蛋 1 个。前 3 味共研细末,加入鸡蛋清调和均匀,使成糊状,敷于神阙、百会和涌泉穴,24 小时后取下。适用于小儿惊风的辅助治疗。

5. 明雄黄 1.5 克,砂仁 2 克,炒栀子 7 克,冰片 0.3 克,人工麝香 0.1 克,鸡蛋清适量。以上前 4 味共研细末,加入鸡蛋清适量,调和均匀,敷于脐部四周如碗口大,留出脐孔,放入人工麝香,然后用消毒纱布覆盖,再用胶布固定,24 小时后去药。适用于小儿惊风的辅助治疗。

6. 地龙 30 克,蝉蜕 15 克。共研细末,用乳香煎汤调和成糊状,敷于脐部,然后用消毒纱布覆盖,再用胶布固定。适用于小儿惊风的辅助治疗。

7. 全蝎 8 条,蜈蚣 2 条,守宫 2 条,飞朱砂 3 克,樟脑 3 克,蜂蜜适量。以上前 5 味共研细末,加入蜂蜜调匀,敷于脐部和囟门,然后用消毒纱布覆盖,再用胶布固定,每日换药 1 次。适用于小儿惊风的辅助治疗。

8. 芙蓉叶数张,鸡蛋 1 只。将芙蓉叶捣烂,包鸡蛋煎成饼,贴敷脐部。适用于小儿惊风的辅助治疗。

9. 栀子、桃仁、面粉各等量,鸡蛋清适量。将栀子研末,桃仁捣泥,与面粉混合,再与鸡蛋清调和成饼,贴敷于患儿两足心。适用于小儿惊风的辅助治疗。

三十二、小儿便秘

小儿便秘是指小儿大便干燥、坚硬,秘结不通,排便时间间隔较久(＞2 天),或虽有便意而排不出大便。小儿在不同年龄有着不同的便秘原因,找到原因后再进行对因治疗是比较妥当的。另外,把孩子的生活安排得有规律些,让孩子多吃青菜、水果,多喝水和多吃些脂肪类食品。

【外治方】

1. 葱白 2 根,酒糟 10 克。共捣烂炒热。趁温热敷于脐部,外用消毒纱布固定。适用于阳虚小儿便秘。

2. 大葱 10 克,生姜 6 克,豆豉 9 克,食盐 9 克。共捣烂,做成药饼。将药饼烤热,敷于脐部,然后用消毒纱布扎紧,1~2 小时见效。适用于阳虚小儿便秘。

三十三、小儿遗尿

遗尿是指小儿不自觉地排尿,或睡眠中自出者,俗称尿床。常见于 3 岁以上的小儿。多因肾气不足,膀胱寒冷,下元虚寒,或病后体质虚弱,脾肺气虚,或不良习惯所致。如果 3 岁以下小儿,由于发育尚未健全,排尿的正常习惯还未养成,或因白天嬉戏过度,精神激动,夜间偶尔尿床者,则不属病态。中医认为,本病是由小儿肾气不足,下元虚冷,不能温养膀胱;或久病肺脾气虚,不能通调水道,膀胱制约无权;或肝经湿热,进而影响膀胱,致使疏泄失常所致。亦可由小儿不良习惯,或感染蛲虫等引起。本病可见于西医学神经性膀胱功能障碍,先天性大脑发育不全,泌尿道炎症等疾病。

【外治方】

1. 川续断 30 克,狗脊 30 克,女贞子 30 克,党参 20 克,茯苓 20 克,甘草 6 克。上药加水 1 000 毫升煎煮,去渣,浸洗双足,每晚 1 次,每次 20~30 分钟。适用于小儿肾气虚弱型遗尿。

2. 麻黄 3 克,益智仁 1.5 克,肉桂 1.5 克,食醋适量。前 3 味共研细末,每次取药末 3 克,用醋调成饼状,将药饼敷于脐部,然后用胶布固定,36 小时后取下。隔 12 小时再敷药,连用 3 次,然后每隔 1 周用药填脐 1 次,连续 2 次巩固疗效。适用于小儿肾气虚弱型遗尿。

3. 五倍子5克,五味子2.5克,菟丝子7.5克,米醋适量。前3味共研细末,用醋调成糊状,敷于脐部,然后用消毒纱布包扎,再用胶布固定,次日早晨取下。适用于小儿肾气虚弱型遗尿。

4. 连须葱白2根,硫黄30克。共捣烂,敷于脐部,然后用消毒纱布包扎,8～10小时后去药。适用于小儿肾气虚弱型遗尿。

5. 炮附子6克,补骨脂12克,生姜30克。前2味共研细末,生姜捣烂为泥,与药末调成膏状,敷于脐部,然后用消毒纱布覆盖,再用胶布固定,5天换药1次。适用于小儿肾气虚弱型遗尿。

6. 龙骨15克,米醋适量。将龙骨用火煅后研末,再用米醋调为糊状,敷于脐部,用消毒纱布覆盖,再用胶布固定,每日换药1次,连用5～7天。适用于小儿肾气不固型遗尿。

7. 黑胡椒粉适量。将黑胡椒研成粉,敷于脐部,然后用伤湿止痛膏固定,每日换药1次,7天为1个疗程,一般用药1～3个疗程。适用于小儿肾阳虚型遗尿。

三十四、小儿脐部疾病

脐部疾病是指小儿出生后断脐结扎护理不善,或先天性异常而发生的脐部病变。其中脐部湿润不干者称为脐湿;脐部红肿热痛,流出脓水者称为脐疮;血从脐中溢出者称为脐血;脐部突起者称为脐突。古代医籍对脐部疾患记载甚多,认为脐湿、脐疮、脐血发病与接生断脐不当有密切关系,脐突的发生与体质因素有关。脐湿、脐疮西医学泛指新生儿脐炎;脐血,西医学称为脐带出血,脐突包括西医学所称脐疝、脐膨出。脐部疾患发生在新生儿期,一般预后良好。但是,脐疮处置不当亦可酿成败血症等重症;若脐血与全身血液疾病有关,则病情较重。脐突患儿大多数预后良好,可治愈。

【外治方】

1. 烧蛤蟆或炙蛤蟆 1 只。上药捣成细末,敷于脐疮上,每日 3～4 次。适用于小儿脐疮肿痛。

2. 猪脊髓 10 克,杏仁 15 克。将杏仁研成糊状,再与猪脊髓调和,敷于脐疮肿痛处。适用于小儿脐疮肿痛不愈者。

3. 白矾适量。白矾研成细末,敷于脐部。适用于小儿脐疮糜烂流水者。

4. 白石脂 3 克,黄柏 10 克,枯矾 3 克,百草霜 1 克。共研细末。取药末适量,填于脐孔中,换药前需用艾叶煎水洗净脐窝并擦干。适用于小儿脐湿,症见脐带脱落后脐部有液体分泌,经常湿润或溃烂者。

5. 白石脂细末 10 克。将其煅成细末。取药末适量,填于脐孔中,每日 3 次。适用于小儿脐中出水不止,兼见局部红肿者。

6. 黄连 20 克,煅龙骨 20 克,海螵蛸粉 10 克。共研细末,取药末适量撒于脐中。适用于小儿脐疮红肿糜烂,甚至溢脓、久治不愈者。

7. 鲜藕节 6 克,五倍子 3 克。2 味药共捣烂,敷于脐部。适用于小儿脐炎、血水从脐中溢出者。

8. 杏仁 5 克,茶叶 1 克。2 味药共捣烂,敷于脐部,每日 2 次。适用于小儿脐炎湿润不干者。

9. 黑豆藤 10 克,大茴香 2 克。2 味药共捣烂,敷于脐部,每日 2 次。适用于小儿脐炎。

10. 鲜桑叶 6 克,白芷 2 克。2 味药共捣烂,敷于脐部,每日 2 次。适用于小儿脐中糜烂、溢脓血水者。

11. 鲜野菊 15 克。野菊捣烂后敷于脐部,每日 2 次。适用于小儿脐炎红肿疼痛者。

12. 南瓜瓤 10 克,白糖 5 克。2 味药共捣烂,敷于脐部,每日 2 次。适用于小儿脐炎糜烂湿润、久治不愈者。

13. 生地黄 12 克,萝卜子 10 克,田螺 1 个,葱白 6 克。4 味药共捣烂,敷于脐部。适用于新生儿脐风。

14. 赤小豆 3 克,豆豉 3 克,天南星(去皮脐)3 克,白蔹 3 克,芭蕉树汁 3～6 毫升。以上前 4 味共研为细末,用时加入芭蕉树汁调匀,敷脐四周,消毒纱布包扎,每日换 2 次,一般 2～3 天可愈。适用于婴儿脐突。

15. 桑螵蛸、人中白各等量,蜂蜜适量。前 2 味煅研为散,用蜂蜜调成糊状,敷于脐部。适用于脐疮红肿或有脓水渗出者。

16. 炉甘石 30 克,米醋适量。将炉甘石用米醋浸泡 24 小时,然后焙干,再研为散,敷于脐部,用消毒纱布覆盖,再用胶布固定。适用于脐部感染出脓水者。

三十五、小儿丹毒

丹毒是由细菌引起的皮肤和皮下组织急性炎症。病菌主要由皮肤或者黏膜的破损处侵入,也可以由血行感染。本病多发生于营养不良和低蛋白血症的患儿。小儿丹毒一般发病较急,在发病初期多数患儿有一些前驱症状,表现为突然寒战、高热,体温可达 39℃～40℃,伴有全身不适、恶心、呕吐,婴儿有时会出现高热惊厥。继之在患部出现红肿,周围境界比较清楚,自觉灼热、疼痛,局部淋巴结肿大。化验检查白细胞增高,同时中性粒细胞也会增高。小儿丹毒一般多发生于面部、腹部和小腿部位。

【外治方】

1. 苎麻根 90 克,赤小豆 30 克。上药加水 4 200 毫升,煎取药液 2 400 毫升,去渣,温洗患部,冷即再暖,每日 3～5 次。适用于小儿丹毒。

2. 生大黄 30 克,芒硝 30 克,绿茶 30 克。前 2 味共研细末,装瓶备用；另将绿茶煎取浓汁，待冷后装瓶备用。临用时取药末适量，用茶汁调成糊状，连续涂敷于患处，先涂四周，后涂当中，干则涂之，如果药层过厚，可以洗去再涂，并可加少许茶汁以使药层湿润。适用于小儿丹毒。

3. 桑白皮 500 克。将其切细，加水 7 000 毫升，煎取药液 3 500 毫升，去渣，洗浴患儿。适用于小儿丹毒。

4. 黄连、黄柏、黄芩、大黄、生地黄、生蒲黄、伏龙肝各等份，蜂蜜适量。以上前 7 味共研细末，再取药末适量用蜂蜜、冷开水各半调成稀糊状，敷于患处，随干随涂，可加少许蜂蜜水保持湿润。适用于小儿丹毒。

5. 干姜、蜂蜜各适量。将干姜研为细末，然后加入蜂蜜调匀，涂敷患处，每日 1～2 次。适用于小儿丹毒。

6. 黄连 15 克，川黄柏 15 克，生大黄 15 克，甘草 15 克，冰片 3 克，香油适量。以上前 5 味共研细末，每次取药末适量，用香油调成糊状，涂敷于患处，每日 3 次。适用于小儿丹毒。

三十六、小儿夜啼

小儿夜啼是指 1 岁以内的哺乳婴儿入夜啼哭、间歇发作或持续不已，甚至通宵达旦；或每夜定时啼哭、白天如常的疾病。民间俗称"夜啼郎"或"哭夜郎"。小儿夜啼常见于 6 个月以内的婴儿。如因初断乳食、饥饿、尿布潮湿、室温过高或过低、被子过厚等引起的夜啼，不属于本证范畴。中医学认为，小儿夜啼多因脾脏虚寒、心经积热、突受惊吓、乳食积滞所致。

【外治方】

1. 朱砂 20 克，琥珀 20 克，吴茱萸 30 克，蜂蜜适量。前 3 味共研细末，每次取药末 1～2 克，加入蜂蜜调制成药饼，纳入脐中，外用胶布固定。每日换药 1 次，7 天为 1 个疗程。适用于小儿夜间啼哭吵闹。

2. 朱砂 1 克。将其共研细末,水调成糊,敷于脐部,然后用消毒纱布覆盖,再用胶布固定。适用于小儿夜间啼哭吵闹。

3. 朱砂 0.5 克,五倍子 1.5 克,陈细茶 1 克。共研细末,水调制成药饼,敷于脐部,然后用消毒纱布覆盖,再用胶布固定,每日换药 1 次。适用于小儿夜间啼哭吵闹。

4. 鲜地龙 2 条。将地龙洗净捣成糊状,敷于脐部,然后用消毒纱布覆盖,再用胶布固定。适用于小儿夜间啼哭吵闹。

5. 牵牛子 7 粒。将其研末,加水调成糊状,每晚睡前敷于脐部,然后用消毒纱布覆盖,再用胶布固定。适用于邪热壅迫引起的小儿夜间烦躁哭闹。

6. 丁香 3 粒,蝉蜕 2 克,钩藤 3 克。3 味共研细末,水调为糊,敷于脐部,然后用消毒纱布覆盖,再用胶布固定。适用于小儿夜间啼哭吵闹。

7. 牛蒡子 50 克,珍珠粉 2 克,朱砂 3 克。3 味药共研细末,每次取药末 1 克敷于脐中,外用胶布固定。适用于小儿夜间啼哭吵闹。

8. 黄连 3 克,朱砂 0.5 克,生地黄 10 克,五倍子 15 克,陈茶水适量。以上前 4 味共研细末,加入陈茶水适量,捏成小饼状,敷于脐部,外用胶布固定,每晚更换 1 次,一般敷 2～6 次有效。适用于小儿阴血亏虚之夜啼不止、五心烦热、躁动少眠、大便干结等。

9. 朱砂 2 克,僵蚕 9 克,钩藤 9 克,黑丑 3 克,灯芯草 4 克。共研细末,加米汤适量,调和成膏状,取药糊适量敷于脐部和掌心劳宫穴,每日下午敷药 1 次,晚上再敷药 1 次,连用 3～5 天为 1 个疗程。适用于小儿心经积热、夜啼不安。

10. 黑丑 3 克,米汤适量。将黑丑研细末,加米汤调和成糊状,每晚睡前 1 小时取药糊适量敷于脐部,然后用消毒纱布覆盖,再用胶布固定,连续涂药至痊愈。适用于小儿夜啼症并食积不化者。

三十七、小儿疝气

小儿疝气即是小儿腹股沟疝气,是小儿普通外科手术中最常见的疾病,在胚胎时期,腹股沟处有一"腹膜鞘状突",可以帮助睾丸降入阴囊或子宫圆韧带的固定,有些小孩出生后,此鞘状突关闭不完全,导致腹腔内的小肠、网膜、卵巢、输卵管等进入此鞘状突,即成为疝气,若仅有腹腔液进入阴囊内,即为阴囊水肿。疝气一般发生率为1‰~4‰,男生是女生的10倍,早产儿则更高,且可能发生于两侧。

【外治方】

1. 肉桂15克,香附15克,葱白20克,鲜生姜20克。前2味研成粗粉;葱白根炒热,鲜生姜捣烂,4药和匀,捣成膏。用温开水洗净脐部,酒精棉球消毒,将药膏敷于脐部,然后用纱布包扎。适用于肝经寒凝之小儿轻度疝气。

2. 紫苏叶10克,橘叶10克,香附10克,木瓜10克。4味药加清水适量,将药液倒入盆内。温洗患部10分钟,再用浸有药液后拧干的毛巾热敷,每日早晚各1次。适用于小儿轻度疝气。

3. 艾叶30克,硫黄20克,香附子15克,白酒适量。前3味下锅炒热,加入白酒拌炒至热,用布包裹。热熨肿痛处,每日早晚各1次。适用于寒凝气滞型小儿疝气。

4. 老生姜25克,淡豆豉30克,白术15克,橘叶20克,茶叶10克,食盐15克。诸药加清水适量,煎煮至沸后倒入盆中。趁热先熏后洗患部20~30分钟,每日早晚各1次。适用于小儿虚寒性疝气。

5. 丁香适量。将其研细末,填敷脐中,然后用塑料布覆盖,再用胶布固定。2天换药1次。适用于小儿寒疝腹痛。

6. 川楝子10克,吴茱萸10克,小茴香10克。共研细末,加入适量面粉和温开水,调成膏状,敷于神阙、气海、中极穴。适用于肝经寒凝气滞引起的寒疝腹痛。

7. 乌梅肉适量。将其捣烂,敷于脐部。适用于先天性脐不闭合症。

8. 黑胡椒 7 粒,面粉、醋各适量。将黑胡椒捣烂,然后加醋和面粉调成糊状,置于无菌消毒纱布上,贴于会阴部,用胶布固定,隔日换药 1 次,连用 2～3 次。适用于小儿寒疝腹痛。

9. 醋适量。用醋涂于阴囊肿大处,即用温水洗去,连用 2～3 次。适用于小儿疝气阴囊肿大。

三十八、小儿脱肛

小儿脱肛指小儿肛管直肠甚至部分结肠移位下降外脱出肛门。小儿脱肛初期,在排便后肠管从肛门内脱出,随后会自动缩回。反复发作后,每次便后都需要用手托回,常有少量黏液从肛门流出,患儿肛门处有明显的不适感,十分怕解大便,常伴有身体乏力、食欲缺乏、面色萎黄和消瘦。以后每当腹内压增加时,如哭闹、咳嗽、用力时就会脱肛。患儿的肛门括约肌松弛,只要让孩子蹲下来就会看到脱肛。如果脱肛久不能复位,被嵌顿的直肠会充血、肿胀、出血,甚至造成坏死等严重后果。由于不少小儿脱肛有自愈倾向,所以在治疗方面应采取保守疗法。

【外治方】

1. 蜗牛 30 克,诃子 15 克,猪油适量。前 2 味共研细末,用猪油调匀,敷于患处。适用于小儿中气下陷所致轻度脱肛。

2. 鳖头、香油各适量。将鳖头洗净焙干,研为细末,过筛,高压消毒,再用香油调和成膏状。小儿便毕,温热水坐浴,洗净患处,再用药糊涂敷肛门周围,轻轻托回,每日用药 1 次,10～15 天为 1 个疗程,可连用 2～3 个疗程。适用于小儿中气下陷所致轻度脱肛。

3. 五倍子、煅龙骨各等份。共研细末,用2‰硼酸水或温开水洗净患处,再用棉球蘸药粉轻扑肛门周围,轻轻托回,令患儿睡1小时。适用于小儿中气下陷所致轻度脱肛。

三十九、鹅口疮

鹅口疮又名雪口病、白色念珠菌病,由真菌感染,是儿童口腔的一种常见疾病。在口腔黏膜表面形成白色斑膜,多见于婴幼儿。鹅口疮是白色念珠菌感染所引起,这种真菌有时也可在健康儿童口腔中发现,当婴儿营养不良或身体衰弱时可以发病。

【外治方】

1. 黄丹3克,蜂蜜适量。二者混匀,蒸成黑色,用消毒棉签蘸药涂患处,3日即愈。适用于小儿鹅口疮。

2. 五倍子18克,枯矾12克,白糖2克。将五倍子捣碎如米粒大,放入锅内炒至黄脆,再撒入白糖同炒,待糖溶化吸入五倍子内,不粘手时取出风干,与枯矾共研成末,装瓶。临用时用香油调成糊状,用消毒棉签蘸药糊遍涂患儿口内,每日2～3次。适用于小儿鹅口疮。

3. 乌梅炭9克,硼砂9克,儿茶6克,五倍子9克,黄连9克,冰片1.5克。将乌梅放入锅内用烈火煅,使乌梅肉变成焦褐色,再与其余5味共研细末。用淡盐水洗净口腔患处,再用消毒棉签蘸药末涂敷患处,每日早、中、晚各涂敷1次。适用于小儿鹅口疮。

4. 冰片、硼砂、玄明粉、朱砂、蜂蜜各适量。前4味为中成药冰硼散的组成成分,可取冰硼散适量,与蜂蜜调成糊状,用消毒棉签蘸药糊涂患处。适用于心脾积热型小儿鹅口疮,症见口腔舌面满布白屑、面赤唇红、烦躁不安、叫扰啼哭、口干或渴、大便干结、小便黄少、舌红脉滑等。

5. 陈葫芦瓢炭30克,硼砂9克。共研为末,装瓶备用。临用时取药末适量,用香油调成糊状,用消毒棉签蘸药糊涂患处,每日早、中、晚各1次。适用于小儿鹅口疮。

6. 板蓝根20克,薄荷5克。2味药加水适量,煎取汁液,分作2份。1份药液用消毒棉签蘸洗口腔,每日5～6次;另1份药液分2～3次口服。适用于小儿鹅口疮。

7. 野菊花10克,蒲公英10克,犁头草10克,百草霜10克,甘草6克,明矾2克。以上前5味加水适量,先浸后煎,去渣浓缩至200毫升,加入明矾使溶化。用消毒棉签蘸药液洗涤口腔,随洗随拭,每日5～6次,一般洗涤2～3天即可。适用于小儿鹅口疮。

8. 青黛1克,乳香1克,没药1克,黄连1克,人中白1克,生石膏1克,硼砂1克,冰片0.3克。上药共研细末,用消毒棉签蘸药末涂敷患处。适用于小儿鹅口疮。

四十、小儿口疮

口疮又称"口疡",是指口舌浅表溃烂的一种病症。可见于任何年龄的小儿,但以婴幼儿发病较多。现代医学认为,人体口腔内存在着许多致病菌和非致病菌。在健康情况下它们和人体保持着相对平衡,不会引起疾病,一旦人体抵抗力降低,就可发生口腔局部炎症、溃疡。如果给小儿吃过热、过硬的食物,或擦洗婴幼儿口腔时用力过大等,都可损伤口腔黏膜而引起发炎、溃烂。小儿患上呼吸道感染、发热及受细菌和病毒感染后,口腔不清洁,口腔黏膜干燥,也可引起口疮。以营养不良的小儿发病率高。小儿口疮易发生在春秋季节,可增加维生素 B_1、维生素 B_2、维生素C、维生素E或多吃绿色蔬菜、水果,并注意个人口腔卫生,饭前饭后刷牙漱口。

【外治方】

1. 细辛6克,米醋适量。细辛研为细末,分成5份,每次取1

份,用米醋调成糊状,将药糊敷于患儿脐孔,每日用 1 份,连用 4～5 天。适用于心脾积热引起的小儿口疮,症见口腔溃疡满口糜烂、周围红赤、疼痛拒食、烦躁多啼、口臭涎多、小便短赤、大便干结或发热面赤、舌红苔黄、脉滑而数。

2. 大黄 9 克,丁香 1.5 克,炒绿豆 6 克,米醋适量。前 3 味共研细末,再与米醋调成糊状,敷于患儿两足心涌泉穴。适用于湿热偏盛之小儿口疮。

3. 朱砂 1.5 克,僵蚕 3 克,蛇蜕 3 克,人工麝香 1.5 克,蜂蜜适量。以上前 4 味共捣为末,加入蜂蜜调成糊状,涂于小儿唇口处。适用于小儿口疮。

4. 萝卜子 10 克,白芥子 10 克,地肤子 10 克,米醋适量。以上前 3 味一同置于砂锅内,用文火炒至微黄,研为细末,再将米醋煮沸后冷至微热,与药末调成糊状,敷于患儿两足心涌泉穴。适用于小儿口疮。

5. 五倍子、黄柏各等份,香油适量。前 2 味共研细末,用香油调成糊状,敷于患处。适用于小儿口疮。

6. 鹅不食草 30 克。鹅不食草捣烂,布袋盛之,佩戴于小儿颌下。适用于小儿口疮。

四十一、小儿口角炎

口角炎是口腔炎的一种,多见于小儿时期,俗称"烂嘴角"。秋冬季是小儿患口角炎的高发季节,父母应提前预防。口角周围潮红,起疱,呈乳白色糜烂,裂口或结痂,伴有烧灼和痛感,张口易导致出血,严重时甚至会影响吃饭、说话。

冬春季节人的皮脂腺分泌减少,口唇及周围的皮肤容易干裂,会导致细菌和病毒的侵入,导致细菌性口腔炎或疱疹性口腔炎发生。宝宝的饮食中如缺乏维生素 B_2、维生素 C 和微量元素锌,易引起口角炎,尤其是胃肠消化吸收功能不良的宝宝如果摄入的绿叶蔬菜不足,更加容易发生口角炎。

【外治方】　苦参 15 克,百部 15 克,黄柏 15 克,五倍子 15 克,蛇床子 15 克,皮硝 10 克。上药加水煎煮,去渣,温洗并湿敷患部。适用于小儿口角炎。

四十二、小儿头疖

疖是化脓菌侵入毛囊及周围组织引起的急性化脓性炎症。单个损害称为疖,为疼痛的半球形红色结节,以后中央化脓坏死,终至溃破或吸收。多发而反复发作者称疖病。好发于头面部,夏秋季多见。疖是一个毛囊及其所属皮脂腺和周围组织所发生的急性化脓性感染,常扩展到皮下组织。致病菌大多为金黄色葡萄球菌和表皮葡萄球菌。人体皮肤的毛囊和皮脂腺通常都有细菌,受摩擦和刺激,可导致疖的发生。疖常发生于毛囊和皮脂腺丰富的部位,常见于营养不良的小儿。

【外治方】

1. 苦参 35 克,黄芩 35 克,黄连 35 克,大黄 35 克,黄柏 35 克,甘草 35 克,川芎 35 克,蒺藜子 250 克。上药切碎,加水 2 200 毫升,煎煮至 1 100 毫升,去渣,温洗或湿敷患处,每日数次。适用于小儿头疖。

2. 露蜂房 1 只,蜈蚣 2 条,白矾 12 克,香油适量。将白矾研为细末,纳入露蜂房中,然后将露蜂房和蜈蚣分别焙干,再共研细末,用香油调成糊状,涂敷患处,每日用药 3 次。适用于小儿头疖。

3. 苦参 300 克,黄连 110 克,地榆 110 克,王不留行 110 克,独活 110 克,艾叶 110 克,竹叶 100 克。上药切碎,加水 10 800 毫升,煎煮至 3 600 毫升,去渣,温洗或湿敷患处,每日数次。适用于小儿头疖。

4. 马骨、醋各适量。将马骨烧成灰，再与醋调匀，敷于患处。适用于小儿头疖。

5. 独头蒜1个。将独头蒜剥去外皮，再切去一层。用切开的大蒜截面涂擦患处，每次反复擦15分钟，每日3次，10天为1个疗程，停3天后再进行下1个疗程，以愈为度。适用于小儿头疖。

6. 大头菜子、醋各适量。将大头菜子炒后研为细末，用醋调匀成糊状，敷于患处。适用于小儿头疖。

7. 木鳖子仁3克，醋10毫升。将木鳖子仁，蘸醋在粗瓷碗底磨取药汁。临睡前用盐水洗净患处，再用棉花或毛笔蘸药汁涂患部，每日或隔日1次。适用于小儿头疖。治疗期间忌食辛辣、鱼腥，饮食宜清淡，并注意静养。木鳖子有毒，此方忌内服。

8. 川黄连30克，川黄柏30克，苦参30克，木槿皮20克。4味药加水适量，煎煮至沸，倒入盆中，待温后洗患处，每日早晚各1次。适用于小儿头疖。

四十三、白　喉

白喉是由白喉杆菌引起的一种急性呼吸道传染病，以发热，憋气，声音嘶哑，犬吠样咳嗽，咽、扁桃体及其周围组织出现白色伪膜为特征。严重者可并发心肌炎和神经麻痹，全身中毒症状明显。白喉可分为4种类型，其发生率依次为咽白喉、喉白喉、鼻白喉和其他部位的白喉。年长儿童以咽白喉居多，其他类型的白喉较多见于幼儿。

【外治方】

1. 野菊茎叶适量，醋10毫升。将其一同捣绒，涂于喉部。适用于小儿白喉恢复期。

2. 鲜益母草、醋各适量。将鲜益母草洗净捣烂挤汁，加入食醋调匀,涂于患处,每1～2小时涂1次。适用于小儿白喉恢复期。

3. 万年青根10克,百草霜2克,冰片少许,醋15毫升。将醋倒入粗瓷碗中,用鲜万年青根磨之,磨至药汁黏稠为度。另将百草霜和冰片研细末,装瓶。先以压舌板暴露咽喉,用筷子缚上消毒纱布,蘸磨好的药汁将咽喉假膜拭擦至全部脱去并吐出,再用小竹筒将药末吹入咽喉,闭口2分钟,每30～60分钟用药1次,直至痊愈。适用于小儿白喉恢复期。

第四章 妇产科疾病

一、痛 经

痛经是指经期前后或行经期间,出现下腹部痉挛性疼痛,并有全身不适,严重影响日常生活者。分原发性和继发性两种。原发性痛经的病因目前尚未完全明了。初潮不久后即出现痛经,有时与精神因素密切相关。亦可能由于子宫肌肉痉挛性收缩,导致子宫缺血而引起痛经。多见于子宫发育不良、宫颈口或子宫颈管狭窄、子宫过度屈曲,使经血流出不畅,造成经血潴留,从而刺激子宫收缩引起痛经。有的在月经期,内膜呈片状脱落,排出前子宫强烈收缩引起疼痛,排出后症状减轻,称膜性痛经。原发性痛经多能在生育后缓解。继发性痛经多见于生育后及中年妇女,因盆腔炎症、肿瘤或子宫内膜异位症引起。内膜异位症是子宫内膜组织生长于子宫腔以外,如子宫肌层、卵巢或盆腔内其他部位,同样有周期性改变及出血,月经期间因血不能外流而引起疼痛,并因与周围邻近组织器官粘连,而使痛经逐渐加重,内诊可发现子宫增大较硬,活动较差,或在子宫直肠陷窝内扪及硬的不规则结节或包块,触痛明显。

【外治方】

1. 益母草 20 克,香附 20 克,乳香 20 克,没药 20 克,夏枯草 20 克。上药加水适量煎成 2 000 毫升药液,去渣,浸洗双足,每日 15~20 分钟。适用于气滞血瘀所致痛经。

2. 益母草 60 克,夏枯草 30 克。共捣烂炒热,贴敷于神阙、关元穴。适用于肝郁血热、瘀阻冲任引起的月经不调、痛经、闭经等。

3. 白芥子 15 克,面粉 150 克。将白芥子捣为细末,加入面粉,用沸水调匀,制成饼状,贴敷于脐部,一般 3～4 小时痛止,如果不愈可再贴敷 1 次。适用于痰阻所致痛经。

4. 吴茱萸 20 克,肉桂 10 克,茴香 20 克。共研细末,用少量白酒炒热,敷于脐部,然后用消毒纱布覆盖,再用胶布固定。每月行经前敷 3 日即效。适用于寒湿痛经,症见妇女经前或经行小腹冷痛,甚则牵引腰脊疼痛、得热则痛减、受寒冷则痛剧、经行量少、色暗有块、畏寒便溏等。

5. 乳香、没药各等量。共研细末,用水调和,制成药饼,敷于脐部,然后用胶布固定。适用于瘀阻型痛经。

6. 全当归 9 克,大川芎 9 克,制香附 9 克,赤芍 9 克,桃仁 9 克,延胡索 12 克,肉桂 12 克,生蒲黄 9 克,琥珀末 1.5 克。上药共研细末。每次取药末 3 克,用 30％酒精调和成药糊。于行经前 1～2 天或行经时将药糊湿敷于脐部,然后用消毒纱布覆盖,再用胶布固定,每日换药 1 次,连敷 3～4 天为 1 个疗程。适用于气滞血瘀引起的痛经。

7. 大黄 128 克,玄参 64 克,生地黄 64 克,当归 64 克,白芷 64 克,赤芍 64 克,肉桂 64 克,香油 1 000 克。以上前 7 味共研细末,用香油熬至滴水成珠,最后加黄丹收膏。取药膏适量敷于关元穴或痛处,然后用消毒纱布覆盖,再用胶布固定。适用于血热夹瘀型痛经,症见经期腹痛、下血鲜红、血块红紫、疼痛拒按、刺痛难忍等。

8. 广郁金 15 克,红花 15 克,香附子 15 克,当归 15 克,赤芍 15 克,延胡索 15 克,白酒适量。以上前 6 味共研细末,每次取药末 10 克,用白酒调和成糊状,涂敷脐部和腹部痛处,干则再涂,并洒少许白酒,以保持药层湿润。适用于经期和经净腹痛。

二、闭　经

闭经是从未有过月经或月经周期已建立后又停止的现象。年过 16 岁,第二性征已经发育尚未来月经者或者年龄超过 14 岁第二性征没有发育者称原发闭经,月经已来潮又停止 6 个月或 3 个周期者称继发闭经。闭经的原因有功能性及器质性两种,下丘脑-垂体-卵巢轴的功能失调所致的闭经为功能性闭经;器质性因素有生殖器官发育不全、肿瘤、创伤、慢性消耗性疾病等。按解剖部位不同分为子宫性闭经、卵巢性闭经、脑垂体及下丘脑性闭经。诊断时首先要了解详细病史及进行体格检查,除外妊娠、哺乳、避孕药及器质性疾病所致的闭经。内分泌检查包括:基础体温、阴道细胞涂片、宫颈黏液结晶、子宫内膜病理检查。血中激素水平测定包括:催乳素、黄体生成素及促卵泡激素,治疗性检查有黄体酮撤退试验及人工周期试验,必要时还需测定肾上腺及甲状腺功能、遗传学检查等。治疗原则:器质性因素引起的闭经要针对病人治疗。对功能性闭经根据病情给予适当的内分泌治疗及中西医结合治疗。要去掉精神负担、加强锻炼、充满信心、积极配合治疗。

【外治方】

1. 生地黄 15 克,当归 15 克,赤芍 15 克,桃红 15 克,五灵脂 15 克,大黄 15 克,牡丹皮 15 克,茜草 15 克,木通 15 克。上药加水 1500 毫升,煎煮 30 分钟,去渣,淋洗脐下,每日 1 次,每次 30 分钟,7 天为 1 个疗程。适用于肝气郁结、气机不利、血滞不行所引起的实证闭经。

2. 益母草 125 克,蚕沙适量。将益母草加水 1000 毫升,煎汤去渣,温洗小腹。再取蚕沙炒热,布包熨之。适用于血瘀型闭经。

3. 生地黄 10 克,当归 10 克,赤芍 5 克,桃仁 5 克,五灵脂 5 克,大黄 5 克,牡丹皮 5 克,茜草 10 克,木通 10 克。上药加水煎汤,温洗脐部,然后用人工麝香膏贴于脐部。适用于气滞血瘀所致闭经。

4. 蛞蝓(焙干、微炒)1条,威灵仙10克,白酒少许。前2味烘干,共研细末,加入白酒调和成药糊,敷于患者脐部,然后用消毒纱布覆盖,再用胶布固定,如果局部感觉灼热或有刺痛感时除去。适用于气滞血瘀型闭经,症见月经数月不行、精神抑郁、烦躁易怒、胸胁胀满、少腹胀痛或拒按刺痛、舌有瘀斑紫黯等。

5. 益母草500克,黄酒适量。将益母草研末,再用黄酒调成糊状,敷于患者脐部,然后用消毒纱布覆盖,再用胶布固定,外加热敷,每次30分钟,每日1~2次。适用于气滞血瘀所致闭经。

6. 鲜山楂10枚,赤芍3克,生姜15克。3味药共捣成泥状,放在锅中炒热,敷于患者脐部,每次30分钟,每日1~2次,连用3~5次。适用于瘀血寒凝引起的闭经。

7. 益母草120克,月季花60克。共煎浓汁,再将2条厚棉巾浸于药汁内,取出拧干,趁热将毛巾覆盖于脐部,2条毛巾交替使用,以用药巾后少腹部有温暖舒适感为佳,一般4~6小时后月经可通行。适用于气滞血瘀所致闭经。

三、月经过少

月经过少是指月经周期基本正常,经量明显减少,甚至点滴即净;或经期缩短不足两天,经血量亦少者,均称为"月经过少",属月经病。月经过少常与月经后期并见,常伴体重增加。该病发生于青春期和育龄期者可发展为闭经,发生于更年期者则往往进入绝经期。月经量少给女性的身体健康造成了很多的危害,主要有子宫内膜移位、宫颈炎、月经性关节炎、月经性皮疹、月经性牙痛、月经性哮喘等。还会引发女性的暗疮,影响女性面部的美观,而且这些色斑不是单单的用化妆品就能解决的,假如不及早诊治,不但影响美容,而且还会影响身体健康。月经量少会引发女性的头痛,严重的还会造成女性不孕的现象发生,所以女性朋友一定要重视起来,不可大意。如果是妇科疾病造成的月经量少还会影响女性的生育能力。

【外治方】 桃仁、红花、当归、香附、肉桂、白芍、吴茱萸、小茴香、郁金、枳壳、乌药、五灵脂、蚕沙、蒲黄、熟地黄各等量。上药共研细末,用酒调成膏状,敷于脐部,然后用消毒纱布覆盖,再用胶布固定,每2日换药1次。适用于血脉空虚、阴寒内盛引起的月经量减少。

四、月经过多

月经过多的定义是连续数个月经周期中月经期出血量多,但月经间隔时间及出血时间皆规则,无经间出血、性交后出血或经血的突然增加。系有排卵型功能失调性子宫出血中的一类。临床上以出血时间与基础体温曲线对照,将有排卵型功能失调性子宫出血分为月经量多与经间出血两类。

【外治方】

1. 党参10克,白术7克,炙甘草3克,硫黄25克,干姜5克。上药共研细末。于月经前3~5天将脐部消毒干净,取药末0.2克敷于脐内,然后用软纸片覆盖,再加棉花,外用胶布固定。每日换药1次,至经停时停用,下月行经前3~5天继用,连用3~5次为1个疗程。适用于脾肾阳虚引起的月经不调、经量过多之症。

2. 红蓖麻仁15克。将其捣烂如泥状,敷于百会穴,用绷带上下包扎,并用热水袋热敷15分钟,每日换药1次。适用于阳气虚寒、气虚下陷引起的月经过多、月经先期等。

五、月经不调

月经不调是指月经周期不准,超前、落后、无定期,经量过多、过少,色泽紫黑或淡红,经血浓稠或者稀薄等。许多女性认为这是小问题,不重视,进而忽略了调理和治疗,让身体状况变得越来越糟糕。月经不调会引起女性头痛,并伴有头晕、心悸少寐,神疲乏力等症状。行经期间,经血如果过量,就会造成血液大量流失导致气血亏损。如果不及时治疗,就会转化为周期性或是其他类型较为严重的头痛或出现贫血现象,甚至还极有可能是不孕的信号。月经不调的原因是复杂多样的,特别是器质性原因引起的月经不调得不到及时治疗,很可能会影响日后生育,如果不及早诊治,不但影响美容,而且还会影响身体健康。月经正常,对防止女性皮肤衰老、保持身体健康起着至关重要的作用。

【外治方】

1. 乳香 15 克,没药 15 克,白芍 15 克,川牛膝 15 克,丹参 15 克,山楂 15 克,广木香 15 克,红花 15 克,冰片 18 克,生姜汁适量。以上前 9 味共研细末,用生姜汁调成糊状,敷于神阙穴和子宫穴,然后用消毒纱布覆盖,再用胶布固定,2 天换药 1 次。适用于月经不调,少腹疼痛。

2. 香附 20 克,牡蛎 10 克,白芍 12 克,三棱 10 克,木通 12 克,牛膝 12 克,鸡血藤 20 克,凡士林适量。以上前 7 味共研细末,用凡士林调成膏状,敷于关元穴,然后用消毒纱布覆盖,再用胶布固定,2 天换药 1 次。适用于气滞血瘀所致月经不调。

3. 当归 30 克,川附片 30 克,小茴香 30 克,高良姜 30 克,川芎 30 克,青毛鹿茸 25 克,肉桂 30 克,沉香 25 克。以上前 6 味用香油 750 克炸枯去渣,熬至滴水成珠,加入黄丹 310 克,搅匀,收膏;余药混合研细末。每 50 克膏药兑入药末 1 克,搅匀,摊贴。大张药重 21 克,小张药重 14 克。将膏药用微火化开,贴敷于脐部。适用于精血虚损、冲任虚寒引起的月经不调、腹痛带下之症。

4. 当归 30 克,川芎 15 克,白芍 9 克,肉苁蓉 9 克,炒五灵脂 9 克,炒延胡索 9 克,白芷 9 克,苍术 9 克,白术 9 克,乌药 9 克,茴香 9 克,陈皮 9 克,半夏 9 克,柴胡 6 克,炒姜黄、炒吴茱萸各 3 克,食醋适量。以上前 16 味各为粗末,用醋炒热,入布袋,趁热熨脐部,每日用之,以愈为度。适用于血瘀气滞所致的月经不调。

5. 白檀香 30 克,沉香 15 克,白芷 5 克,马兜铃 5 克,木鳖子 15 克,甘松 15 克,升麻 15 克,血竭 15 克,丁皮 15 克,艾绒 60 克,人工麝香 1 克。以上前 9 味共研细末,再拌入研细的人工麝香,最后入艾绒调拌,做成肚兜,兜护患者脐腹及丹田穴。适用于气滞所致月经不调。

六、功能失调性子宫出血

功能失调性子宫出血是指由于卵巢功能失调而引起的子宫出血,简称"功血"。常表现为月经周期失去正常规律,经量过多,经期延长,甚至不规则阴道流血等。机体内外任何因素影响了下丘脑-垂体-卵巢轴任何部位的调节功能,均可导致月经失调。本病分为无排卵型功血和有排卵型功血两种,前者是排卵功能发生障碍,好发于青春期及更年期;后者系黄体功能失调,多见于育龄期妇女。主要症状为月经周期紊乱、经量增多、出血时间延长、淋漓不净等。现代医学认为,机体受内外因素,如精神过度紧张、环境和气候的改变、营养不良或代谢紊乱等影响,可通过大脑皮质,干扰下丘脑-垂体-卵巢轴的相互调节和制约。这种关系失常时,必然表现在卵巢功能的失调,从而影响子宫内膜,导致功能失调性子宫出血。本病相当于中医学"崩漏"的范畴。

【外治方】

1. 肉桂 3 克,吴茱萸 6 克,当归 9 克,艾叶 6 克,玄明 9 克,沉香 3 克,香附 6 克,小茴香 6 克。上药共研细末,装入双层消毒纱布袋中,敷于脐部,并用绷带固定,另用热水袋置于药袋上,每日 3 次,每次 30 分钟。适用于肾气虚寒引起的崩漏,症见出血量多或淋漓不尽、色淡质稀、畏寒肢冷、头目眩晕、腰腿酸软等。

2. 益智仁 20 克,沙苑子 20 克,焦艾叶 30 克。前 2 味烘干,共研细末。另将艾叶煎取浓汁,熬调药末成膏状,敷于脐部,然后用消毒纱布覆盖,再用胶布固定。适用于下焦虚寒、肾气不固引起的崩漏下血。

3. 烟叶适量,食盐少许。将烟叶捣烂,加入食盐拌匀,用消毒纱布包好,敷于脐部,并用绷带固定,每日换药 1 次,连用 3～5 天为 1 个疗程。适用于虚寒型崩漏。

七、妊娠呕吐

妊娠呕吐又称妊娠恶阻。在怀孕初期,患者出现轻度恶心呕吐、食欲缺乏,属正常生理反应,到妊娠第三个月后自行消失。但有些孕妇呈持续性或剧烈呕吐,甚至食入即吐,不能进食,全身乏力,明显消瘦,因此必须及时治疗,否则影响母体健康和胎儿发育。足部按摩对此症见效甚快,而无任何不良反应。本病相当于中医学"恶阻、子病、阻病"的范畴,认为本病主要是由于孕后血聚养胎,冲脉之气上逆,胃失和降所致。临床以脾胃虚弱、痰湿阻滞、肝胃不和等证型为常见。

【外治方】

1. 香菜 50 克,紫苏叶 3 克,藿香 3 克,陈皮 6 克,砂仁 6 克。上药加水煎煮,倒入壶内。壶嘴对准患者的鼻孔,令热气熏蒸,每次数分钟,每日数次。适用于肝胃不和所致妊娠呕吐。

2. 丁香 15 克,半夏 20 克,鲜生姜汁 30 毫升。前 2 味药物烘干,研为细末,过筛备用。用鲜生姜汁调药末为膏,敷于患者脐部,以塑料布覆盖,外用胶布固定,每日换药 1 次。适用于脾胃虚寒之妊娠呕吐。

3. 生姜 6 克。将生姜烘干,研为细末,过筛,用水调为膏状,敷于患者内关、神阙穴,以消毒纱布覆盖,外用胶布固定。适用于脾胃虚寒之妊娠呕吐。

4. 半夏 15 克,砂仁 3 克,白豆蔻 3 克,生姜汁 30 毫升。前 3 味研为细末,过筛备用。用生姜汁调药末为稠糊状,用生姜片擦脐部发热,再将药糊涂敷于患者脐部,以消毒纱布覆盖,外用胶布固定,每日涂药 3～5 次。适用于脾胃不和所致妊娠呕吐。

八、妊娠小便不通

妊娠小便不通是指妊娠期间小便不通常兼见小腹急痛。多因孕妇素体虚弱,中气不足,不能上举胞胎,胎位下移,挤压膀胱;或肾气不足,不能温化膀胱之水,以致溺不得出;或因湿热内蕴膀胱,气化失司,水道不通所致。中气虚者兼见神疲乏力、心悸气短等,治宜补气养血,升陷举胎;肾虚者兼见头晕、腰膝酸软、畏寒肢冷等,治宜温肾扶阳,化气行水;湿热者,兼见胸闷口苦或渴不欲饮等,治宜清热利湿,通利小便。

【外治方】

1. 食盐 30 克,艾绒适量。将食盐研成细末,再将艾绒制成黄豆大小的艾炷。取食盐敷于脐孔之上,上置艾炷灸之,每日连灸 21 壮,如不通者,可连续灸之,以小便通利为度。适用于各种妊娠水肿。适用于妊娠小便欠通畅。

2. 冬葵子 3 克,滑石 3 克,栀子 3 克,田螺 9 克。前 3 味共研细末,与田螺肉一同捣烂。将药糊敷于脐孔中,外用胶布固定。适用于妊娠小便欠通畅。

3. 葱白 250 克。将其洗净,切碎捣烂,放入锅中炒热,用布或毛巾包裹。热熨下腹部,凉则换之,每日 1 次。适用于妊娠小便欠通畅。

4. 车前草 30 克。将其洗净,捣烂如泥,用湿毛巾将肚脐擦净,然后将药糊敷上,用绷带包扎固定,每日换药 2 次,连用 2～3 天。适用于妊娠小便欠通畅。

5. 甘遂 15 克,甘草 10 克。将甘遂研成细末,用水调成膏;甘草煎汤。将甘遂糊敷于脐上,外用消毒纱布覆盖,再用胶布固定。另将甘草汤口服。适用于妊娠小便欠通畅。

九、先兆流产

先兆流产指妊娠 28 周前,先出现少量的阴道流血,继而出现阵发性下腹痛或腰痛,盆腔检查宫口未开,胎膜完整,无妊娠物排出,子宫大小与孕周相符。如症状加重,可能发展为难免流产。妊娠于 28 周前终止者称为流产。如在妊娠 12 周前自然终止者称早期流产,在妊娠 13～27 周自然终止者为晚期流产。对先兆流产的治疗除卧床休息、严禁性生活外,应给患者营造一个有利于心情稳定、解除紧张气氛的环境,对曾经有流产史者,应给予更多的精神支持。如孕妇孕激素水平低,可用孕激素支持治疗。

【外治方】

1. 党参 64 克,酒当归 64 克,熟地黄 96 克,酒黄芩 48 克,淮山药 48 克,白术 48 克,酒川芎 15 克,酒白芍 15 克,陈皮 15 克,苏梗 15 克,香附 15 克,杜仲 15 克,续断 15 克,贝母 15 克。上药共研为细末,放入适量香油熬制,再加入黄丹收膏,敷于患者肾俞穴。适用于气血不足、肝肾亏虚引起的胎动不安。

2. 生地黄 256 克,当归 32 克,黄芩 32 克,益母草 32 克,白术

18克,续断18克,酒白芍15克,黄芪15克,甘草10克,煅龙骨32克,香油1000克,白蜡32克,黄丹448克。前10味药共研细末,放入香油熬制,再加入白蜡、黄丹收膏,敷于患者脐部。适用于气血亏虚、胎元不固之胎动不安。

3. 白苎麻根内皮120克。将其捣烂,敷于患者脐部,再用胶布固定。适用于各种原因引起的胎漏下血,尤以血热引起的胎漏下血最为适宜。

4. 炒杜仲、炒补骨脂各等量。共研细末,过筛,取药末用水调成膏状,消毒纱布包裹,敷于患者脐部,再用胶布固定,每日换药1次,10天为1个疗程。适用于肝肾不足、下焦虚寒引起的先兆流产,症见妊娠腹痛、阴道内少量出血、头晕耳鸣、小便频数、腰腿酸冷、舌淡苔白、脉沉而弱。

5. 阿胶10克,艾叶10克。将阿胶烊化,再将艾叶焙干研为细末,与阿胶液调和均匀,制成药糊,敷于患者脐部,外用消毒纱布覆盖,再用胶布固定,并用热水袋置脐部的药物上面熨之,每日熨1~2次,每日换药1次。适用于冲任虚寒引起的先兆流产。

6. 艾绒、食盐各适量。将艾绒制成枣核大小的艾炷。取细盐填满脐孔,上置艾炷灸之,每次5~20壮,隔日1次,10次为1个疗程。适用于冲任虚寒引起的先兆流产。

十、产后胎衣不下

胎衣是胎盘和胎膜的总称。在分娩结束之后都会从子宫中自然脱落,即使部分残留的东西也会随后排出体外,如果分娩后半小时胎盘还是无法自然地排出的话,这个现象就叫作产后胎衣不下。这个病也就是类似于现代医学说的胎盘稽留,大多数的时候都会伴随阴道出血的情况发生。如果不采取措施的话,那么产妇会失血过多从而会虚脱甚至休克,所以一旦出现就要立即采取措施。患者需要听从医生建议,结合自身情况,积极的调养才行。

【外治方】

1. 川芎 60 克,当归 50 克。2 味药加水煎煮,去渣,熏洗外阴。适用于产后胎衣不下。

2. 黑豆 60 克,熟地黄 30 克,赤芍 30 克,当归 30 克,甘草 30 克,炮姜 30 克,肉桂 30 克,附子 30 克。上药加水煎煮,去渣,熏洗外阴。适用于产后胎衣不下。

十一、难 产

难产泛指在分娩过程中出现某些情况,如婴儿本身的问题,或母亲骨盆腔狭窄、子宫或阴道结构异常、子宫收缩无力或异常等。临床上的表现是分娩过程缓慢,甚至停止。胎儿经阴道顺利分娩取决于产力、产道和胎儿三大因素,如果其中一个或一个以上的因素出现异常,即可导致难产。

【外治方】

1. 蛇蜕适量。蛇蜕加热水浸泡,洗浴会阴。适用于难产的辅助治疗。

2. 川花椒 30 克,吴茱萸 30 克,紫苏叶 30 克,老生姜片 60 克,四季葱 90 克。上药装入布袋,放入锅中,加水两大脸盆,煮沸后倒入圆形大木盆内,盆中放小木凳,让产妇脱去内裤,坐于木凳上,腰间用被单围绕,使药水蒸气熏下腹部约 30 分钟。

十二、产后血晕

产后血晕是指产妇分娩后出现头晕眼花、不能坐起或心胸满闷、恶心呕吐,甚至神志昏迷等症状。导致血晕的原因,一是分娩时失血过多,心神失养,以致气虚血脱;二是血瘀气滞,扰乱心神而致血晕。

【外治方】

1. 韭菜 100 克,醋适量。将韭菜洗净切碎,放入壶中,再将醋加热后倒入壶中,盖严壶口。将壶嘴对准产妇鼻孔熏之。适用于产后出血过多引起的血晕。

2. 净白石 1 块,醋 90 毫升。醋盛碗内,将净白石烧红后投入碗内,以所淬之热气熏产妇鼻孔 2 分钟。适用于产后出血过多引起的血晕。

3. 醋适量。将醋煮沸,倒入茶缸内,将茶缸置于产妇鼻下,令其吸气,苏醒后应急用药物止血。适用于产后出血过多引起的血晕。

十三、产后脱肛

产后肛管、直肠向远端移位,称为产后脱肛。相当于西医的肛管、直肠脱垂。产后脱肛多见分娩时过早屏气,腹压增加而致。亦可见于产程过长,孕妇疲惫不堪,中气耗伤,加上屏气而致。产后便秘也是诱发本病的原因。及早治疗者预后良好。

【外治方】 老鳖头 1 个,炒枳壳 3 克,炒荆芥 3 克,蜂蜜适量,陈艾叶 90 克,四季葱 90 克。将鳖头放入木炭火中烧炭,待烧至烟尽时,立即取出即成,再与炒枳壳、炒荆芥共研成细末,加入蜂蜜调匀成软膏。另用陈艾叶、四季葱煎汤熏洗患处,洗后即用药膏遍涂擦肛门及其周围,并用摊平少许药膏的消毒纱布将脱下之肛肠缓缓托入肛门,再嘱患者坐在纱布上 1～2 小时。通常用药 1 次即愈。适用于产后脱肛。

十四、产后腹痛

产后腹痛,是妇女下腹部的盆腔内器官较多,出现异常时,容易引起产后腹痛。一般说来,引起女性下腹部疼痛的原因,可以分为月经周期相关引起的疼痛和非月经周期引起的下腹疼痛。初产妇因子宫纤维较为紧密,子宫收缩不甚强烈,易复原,且复原所需时间也较短,疼痛不明显。经产妇由于多次妊娠,子宫肌纤维多次牵拉,复原较难,疼痛时间相对延长,且疼痛也较初产妇剧烈些。产后腹痛包括全腹痛和下腹痛,以下腹部疼痛最为常见。大多由于血瘀,气血虚,或感受风寒所致。

【外治方】　吴茱萸 12 克,栀子 10 克,桃仁 3 克,沉香 3 克,醋适量。将以上前 4 味共研为细末,加醋调匀,敷于患处,嘱产妇静卧,不宜过多按揉。适用于产后下腹部疼痛。

十五、产后缺乳

产后乳汁少或完全无乳,称为缺乳。乳汁的分泌与乳母的精神、情绪、营养状况、休息和劳动都有关系。任何精神上的刺激如忧虑、惊恐、烦恼、悲伤,都会减少乳汁分泌。乳汁过少可能是由乳腺发育较差,产后出血过多或情绪欠佳等因素引起,感染、腹泻、便溏等也可使乳汁缺少,或因乳汁不能畅流所致。对前者西医尚无特殊处理方法,对后者可用催产素肌内注射,以促使乳汁流出;或用吸奶器等方法。中医学认为,产后缺乳有虚实之分。虚者多为气血虚弱,乳汁化源不足所致,一般以乳房柔软且无胀痛为辨证要点。实者则因肝气郁结,或气滞血凝,乳汁不行所致,一般以乳房胀硬或痛,或伴身热为辨证要点。临床需结合全身症状全面观察,以辨虚实,不可单以乳房有无胀痛一症而定。

【外治方】

1. 猪蹄 2 只,通草 6 克,葱白 6 克。将猪蹄洗净,煎汤代水,再下通草、葱白,煎汤去渣,温洗双侧乳房,每日 2 次,每剂可连用 2～3 天。适用于产后缺乳。

2. 川椒 50 克,白酒 250 毫升。川椒研末,与白酒同入酒壶内,文火煎沸,将酒壶嘴对准患部乳头和周围肿块部位,用壶中蒸气熏蒸患部。适用于产后缺乳。

3. 淘米水 1 脸盆。将其煎沸待温,将乳头在温热的淘米水中浸泡片刻,再用手慢慢擦洗,若发现乳头中有白丝,应将其拉出,并挤出淡黄色的液体少许,一般洗后乳汁即可通畅。适用于产后缺乳。

十六、乳头皲裂

乳头皲裂是哺乳期常见病之一,轻者仅乳头表面出现裂口,甚者局部渗液渗血,日久不愈反复发作易形成小溃疡,处理不当又极易引起急性乳腺炎。特别是哺乳时往往有撕心裂肺的疼痛感觉,令患者坐卧不安,极为痛苦。发生这种情况的主要原因可能是孩子在吸乳时咬伤乳头,或是其他损伤而引起。乳头皲裂后,当婴儿吮吸时,会觉得乳头发生锐痛、会流血,流脓水,并结黄痂。检查乳头,其表面的小裂口或溃疡即为乳头皲裂。可为一处或多处,深浅不一,乳头的裂纹可呈环形或垂直形。皲裂处多有触痛,其内可见淡黄色浆液或血性液体渗出,乳头周围沟内常可发现糜烂。

【外治方】

1. 白芷 15 克,蒲公英 9 克,苦参 9 克,硼砂 9 克,生甘草 9 克。上药加水适量煎汤,去渣,趁药液温热时用消毒纱布蘸药液洗患部,每日 2～3 次,每日 1 剂。适用于产后乳头皲裂。

2. 川黄连 10 克,全当归 10 克,黄柏 10 克,黄芩 10 克,生地黄 30 克,香油 500 克,黄蜡 150 克。以上前 5 味放入香油中浸泡 3 天,然后用文火煎熬至药焦枯为度,去渣后加入黄蜡调匀,置于阴凉处 3 个月,敷于皲裂处,每日用药 1～2 次。适用于产后乳头皲裂。

3. 硼砂末 30 克,蜂蜜 30 克。将硼砂研细,再加入蜂蜜调匀,使成糊状,用时先清洗局部,再用消毒棉签蘸药糊涂敷患处,每日换药 3～4 次。一般用药 3～5 天即愈。适用于产后乳头皲裂。

4. 公丁香 5 克,红糖 5 克,白酒 10 毫升,菜籽油适量。将公丁香研为细末,再与红糖、白酒一同入锅,炒至干枯,再研细末,加入菜籽油调成膏状,敷于乳头皲裂处,哺乳时擦去,哺乳后再涂。适用于产后乳头皲裂。

5. 当归 10 克,生地黄 10 克,大贝母 10 克,白芷 10 克,制乳香 10 克,制没药 10 克,紫草 6 克,香油 30 克,黄蜡 12 克。将香油放锅内熬开,然后一味一味地下药,待药炸至焦黑后捞出弃去,再下另一味,仅留油而不要渣,最后将黄蜡倒入热油中,搅匀,倒入容器中,待冷成膏,敷于乳头皲裂处,哺乳时擦去,哺乳后再涂,每日用药 3 次。适用于产后乳头皲裂。

6. 炙龟板 9 克,冰片 1.5 克,香油适量。将炙龟板、冰片共研细末,再加入香油调成膏状,敷于皲裂处,每日用药 3 次,小儿吸乳时应洗去。适用于产后乳头皲裂。

7. 鸡蛋数枚。先把鸡蛋煮熟,去白留黄,置小锅内,上火熬之,并用筷子搅炒,蛋黄的颜色由黄而焦,由焦而黑,最后油出,浮在焦渣上,滤取即成。用棉花搓成细绳,消毒后蘸蛋黄油插入急性乳腺炎瘘管内,每日换药 1 次,直至痊愈;乳头皲裂者局部外涂。适用于产后乳头皲裂。

8. 生石膏 30 克,冰片 5 克,香油 15 克。将生石膏、冰片分别研为细末,再将香油放入锅内煮沸,离火后加入石膏粉,冷至 50℃

时缓缓加入冰片,冷却成膏,敷于皲裂处,每日用药 3 次。适用于产后乳头皲裂。

十七、急性乳腺炎

急性乳腺炎是由细菌感染所致的急性乳房炎症,常在短期内形成脓肿,多由金黄色葡萄球菌或链球菌沿淋巴管入侵所致。多见于产后 2～6 周的哺乳妇女,尤其是初产妇。发病原因主要由产后抵抗力下降,乳头发育不良,排乳不畅;或乳汁生成过多而婴儿吸吮少,不能及时排出,造成乳汁淤积;加之乳头破损,细菌侵入繁殖所致。主要表现为早期有畏寒、发热等全身症状,继而乳腺肿胀疼痛,出现界限不清的肿块,伴有明显触痛,表皮微红等。炎症继续发展,有寒战、高热,乳腺疼痛加剧,表面红肿发热有波动感。继而炎症局限形成脓肿,表浅的脓肿波动明显,可向体表破溃,深部的脓肿如不及时切开引流,可引起广泛的蜂窝状坏死灶。严重者可伴有高热、寒战等全身症状。本病相当于中医学"乳痈"的范畴。

【外治方】

1. 柳白皮 500 克,地菍 100 克。2 味药加水 3 300 毫升,煎煮,去渣,趁热熏洗患处,温度适宜时淋熨乳上。适用于早期乳腺炎。

2. 天麻 150 克。天麻加水 6 500 毫升,煎煮至 4 550 毫升,去渣,不拘时频频温洗患处。适用于早期乳腺炎。

3. 露蜂房 250 克,醋 3 300 毫升。将露蜂房加醋煮令热,倒入瓶中,熏蒸乳房疼痛处,冷即再煎热。适用于早期乳腺炎。

4. 芥菜适量。捣取芥菜汁液 1 300 毫升,煎煮至 950 毫升,倒入小口瓷瓶中,将患处对准瓶口,熏患部。适用于早期乳腺炎。

5. 葱白 90～150 克。葱白切细后加入适量的热水,先熏后洗患侧乳房,每日 3～5 次,2 天为 1 个疗程。适用于早期乳腺炎。

6. 蒲公英 60 克,白菊花 15 克。2 味药共捣烂,用温开水调匀，装于消毒纱布中，敷于脐部，然后用消毒纱布和胶布固定，每日换药1次。适用于早期乳腺炎。

7. 生石膏15克，野菊花7.5克，生蒲公英7.5克，蜂蜜适量。以上前3味捣细为糊状，加入蜂蜜调为膏，按痈肿大小敷于患处，每日换药1次。适用于早期乳腺炎。

8. 桂心16克，甘草16克，炮川乌8克，醋适量。将前3味共研细末，每次取药末3～4克，用醋调匀成糊状，敷于患处。适用于早期乳腺炎。

9. 乳香末6克，没药末6克，淀粉60克，米醋250毫升。将米醋放在砂锅内煮沸，再将乳香末和没药末放入搅匀，随搅随下淀粉，待成糊状后倒在牛皮纸上涂抹，药糊的厚度约1.5厘米，面积要大于患部的面积，待药糊稍凉，趁温热时敷于患部，然后用消毒纱布固定。适用于早期乳腺炎。

10. 榧子仁、韭菜叶、米醋各适量。将榧子仁捣碎研细，用米醋调成糊状。韭菜叶捣烂为泥，掺入稀糊内，调匀，敷于患处用消毒纱布包好固定，每日换药1次。适用于早期乳腺炎。

11. 蒲公英60克，紫花地丁30克，炮穿山甲10克，王不留行30克，金银花30克，野菊花30克。上药加水煎，将药渣包好，热敷患处，出微汗为度，药液可同时内服。适用于早期乳腺炎。

12. 芒硝适量。取比患处略大的消毒纱布1块，将芒硝平铺于消毒纱布夹层中间，中心处微厚，再将消毒纱布四周缝合，敷于患处，外用胶布固定，每日2次，一般敷药后局部有清凉感。适用于早期乳腺炎。

13. 榆树皮30克，醋适量。将榆树皮捣成细末，再用醋调匀成糊状，敷于患处。适用于早期乳腺炎。

14. 新鲜葡萄叶适量，食醋少许。将新鲜葡萄叶洗净，捣烂为泥，再用醋调匀成糊状，敷于乳房周围，每4小时换药1次，数次可愈。适用于早期乳腺炎。

15. 鲜马兰 120 克,白糖适量。将马兰洗净捣烂取汁,加入白糖调匀,涂敷于患处,每日数次。适用于早期乳腺炎。

十八、乳腺增生

乳腺增生既非肿瘤,亦非炎症,而是乳腺导管和小叶在结构上的退行性和进行性变化。乳腺增生是最常见的乳房疾病,其发病率占乳腺疾病的首位。乳腺增生包括两种情况:一是单纯性乳腺上皮增生,因为以乳腺疼痛为主,故又称之为"乳痛症";另一种是囊性乳腺上皮增生,因以囊性变为主,又叫作慢性囊性乳腺病。乳腺增生以乳房出现肿块为特征,且此肿块和疼痛与月经周期有关。本病以育龄妇女多见,其中不育或不哺乳者本病的发生率相对要高一些。本病也可见于未婚妇女或更年期妇女。有报道认为,在城市妇女中,每 20 人就有 1 人可能在绝经前发现此病。乳腺增生可发生于青春期后任何年龄的女性,但以 30～50 岁的中青年妇女最为常见。其主要临床特征为乳房肿块和乳房疼痛,一般常于月经前期加重,行经后减轻。由于乳腺增生病重的一小部分以后有发展成为乳腺癌的可能性,所以有人认为乳腺增生是乳腺癌的"癌前病变"。乳腺增生相当于中医学"乳癖"的范畴。中医学认为,思虑伤脾,郁怒伤肝,以致气滞痰凝而成;或冲任失调,经络失养而成本病。

【外治方】

1. 青皮 120 克,米醋 600 毫升。将青皮浸入米醋 1 昼夜,然后晾干,烘焦研末,用冷开水调成糊状,敷于患处,外盖消毒纱布,用胶布固定。适用于乳腺增生。

2. 三棱 30 克,莪术 30 克,水蛭 30 克,天花粉 30 克,凡士林适量。以上前 4 味共研细末,分成 15 份,每次取 1 份,用凡士林调成膏状,敷于患处,外盖消毒纱布,用胶布固定。适用于乳腺增生。

3. 蒲公英 30 克,木香 30 克,当归 30 克,白芷 30 克,薄荷 30 克,紫花地丁 18 克,瓜蒌 18 克,黄芪 18 克,郁金 18 克,人工麝香 4 克。共研细末。将脐部用酒精棉球消毒,再将药末 0.4 克撒于脐内,然后用干棉球轻压并按摩片刻,再用胶布固定,每 3 天换药 1 次,连用 8 次为 1 个疗程,一般治疗 3 个疗程。适用于乳腺增生。

4. 香附子 120 克,陈酒、米醋各适量。香附子研为细末,用陈酒、米醋拌湿为度,捣烂后制成饼,蒸熟,敷于患处,每日 1 次,干后复蒸,轮流外敷患处,每剂可用 5 天,然后换药再敷。适用于乳腺增生。

5. 王不留行 20 克,白花蛇舌草 20 克,赤芍 21 克,土贝母 21 克,穿山甲 30 克,昆布 30 克,木鳖子 18 克,莪术 18 克,丝瓜络 15 克,乳香 10 克,没药 10 克,血竭 10 克,香油、黄丹各适量。以上前 9 味浸入香油内煎熬至黏稠,去渣滤净,加入黄丹充分搅匀,熬至滴水成珠,再加入乳香、没药、血竭,搅匀成膏,倒入凉水中浸泡,半月后取出,隔水烊化,摊于布上。用时将膏药烘热,贴在肿块或疼痛部位,7 天换药 1 次,3 次为 1 个疗程,休息 3～5 天再进行下 1 个疗程。适用于乳腺增生。

6. 瓜蒌、连翘、川芎、红花、桑寄生、泽兰、大黄、芒硝、鸡血藤、丝瓜各等份。上药装入布袋,蒸熟后外洒白酒,热熨患处。适用于乳腺增生。

7. 大黄 50 克,乳香 15 克,没药 15 克,生南星 15 克,芒硝 50 克,露蜂房 20 克,凡士林适量。以上前 6 味共研细末,用凡士林调成膏状,涂敷于患处,每日 1 次,连用 10 天为 1 个疗程。适用于乳腺增生。

十九、乳房湿疹

乳房湿疹好发于乳头、乳晕及其周围,境界清楚,皮损呈棕红色,糜烂明显,间覆以鳞屑或薄痂,有浸润时可发生皲裂。自觉瘙痒兼有疼痛。多见于哺乳妇女,停止哺乳后可易治愈。如顽固不愈或一侧发生者,应注意排除湿疹样癌。可急性发作或反复发作迁延成亚急性或慢性。乳房湿疹的发病原因很复杂,有内在因素与外在因素的相互作用,常是多方面的。外在因素如生活环境、气候条件等,均可影响湿疹的发生。外在刺激如寒冷、炎热、干燥、多汗、搔抓、摩擦、婴儿吮吸乳头、乳汁等刺激有关等,有些日常生活用品如香脂等化妆品、肥皂、人造纤维等均可诱发乳房湿疹。某些食物也可使某些人湿疹加重。内在因子如慢性消化系统疾病、胃肠道功能障碍、精神紧张、失眠、过度疲劳等精神改变,感染病灶、新陈代谢障碍和内分泌功能失调等,均可产生或加重湿疹的病情。

【外治方】

1. 荸荠5个,冰片少许。将荸荠洗净,捣烂绞汁,加入冰片后涂敷于患处,每日数次。适用于乳房湿疹。

2. 霜打小茄子适量,香油少许。将霜打小茄子洗净,焙干研末,加入香油调匀成糊状,涂敷于患处,每日数次。适用于乳房湿疹。

3. 地锦花15克,鸡蛋清适量。将地锦花洗净,晒干研为细末,加入鸡蛋清调成糊状,涂敷于患处,每日数次。适用于乳房湿疹。

4. 莲房适量,香油少许。将莲房洗净,烧成炭,研为细末,加入香油调成糊状,涂敷于患处,每日数次。适用于乳房湿疹。

二十、更年期综合征

更年期综合征中医称为脏躁症。多发于妇女,属内伤虚证,以精血不能营养五脏,阴阳失去平衡,虚火妄动,上扰心神,或灼伤肺金,或心肾不交,或心肝火旺,肝阴受损,或素体有痰,痰火交织而致。故见烦躁,情绪失控,神情恍惚,哈欠频频,不能自主等。

【外治方】

1. 吴茱萸 12 克，龙胆草 20 克，硫黄 6 克，朱砂 0.6 克，明矾 3 克，小蓟根 60 克，凡士林适量。以上前 6 味共研细末，用凡士林调成膏状，敷于期门、涌泉穴。适用于妇女脏躁症。

2. 柴胡 10 克，夏枯草 30 克，钩藤 12 克，白芍 12 克，陈皮 12 克，冰片 3 克，凡士林适量。以上前 6 味研为细末或捣烂取汁，用凡士林调成膏状，敷于期门、大椎穴。适用于妇女脏躁症。

二十一、阴 道 炎

正常健康妇女阴道由于解剖组织的特点对病原体的侵入有自然防御功能，如阴道口的闭合，阴道前后壁紧贴，阴道上皮细胞在雌激素的影响下的增生和表层细胞角化，阴道酸碱度保持平衡，使适应碱性的病原体繁殖受到抑制，而颈管黏液呈碱性，当阴道的自然防御功能受到破坏时，病原体易于侵入，导致阴道炎症。正常情况下，有需氧菌及厌氧菌寄居在阴道内，形成正常的阴道菌群。任何原因将阴道与菌群之间的生态平衡打破，可形成条件致病菌。临床上常见有：细菌性阴道病、念珠菌性阴道炎、滴虫性阴道炎、老年性阴道炎、幼女性阴道炎。

【外治方】

1. 苍术 30 克，金银花 30 克，百部 30 克，黄柏 15 克，花椒 15 克，明矾 15 克，虎杖根 100 克，苦参 60 克，蛇床子 60 克，地肤子 60 克，白鲜皮 45 克，全蝎 3 克。上药加水 3 000 毫升，煎煮 20～30 分钟，去渣，趁热先熏阴部，待药液温度稍降低后用消毒纱布蘸洗外阴部 10～15 分钟，每日 2 次，每剂可用 2～3 天，10 天为 1 个疗程。适用于下焦湿热所致阴道炎。

2. 苦参 30 克，土茯苓 30 克，蛇床子 30 克，生百部 30 克，龙胆草 15 克，土槿皮 15 克，黄柏 15 克，花椒 15 克，苍术 15 克，地肤子 24 克。上药加水 2 000～3 000 毫升,煎煮 10～15 分钟,去渣,趁热先熏阴部,待药液温度稍降低后用消毒纱布蘸洗外阴部 10～15 分钟,每日 2 次,每剂可用 2～3 天,10 天为 1 个疗程。适用于下焦湿热所致阴道炎。

3. 苍术 15 克,百部 15 克,蛇床子 15 克,黄柏 15 克,苦参 15 克,连翘 10 克,荆芥 10 克,枯矾 5 克,土槿皮 15 克。上药加水浓煎取汁 250 毫升,去渣,冲洗阴道,早晚各 1 次,6 天为 1 个疗程。适用于下焦湿热所致阴道炎。

4. 野菊花 30 克,紫花地丁 30 克,半枝莲 30 克,苦参 30 克,丝瓜叶 30 克。上药加水适量,煎汤,先熏后洗阴部,每日 2 次,10 天为 1 个疗程。适用于老年性阴道炎。

5. 虎杖 100 克。虎杖加水 1 500 毫升煎取药液 1 000 毫升,过滤待温。每次坐浴 10～15 分钟,每日 1 次,7 天为 1 个疗程。适用于真菌性阴道炎。

6. 大黄 30 克,明矾 30 克,地肤子 15 克,茵陈 10 克。4 味药加水煎煮,去渣,坐浴阴部,每次 15～30 分钟,每日早晚各 1 次。月经期暂停治疗。适用于真菌性阴道炎。

7. 苍术 30 克,草果 15 克。2 味药加水煎煮,去渣,熏洗患处。适用于真菌性阴道炎。

8. 蛇床子 15 克,苦参 15 克,百部 15 克,土大黄 15 克,苍术 15 克,川椒 10 克,艾叶 10 克,冰片 1 克,大青盐 10 克。以上前 7 味加水煎汤,去渣取汁加入冰片和大青盐。先熏后洗患处,每日 2 次。适用于真菌性阴道炎。

9. 苦参 30 克,蛇床子 15 克,寻骨风 15 克,土茯苓 30 克,黄柏 15 克,枯矾 9 克,雄黄 9 克。上药加水煎煮,去渣,先熏后洗阴部,每日 2 次。适用于真菌性阴道炎。

10. 蛇床子 50 克,花椒 1 克,明矾 5 克。3 味药加水 1 000 毫升煎汤,去渣取汁,熏洗患处,每日 2 次。适用于滴虫阴道炎。

11. 大风子 20 克,蛇床子 20 克,地肤子 20 克,苦参 20 克,枯矾 20 克,防风 20 克,徐长卿 20 克。上药加水煎汤,去渣取汁,熏洗患处,每日 2 次。适用于滴虫阴道炎。

12. 蛇床子 15 克,苦楝皮 15 克,川椒 15 克,甘草 15 克。4 味药加水煎煮,去渣,熏洗患处。适用于滴虫性阴道炎。

13. 鹤虱 10 克,蛇床子 30 克,黄柏 10 克,明矾 10 克。4 味药加水煎煮,去渣,熏洗患处,每日早晚各 1 次。适用于滴虫性阴道炎。

14. 苦楝根皮 100 克。加水煎取浓汁,去渣,浸洗阴部,并将药液灌入阴道,用纱布阻塞片刻,每晚 1 次,直到痊愈。适用于滴虫性阴道炎。

15. 乌梅 30 克,五倍子 30 克。2 味药加水适量,煎煮去渣,先熏后洗患部。适用于滴虫性阴道炎。

16. 蚯蚓 3~4 条,葱 3~4 根,蜂蜜 200 克。将蚯蚓、葱分别洗净炙干,研末。将蜂蜜熬成膏状,与药末调拌均匀。将药膏纳入阴道内,可杀死滴虫,并随小便排出。适用于滴虫性阴道炎。

二十二、阴　冷

阴冷是指妇女自觉阴部寒冷,甚则冷及小腹、股间者,本病每可导致性欲低下,甚至不孕。阴冷病因有虚、实二类,虚者为肾阳虚衰,实者为风寒湿痰外袭或肝经湿热郁阻气机所致。治疗时应辨别虚实,分清寒热,虚寒宜温阳补肾,实寒宜温经散寒,湿痰宜燥湿化痰,湿热宜清热利湿,肝郁则宜疏肝解郁。并结合精神疗法,可获满意疗效。

【外治方】　热灰、醋各适量。将醋和热灰装入布袋,频频熨患部。适用于阴冷。

二十三、阴道干涩症

阴道干涩症是指妇女阴道分泌物显著减少之妇科杂症,又称阴道干燥症。属于中医学"阴道湿热"范畴。

【外治方】 地肤子 30 克,蛇床子 15 克,蒲公英 15 克,紫草 15 克,葱白 15 克,淫羊藿 15 克,地骨皮 15 克。上药加水煎煮,去渣,趁热先熏阴部,待药液温度不烫皮肤时坐洗阴部,每日早晚各 1 次,10 天为 1 个疗程。适用于肝郁血热引起的阴道干涩症。

二十四、性交疼痛

性交疼痛是指夫妻性交时未感到愉快而是不适甚至疼痛。疼痛或发生在婚后不久,或很久才发生,也有的到更年期才发生。疼痛的部位有时仅在外阴部,有时在阴道内部,还有的影响到腹部、腰部、背部。性交痛可以在性交时发生,也可以在性交以后发生,甚至一直持续到性交后几小时或几天。一旦发生了这种情况,未能及时纠正和治愈,不仅会影响夫妻间的正常性生活,而且会影响彼此的感情。引起性交疼痛的原因很多,有生殖器官和泌尿系统的疾病、先天性畸形等。

【外治方】

1. 小麦、甘草各等份。上药加水煎煮,去渣,擦洗外阴部,每日早晚各 1 次。

2. 黄连 45 克,牛膝 30 克,甘草 30 克。3 味药加水煎煮,去渣,取药液分成 4 份,每次用 1 份冲洗阴道,每日早晚各 1 次。适用于缓解性交疼痛。

二十五、外阴溃疡

外阴溃疡是指外阴部的皮肤黏膜发炎、溃烂、缺损。病灶多发生于小阴唇和大阴唇内侧，其次为前庭黏膜及阴道口周围。病程有急性及慢性。病因各不相同，治疗方法亦有不同。外阴与尿道口及肛门邻近，经常受到白带、经血、尿液、粪便的污染，婴幼儿及绝经妇女雌激素水平低，外阴皮肤黏膜脆弱；育龄妇女性活动频繁；穿着紧身化纤内裤、卫生巾使局部通透不良等，均可招致病原体感染而发生病损。引起外阴溃疡的病原体有细菌、真菌、病毒。贝赫切特综合征可在外阴、口、眼部发生溃疡。

【外治方】

1. 鹤虱 30 克，狼毒 15 克，苦参 15 克，当归尾 15 克，威灵仙 15 克，蛇床子 15 克，猪胆 2～3 个。上药加水 1 500 毫升，煎煮数沸，再加入猪胆，待温，洗浴外阴部。适用于女性外阴溃疡的辅助治疗。

2. 川大黄 15 克，黄芩 15 克，黄连 0.3 克，当归 15 克，川芎 15 克，明矾 15 克。上药加水 3 300 毫升煮取药液 2 000 毫升，待温，温洗阴部，每日 2～3 次。适用于女性外阴溃疡的辅助治疗。

3. 甘草 30 克，干漆 30 克，黄芩 60 克，干地黄 60 克，芍药 60 克，当归 60 克，鳖甲 150 克。上药切碎，加水 7 000 毫升煎取药液 3 500 毫升，温洗患部，每日 2 次。适用于女性外阴溃疡的辅助治疗。

4. 生甘草 9 克，金银花 9 克，玄参 9 克，土茯苓 9 克，苍术 9 克，白芷 9 克，茶叶 9 克，桑叶 9 克，苦参 9 克，葱白 9 克，蒜梗 9 克，槐枝 9 克，花椒 9 克。上药加水煎煮，去渣，熏洗外阴部。适用于女性外阴溃疡的辅助治疗。

5. 当归 60 克，地榆 90 克，川芎 30 克，甘草 30 克，芍药 30 克。

上药加水3 300毫升煎取药液2 000毫升,去渣,温洗患部,每日3次。适用于女性外阴溃疡的辅助治疗。

6. 麻黄60克,黄连60克,蛇床子60克,艾叶45克,乌梅10个。上药加水6 600毫升,煎煮至3 300毫升,去渣,温洗患部。适用于女性外阴溃疡的辅助治疗。

7. 苦参18克,蒲公英30克,花椒10克,蛇床子18克,川黄柏12克,雄黄3克,白矾5克。上药加水适量,煎煮至沸,倒入盆中,趁热先熏后洗再坐浴,每日数次,每次20~30分钟。适用于女性外阴溃疡的辅助治疗。

8. 当归60克,芍药30克,甘草60克,地榆90克。4味药细切,加水3 300毫升煎取药液1 300毫升,去渣,温洗患部,每日4次。适用于女性外阴溃疡的辅助治疗。

9. 苦参15克,蛇床子15克,白鲜皮15克,土茯苓15克,黄柏15克,川椒10克。上药加水煎煮,去渣,先熏后洗外阴部,每日1~2次。适用于女性外阴溃疡的辅助治疗。

10. 黄芩6克,雄黄6克,黄连3克,当归6克,川芎6克,矾石6克。上药加水3 000毫升煮取药液2 500毫升,待温洗浴阴部,每日3次。适用于女性外阴溃疡的辅助治疗。

二十六、阴 痒

阴部瘙痒不堪,甚则痒痛难忍,或伴有带下增多等,称为阴痒,也称阴门瘙痒。阴是指阴部,包括外阴、阴道、肛周及股阴,以外阴为多。痒是一个自觉症状,常伴有带下异常。阴痒是一个症状,很多全身性、局部性的疾病均可发生阴痒。西医的"外阴瘙痒"可与阴痒互参施治。

【外治方】

1. 苦参150克,明矾50克,绿茶25克。3味药同置锅中,加水 1 500 毫升,煎煮 10 分钟,温洗患部,每日 1 次。药液次日可再用,但需煮沸 15 分钟。适用于下焦湿热引起的阴痒。

2. 黄柏 100 克,甘草 100 克。2 味药加水适量,煎煮去渣,趁热熏洗阴部,待药液温度降至 40℃左右时坐浴,每日 1 次,每次 30 分钟,10 天为 1 个疗程。适用于下焦湿热引起的阴痒。

3. 明矾 15 克,蛇床子 30 克,雄黄 15 克。共研细末,每次用药末 1.5～3 克,加开水冲泡,频频浸洗外阴部,每日 2 次,7 天为 1 个疗程。适用于下焦湿热引起的阴痒。

4. 白花蛇舌草 60～90 克,苦参 15 克,黄柏 15 克,木槿皮 15 克,蛇床子 15 克,花椒 9 克,冰片(烊化)3 克。以上前 6 味加水煎煮,去渣加入冰片。先熏阴部待水温适宜后再坐浴,每日 2 次,每次 30 分钟,每剂可连用 2 天。适用于下焦湿热引起的阴痒。

5. 蛇床子 50 克,明矾 10 克。加水共煎,去渣,频频浸洗外阴部,每日 1 剂。适用于下焦湿热引起的阴痒。

6. 苦参 30 克。苦参加水煎煮,去渣,温洗阴部,每日 3～5 次。适用于下焦湿热引起的阴痒。

7. 大黄、黄柏、姜黄、白芷、厚朴、大血藤、红花、川乌、草乌、泽兰、当归各等份。上药共研细末,每次取药末 30～60 克,温水调成饼状,装热布袋,加热,熨小腹,稍温后热敷患部,同时用热水袋熨之,以保持一定温度。每次熨敷 1～2 小时,每日 1 次,10 天为 1 个疗程。适用于下焦湿热引起的阴痒。

8. 甘草 30 克。甘草加水煎煮,去渣,温洗阴部,每日 3～5 次。适用于下焦湿热引起的阴痒。

9. 黄柏 10 克,鸡蛋清适量。将黄柏研细末,再与鸡蛋清调匀,涂敷患处。适用于下焦湿热引起的阴痒。

二十七、盆腔炎

盆腔炎是妇女盆腔内的生殖器官(子宫、输卵管、卵巢)及其周围结缔组织发炎的总称。急性发病时,有发热、下腹痛和局部触痛症状。转为慢性时,则有腰酸、月经不调和不孕等。其属中医学的"腹痛""症瘕"范畴。慢性盆腔炎的患者常有急性盆腔炎、不孕病史。中医学认为,本病多因湿浊热毒,寒湿凝滞,结于下焦,渐而气滞血瘀,壅滞互结所致。急性期湿热偏重,慢性期气滞血瘀为多。

【外治方】

1. 木鳖子 10 克,黄柏 9 克,苦参 15 克,土茯苓 30 克,蒲公英 30 克,金银花 20 克,白芷 6 克,赤芍 6 克,甘草 12 克。上药加水适量,浸泡 30～40 分钟,然后文火煎煮,待煮开 15～25 分钟后离火,去渣,熏洗阴部,每日 1 剂,每日 3 次,每次 30 分钟。适用于湿热型盆腔炎。

2. 地骨皮 30 克,苦参 30 克,蛇床子 30 克。3 味药加水煎煮,去渣,温洗阴部。适用于湿热型盆腔炎。

3. 紫花地丁 15 克,蒲公英 15 克,蝉蜕 9 克。3 味药加水煎煮,去渣,先熏后洗患部,每日 1 次。适用于湿热型盆腔炎。

4. 蛇床子 30 克,花椒 9 克,明矾 9 克。3 味药加水煎煮,去渣。药液分成 5 份,每次用 1 份药液温洗患处。适用于湿热型盆腔炎。

5. 黄柏 100 克,甘草 100 克。2 味药加水适量,煎煮去渣,趁热熏洗阴部,待药液温度降至 40℃左右时坐浴,每日 1 次,每次 30 分钟,10 天为 1 个疗程。适用于湿热型盆腔炎。

二十八、宫颈炎

宫颈炎是妇科常见疾病之一,包括子宫颈阴道部炎症及子宫颈管黏膜炎症。因子宫颈管阴道部鳞状上皮与阴道鳞状上皮相延续,阴道炎症均可引起子宫颈阴道部炎症。由于子宫颈管黏膜上皮为单层柱状上皮,抗感染能力较差,易发生感染。临床多见的宫颈炎是急性子宫颈管黏膜炎,若急性宫颈炎未经及时诊治或病原体持续存在,可导致慢性宫颈炎症。

【外治方】

1. 虎杖 250 克,千里光 250 克,金银花藤 250 克,野菊花 250 克,蒲公英(去花)250 克,艾叶 60 克。上药加水煎煮,去渣。取药液分成 4 份,每次取 1 份,加等量温水,冲洗阴道,每日早晚各 1 次,10 天为 1 个疗程。适用于湿热型宫颈炎。

2. 黄柏 1 000 克,苍术 1 000 克,苦参 2 000 克,蛇床子 2 000 克,白芷 500 克,川椒 500 克,明矾 90 克,薄荷脑 60 克,95% 酒精 500 毫升。以上前 6 味加水煎汁,溶入明矾,过滤后浓缩至约 3 000 毫升,加入薄荷脑,再加入酒精,静置 3 天,吸取清液,分装灭菌。每次取药液 500 毫升,加热水至 2 000 毫升,趁热熏洗阴部,每日 2 次。适用于湿热型宫颈炎。

3. 鲜荔枝草 500 克。鲜荔枝草加水 1 000 毫升煮沸,待温洗浴阴部,每日 1 次,7 天为 1 个疗程。适用于湿热型宫颈炎。

4. 丝瓜叶 30 克,野菊花 30 克,紫花地丁 30 克,半枝莲 30 克。上药加水适量,煎汤熏洗阴部,每日 1 次,7 天为 1 个疗程。治疗期间注意外阴卫生,避免性交,月经期停止治疗。适用于湿热型宫颈炎。

5. 黄柏 7.5 克,炒蒲黄 3 克,五倍子 7.5 克,冰片 1.5 克。共研细末。用 1% 茵陈煎剂冲洗阴道,再取药末适量喷洒于糜烂处,隔日冲洗喷药 1 次,连用 10 次为 1 个疗程。适用于湿热型宫颈炎。

6. 雄黄 30 克,苦参 25 克,蛇床子 20 克,薏苡仁 25 克,薄荷 20 克,黄柏 15 克,生苍术 15 克,当归 15 克。上药加工研碎,装入布袋,加水 2 500 毫升煮沸 10 分钟。待温度适宜时坐浴,早晚各 1 次,每日 1 剂。适用于湿热型宫颈炎。

7. 狼毒 90 克。狼毒加水煎汤至 500 毫升,去渣取汁,冲洗阴道,每日 1～2 次,7 天为 1 个疗程。适用于湿热型宫颈炎。

二十九、子宫脱垂

子宫脱垂,是指子宫从正常位置沿阴道下降,至宫颈外口达坐骨棘水平以下,甚至子宫全部脱出于阴道口外。发病原因与盆底肌肉筋膜松弛、子宫韧带张力降低、长期慢性咳嗽、排便困难等因素有关。主要表现为会阴部下坠感和腰背酸痛,有肿物自阴道脱出,常久站、走路、蹲位、重体力劳动后加重,卧床休息后减轻。有的可出现排尿困难、尿潴留、尿失禁、便秘、排便困难。本病相当于中医学"阴挺""产肠不收"的范畴。中医学认为,本病主要是临产用力太过;产后劳动过早,持续性用一种体位劳动,长期慢性咳嗽,以致脾虚气弱,中气下陷,任带二脉固摄无权,致阴挺下脱。

【外治方】

1. 白胡椒 20 克,五味子 100 克,椿根白皮 100 克,附片 20 克,白芍 20 克,肉桂 20 克,党参 20 克。上药加水煎汤,去渣待温,熏洗阴部,每日 1 次,10 天为 1 个疗程。适用于轻度子宫脱垂。

2. 生枳壳 15 克,蛇床子 15 克,益母草 15 克,川黄柏 15 克,金银花 15 克,紫草根 9 克。上药加清水 3 000 毫升浓煎,去渣后倒入盆中,趁热先熏后洗再坐浴,每晚 1 次。适用于轻度子宫脱垂。

3. 海螵蛸 30 克,硫黄 30 克,五味子 3 克。共研细末。取药末少许擦于患处,每日用药 3 次。适用于轻度子宫脱垂。

4. 生川乌 10 克,五倍子 10 克,醋 100 毫升。将生川乌和五倍子加水 1 500 毫升煮沸,再加醋煮沸,置于清洁女式尿盆内,熏患处。适用于轻度子宫脱垂。

5. 茶子末 150 克,醋 250 毫升。将醋煮开,再加入茶子末,待出味时倒入盆中,熏洗患处,每日 3 次。适用于轻度子宫脱垂。

6. 乌梅 30 克,五倍子 30 克。2 味药加水适量,煎煮去渣,先熏后洗患部。适用于轻度子宫脱垂。

7. 蛇床子 20 克,白鲜皮 20 克,大蒜 30 克,紫背浮萍 30 克。上药加水煎煮,去渣,洗浴患处,每日 1 次,7 天为 1 个疗程。适用于轻度子宫脱垂。

8. 小铁块 1 块,醋 250 毫升。将醋倒入干净痰盂中,再把小铁块烧红后放入痰盂中,醋即沸腾,令患者坐在痰盂上熏患处 15 分钟,每日 1 次。治疗期间忌房事,并注意营养和休息。适用于轻度子宫脱垂。

9. 荆芥穗 15 克,椿根皮 60 克,藿香叶 15 克。3 味药加水煎汤,去渣,洗浴阴部,每日数次。适用于轻度子宫脱垂。

10. 蛇床子 150 克,乌梅 30 克。2 味药加水 3 300 毫升,煎煮至 2 000 毫升,去渣,熏洗患部,每日 3～5 次。适用于轻度子宫脱垂。

11. 生核桃皮 50 克。生核桃皮加水 2 000 毫升,煎煮去渣,熏洗患部,每日早晚各 1 次,每次 20 分钟。适用于轻度子宫脱垂。

12. 金银花 30 克,紫花地丁 30 克,蒲公英 30 克,苦参 15 克,黄连 10 克,黄柏 10 克,蛇床子 15 克,枯矾 10 克。上药加水煎煮,去渣,先熏后洗患部,并可待温度适宜时坐浴。适用于轻度子宫脱垂。

13. 龙骨 30 克,牡蛎 30 克,五倍子 6 克,儿茶 10 克。上药加水煎煮,去渣,温洗子宫脱出处和阴部糜烂处,每日 2 次。适用于轻度子宫脱垂。

14. 枳壳、诃子、五倍子、明矾各适量。4 味药加水煎煮,去渣,先趁热熏局部,待温度适宜时再用药液洗患部。适用于轻度子宫脱垂。

15. 白鲜皮 30 克,紫背浮萍 30 克。2 味药加水煎煮,去渣,熏洗患处。适用于轻度子宫脱垂。

16. 丹参 15 克,五倍子 9 克,诃子 9 克。3 味药加水煎煮,去渣,趁热熏洗患部。适用于轻度子宫脱垂。

17. 五倍子 100 克,椿根白皮 100 克。2 味药加水煎汤,去渣待温,熏洗阴部,每日 2 次。适用于轻度子宫脱垂。

三十、不孕症

不孕症是指女子结婚后,夫妇正常同居 1 年以上,配偶生殖功能正常,未采取任何避孕措施而仍不能怀孕者。分原发性不孕、继发性不孕、相对不孕与绝对不孕。夫妇任何一方有问题,均可造成不孕。导致不孕的女性方面的原因,包括卵子发育和排卵异常;或卵子虽正常但不能与精子相遇;或虽与精子相遇,并且能够受精,但受精后,在受精卵由输卵管进入宫腔,然后在子宫壁上种植、着床、发育生长的漫长过程中,任何一个环节受到阻碍和破坏都不能受孕,如营养不良、精神紧张、卵巢排卵障碍、生殖道不畅或炎症、幼稚子宫、子宫内膜分泌功能不良、产生抗精子抗体等。中医学认为,该病多因禀赋虚弱,肾气不足而冲任亏损、气血失调,或风寒侵袭,寒凝胞脉,或痰湿阻滞胞宫所致。

【外治方】

1. 五灵脂 6 克,白芷 6 克,人工麝香 0.3 克,食盐 6 克。共研细末。将药末填敷脐孔,再用黄豆大小的艾炷 21 壮连续灸至腹部温暖为度,5 天后再灸 1 次。适用于瘀阻胞络、虚寒凝滞之不孕症,症见月经后期、量少色黑多块、小腹刺痛、畏冷喜热、舌质紫黯或舌苔有紫色、脉象沉涩等。

2. 葱白5根。葱白洗净,切碎捣烂。将葱白糊敷于脐部,再用热水袋熨脐部20分钟,每日1次。适用于宫寒不孕,症见婚久不孕、月经后期、量少色淡、小便清长、白带清稀量多、四肢不温、小腹怕冷等。

3. 熟附片15克,川椒15克,食盐30克,生姜片适量。前3味分别研细末。将食盐细末填敷于脐部,取黄豆大小的艾炷置于食盐上灸之,连续灸7壮;然后去除食盐填敷川椒和附子末,并将生姜片覆盖其上,再用艾炷连续灸14壮。每日1次,连续7天为1个疗程。适用于妇女下元虚冷、月经不调、子宫虚寒引起的不孕症,症见婚久不孕、月经后期、量少色淡或经闭、面色晦暗、腰腿酸软、性欲淡漠、小便清长、大便不实、舌苔淡白、脉沉迟而弱等。

4. 硫黄粉30克。硫黄粉加水1500毫升,煮沸5分钟后倒入盆中,先熏后洗再坐浴,每晚1次,一般连续熏洗1~3周后见效。适用于子宫虚寒、月经不调难以受孕者。

第五章 外科疾病

一、疖

疖是一种化脓性毛囊及毛囊深部周围组织的感染,相邻近的多个毛囊感染、炎症融合形成的叫痈。金黄色葡萄球菌是最常见的致病菌。肛门生殖器部位的复发性疖可继发于厌氧菌感染。5%为无菌性,由异物反应所致,如囊肿破裂。青少年易发。易感因素包括长期携带金黄色葡萄球菌、糖尿病、肥胖、不良的卫生习惯,以及免疫缺陷状态。最初,局部出现红、肿、痛的小结节,以后逐渐肿大,呈锥形隆起。数日后,结节中央因组织坏死而变软,出现黄白色小脓栓;红、肿、痛范围扩大。再数日后,脓栓脱落,排出脓液,炎症便逐渐消失而愈。一般无明显的全身症状。但若发生在血液丰富的部位,全身抵抗力减弱时,可引起畏寒、发热、头痛和厌食等毒血症状。面部,特别是所谓“危险三角区”的上唇周围和鼻部疖,如被挤压或挑破,感染容易沿内眦静脉和眼静脉进入颅内的海绵状静脉窦,引起化脓性海绵状静脉窦炎,出现延及眼部及其周围组织的进行性红肿和硬结,伴疼痛和压痛,并有头痛、寒战、高热甚至昏迷等,病情十分严重,死亡率很高。

【外治方】

1. 黄芩 10 克,甘草 10 克,当归 10 克,赤芍 10 克,白芷 10 克,露蜂房 10 克,羌活 10 克,猪前蹄 1 只。将以上前 7 味共捣为粗末,用时根据疮口大小决定用药多少。取猪的前蹄加水 3 000 毫升并入药末煮软,再用微火煎 10 余沸,然后滤去药渣,稍温即可使用。洗前取方盘一个,放在疮口的下面,随即用软布蘸汤冲洗,并可深入疮口内部,将腐肉轻轻揩去直至干净为止。然后再以软布七八层厚蘸汤浸湿,覆盖在疮口上面,轻轻按压片刻,消毒纱布冷了再换热的,如此反复5～6次。适用于早期疖肿。

2. 硫黄15克,雄黄15克,艾绒250克。将前2味同捣细末,再与艾绒一同加水1500毫升煎煮至500毫升。趁热用艾绒药液洗患部。适用于早期疖肿。

3. 鱼骨头、香油各适量。将鱼骨头焙干,研成细末,再用香油调匀,敷于患处,每日数次。适用于早期疖肿。

4. 大黄、黄柏、黄芩、苦参各等份,医用石炭酸1克。前4味研末,每次取药末10～15克,加入蒸馏水100毫升和医用石炭酸。临用时摇匀,用药棉蘸药汁擦洗患处。适用于早期疖肿。

5. 黄连6克,白芷6克,紫草6克,硼砂6克,樟脑6克,黄蜡10克,香油180克。以上前5味共研细末,加入切细的黄蜡。香油入锅煮沸,每隔5分钟喷水1口,连续3次,然后离火,趁热加入药末拌匀,涂敷于患处,每日3次。适用于早期疖肿。

6. 野芋叶适量,白矾、猪胆汁各少许。共捣烂如泥,敷于患处。适用于早期疖肿。

7. 芫花15克,川椒15克,黄柏30克。共碾粗末,入布袋,加水3000毫升煮沸30分钟。用软布蘸汤洗患部,洗后可加热水浸浴。适用于早期疖肿。

8. 鲜嫩喜树叶适量,食盐少许。一同捣烂,敷于患处。适用于早期疖肿。

9. 茄子适量。将茄子洗净,切成片贴敷患处,胶布固定或绷带包扎,每日换药3次。适用于早期疖肿。

10. 马齿苋30克,黄柏15克,野菊花30克。3味药加水适量,煮沸后热敷并洗患部。适用于早期疖肿。

11. 苍耳子60克,雄黄15克,明矾30克。3味药加水2000

毫升煎汤。用小毛巾蘸药汁反复温洗患部,每日 4～5 次,每次 15 分钟。适用于早期疖肿。

12. 藤黄 10 克,马钱子 6 克,冰片 6 克,新鲜猪胆汁 100 毫升。将马钱子用砂拌炒至软,去毛研成末,再将藤黄、冰片分别研成末,诸药混匀,加入猪胆汁,搅匀,涂敷于患处,每日 3 次。适用于早期疖肿。

13. 鲜犁头草、鲜菊花叶各适量。共捣烂如泥,敷于患处,每日换药 1 次。适用于早期疖肿。

14. 山慈姑 25 克,米醋 3 毫升。将山慈姑洗净捣烂,再加米醋调匀,稍蒸温,敷于患处,用塑料薄膜包敷,每日换 1 次,3～4 天全部痛除肿消而愈。

15. 猪脑 1 个,米醋适量。将新鲜猪脑用冷开水洗净,放入砂锅中用米醋浸泡 12 小时,再以文火熬炼成膏,冷却。每次先以淘米水洗净疮疖表面,再取猪脑膏平摊于消毒纱布上,依疮面大小贴用,隔日换药 1 次。适用于早期疖肿。

16. 葱白 30 克,米粉 120 克,醋少许。将葱白细切,与米粉一同炒成黑色,杵为细末,用时取药与醋调匀成糊状,摊于纸上,贴于患处。适用于早期疖肿。

17. 鲜柳叶适量。将鲜柳叶洗净,加水适量浸煮 2～4 小时,然后过滤,如此浸煮 2 次,合并两次滤液,浓缩成膏状。将患处用 75％酒精消毒,涂上柳叶膏,然后用消毒纱布覆盖,并用胶布固定,每日换药 1 次。适用于早期疖肿。

18. 金果榄 10 克,米醋适量。金果榄用醋磨汁,取汁敷于患部。适用于早期疖肿。

19. 人参茎叶适量。将人参茎叶洗净,加水适量煎煮 1～2 次,去渣合并滤液,再用文火浓缩成膏状,装入瓶中,高压灭菌 30 分钟。用时将浸膏涂于消毒好的厚纸上,贴敷患处,隔日 1 次。适用于早期疖肿。

20. 五倍子粉、食醋各适量。2 味调和成膏。先剃枕部头发，清洁消毒后拔除疖子脓栓，涂敷药膏，厚约 2 毫米，每日换药 1～2 次，每次换药均需清洁表面。适用于早期疖肿。

21. 猪胆汁 1 个，冰片少许，凡士林适量。将猪胆汁浓缩，加入冰片和凡士林调成膏，涂敷患处，每日换药 1 次。适用于早期疖肿。已溃破者忌用。

二、痈

痈是由金黄色葡萄球菌感染引起的多个临近毛囊的深部感染。常发生于抵抗力低下者，如糖尿病、肥胖、不良卫生习惯，以及免疫缺陷状态等。好发颈部、背部、肩部，临床表现为大片浸润性紫红斑，可见化脓、组织坏死。痈多发生于抵抗力低下的成人，多发生于皮肤较厚的颈项、背部和大腿，大小可达 10 厘米或更大，初为弥漫性浸润性紫红斑，表面紧张发亮，触痛明显，之后局部出现多个脓头，有较多脓栓和血性分泌物排出，伴有组织坏死和溃疡形成，可见窦道，局部淋巴结肿大。患者自觉搏动性疼痛，可伴有发热、畏寒、头痛、食欲缺乏等全身症状，严重者可继发毒血症、败血症导致死亡。本病愈合缓慢，伴有瘢痕形成。

【外治方】

1. 黄芪 45 克，黄连 30 克，黄芩 30 克，赤芍 45 克，蔷薇根 120 克，狼牙根 120 克，猪蹄 1 对。将猪蹄洗净，加水 10 升，煮汤至 6.5 升，再加入另 6 味药煎至 3.3 升，去药渣。趁热于避风处用消毒纱布蘸药液洗熨患处。适用于发背及一切疮肿。

2. 商陆 25 克，蒲公英 10 克。2 味药加水煎煮，去渣，温洗患处。适用于早期痈肿。

3. 乌头 5 枚，醋 600 毫升。用醋浸乌头 3 日，洗患处，每日 3～4 次。适用于早期痈肿。

4. 蟾酥 0.3 克,乳香 5 克,没药 5 克,黄连 10 克,冰片 0.3 克,蜂蜜适量。以上前 5 味共研细末,用蜂蜜调成糊状,敷于患处,外用胶布固定,每日 1 次。适用于早期痈肿。

5. 独活 9 克,白芷 9 克,甘草 9 克,当归 10 克,葱头 7 个。5 味药加水 2 000 毫升,煎汤 1 500 毫升,去渣,用消毒纱布趁热洗患部。适用于早期痈肿。

6. 鲜马齿苋全草适量。鲜马龄苋捣烂成泥状,涂敷于患处,每日 1 次。适用于早期痈肿。

7. 鲜青虾适量。将其置新瓦上焙干研末,撒于患处。适用于早期痈肿。

8. 鲜丝瓜适量。鲜丝瓜洗净,切碎,捣烂绞汁,频频冲洗患处,每日 3 次,6 天为 1 个疗程。适用于早期痈肿。

9. 苦参 30 克,防风 60 克,甘草 60 克,露蜂房 60 克。4 味药加工研碎,加水 13 升煮至 8 升,去渣,热洗患处,汤冷即停。适用于早期痈肿。

10. 黄芩 30 克,瓜蒌根 30 克,白芷 30 克,川大黄 90 克,甘草 30 克,当归 30 克。上药共加工研碎,加水 4 600 毫升,煎煮至 2 000 毫升,去渣,用消毒纱布蘸药液温洗患部。适用于早期痈肿。

11. 露蜂房 30 克。露蜂房加水 1 000 毫升煮沸 15 分钟,过滤去渣后浸泡冲洗创面,直至伤口的污物或脓液洗净为止,然后用消毒纱布松松覆盖,不可包扎过紧。对于有坏死组织的创面,可将洗剂加温后再冲洗浸泡,每日 1～2 次。适用于早期痈肿。

12. 鲜堇草叶适量,红糖少许。将堇草洗净,加入红糖捣烂成泥状,加热后敷于患处,每日 2 次。适用于早期痈肿。

13. 五倍子、诃子、黄柏、青果、明矾各适量。5 味药加水煎汤,温洗患处,每日 1 剂分 3 次洗患处,每次 15～30 分钟,5～7 天为 1 个疗程。适用于早期痈肿。

14. 荷叶 30 克,藁本 15 克。共研为末,加水煎汤,去渣,淋洗患处。适用于早期痈肿。

15. 鲜地胆草根适量，食盐少许。前1味洗净，加入食盐同捣烂成泥状，敷于患处，每日1次。适用于早期痈肿。

16. 桐叶、米醋各适量。2味药同蒸后贴于患处。适用于早期痈肿。

17. 白丁香、醋各适量。将白丁香研末，再与醋调匀，敷于患处。适用于早期痈肿。

18. 蛇蜕、醋各适量。将蛇蜕烧灰研细，以醋调涂肿上，干即换药。适用于早期痈肿。

19. 紫花地丁100～150克，食盐1克，小麦粉少许，醋100毫升。三伏天收取紫花地丁，切碎，和小麦粉，加入食盐和醋搅匀，浸一夜后敷于患处。适用于早期痈肿。

20. 干姜30克，醋适量。将干姜炒紫，研为细末，再用醋调成糊状，敷于患部四周，留头自愈。适用于早期痈肿。

21. 独脚莲根5～10克，陈醋适量。用陈醋磨独脚莲根，取汁涂于患处。适用于早期痈肿。

22. 鲜荔枝草适量，酒糟少许。一同捣烂，敷于患处。适用于早期痈肿。

23. 烟丝、生石灰、红糖、冰片各少许。4味药共捣烂，捏成扁平状药饼，敷于患处，每日换药1～2次，一般敷药后2小时病灶局部疼痛减轻。适用于早期痈肿。

三、丹　毒

丹毒是一种累及真皮浅层淋巴管的感染，主要致病菌为A组β溶血性链球菌。诱发因素为手术伤口或鼻孔、外耳道、耳垂下方、肛门、阴茎和趾间的裂隙。皮肤的任何炎症，尤其是有皲裂或溃疡的炎症为致病菌提供了侵入的途径。轻度擦伤或搔抓、头部以外损伤、不清洁的脐带结扎、预防接种和慢性小腿溃疡,均可能导致此病。致病菌可潜伏于淋巴管内,引起复发。

【外治方】

1. 漏芦 45 克,生甘草 45 克,槐白皮 45 克,五加皮 45 克,白蔹 45 克,白蒺藜 120 克。共研为粗末,加水 4 000 毫升,煎至 2 500 毫升,去药渣,取药液淋洗患处。适用于早期丹毒。

2. 鲜马齿苋 250 克(干品 60 克)。洗净后加水 2 000 毫升,煎煮 10 分钟(干品煎煮 20 分钟),去渣,洗浴患处,并用 6～7 层消毒纱布蘸药水湿敷患处,每日 2～3 次,每次 40 分钟。适用于早期丹毒。

3. 升麻 60 克,漏芦 90 克,黄芩 90 克,栀子 30 克,芒硝 50 克。将前 4 味研为粗末,每次取药末 15 克,加水 1 000 毫升,煮沸至 600 毫升,去渣后加入芒硝 6 克,搅匀,温洗患部,每日 2 次,每次 20 分钟。适用于早期丹毒。

4. 吴蓝 30 克,生地黄 10 克,升麻 15 克,石膏 15 克,黄芩 15 克,犀角 15 克,白蔹 15 克,栀子仁 15 克,大黄 15 克。将以上 9 味共研为粗末,每次取药末 15 克,加水 2 000 毫升,煮沸至 1 500 毫升,去渣,用消毒纱布蘸药液洗患部,每日 2 次,每次 20～30 分钟。适用于早期丹毒。

5. 大蒜 200 克。大蒜加水煮取药液半桶。将患肢先熏后温洗,每晚 1 次,每次 20～30 分钟。适用于早期丹毒。

6. 黄连 30 克,黄柏 90 克,黄芩 90 克,大黄 90 克。4 味药加水 1 000 毫升,煮沸浓缩至 500 毫升,去渣,温洗患部,每日 2 次,每次 30 分钟。适用于早期丹毒。

7. 黄连适量。黄连加水适量,煎汤,去渣,温洗患部。适用于早期丹毒。

8. 藤黄 30 克,红茶 10 克。红茶煎汁,研磨藤黄,涂患处。适用于早期丹毒。

9. 赤小豆 50 克,鸡蛋 3 个。将赤小豆研成粉,鸡蛋打破去壳和蛋黄,取蛋清与赤小豆粉调匀,敷于患处。适用于早期丹毒。

10. 绿豆 15 克,生姜 30 克。将绿豆用水浸泡 1 天,再与生姜共捣烂,涂敷患处,每日 1 次。适用于早期丹毒。

11. 鲜青苔、醋各适量。2 味药拌和捣烂,敷于患处。适用于早期丹毒。

四、颈淋巴结核

颈淋巴结核指结核性颈部淋巴结炎,多见于儿童及青年。结核杆菌大多经扁桃体、龋齿侵入,少数继发于肺或支气管的结核病变。但只有在人体抗病能力低下时,才能引起发病。病期常为 1～3 个月或更长。病变呈多个淋巴结肿大、散在性、可推动。随疾病发展可融合成团块、固定、不能推动,最后干酪样坏死,形成寒性脓肿,破溃后形成慢性窦道。胸部 X 线片可能显示结核病灶。本病相当于中医学"瘰疬"的范畴。

【外治方】

1. 陈蚕豆衣 100 克,香油适量。将陈蚕豆衣洗净沥干,香油浸泡过夜,焙干,研成细末,再用香油调成糊状,涂敷患处。适用于颈淋巴结核的辅助治疗。

2. 露蜂房 1 个,血竭 3 克,人工麝香 0.4 克,山慈姑 6 克,明矾 40 克。将露蜂房瓦焙存性,与另 4 味共研细末,每次取药末适量,用香油调成糊状,涂敷于患处,每日 1～3 次。适用于颈淋巴结核的辅助治疗。

3. 五倍子粉 150 克,蜂蜜 60 克,醋 300 毫升。用砂锅将醋和蜂蜜煮沸,徐徐加入五倍子粉搅拌,熬成药膏,敷于患处。适用于颈淋巴结核的辅助治疗。

4. 青黛 3 克,猪胆 30 个,黄柏 3 克,蜂蜜 3 克。将黄柏研成细末。猪胆 10 个取汁,放锅内熬去水分,再陆续兑入其余胆汁,待熬至 1/4 左右时,勤搅拌,熬到胆汁黏稠,加入蜂蜜,再熬再搅,至有坚韧性,再撒入黄柏、青黛混合末,随撒随搅熬至浓缩,乃离火,用力搅拌愈搅愈稠,待冷收膏入罐。将膏药摊到油纸上,贴敷患处,外用绷带包扎。适用于颈淋巴结核的辅助治疗。

5. 猪苦胆 10 个,花椒 10 克,陈醋 500 毫升。将猪苦胆汁与陈醋共熬如膏状用花椒熬水洗净患处,然后将药膏抹在消毒纱布上,敷于患处。每日换药 1 次。适用于颈淋巴结核已溃破、久不愈合者。

6. 生南星粉 15 克,生半夏粉 10 克,猪胆汁 100 毫升,醋 100 毫升。将猪胆汁与醋共熬煮,至挑起成丝状时加入生南星粉和生半夏粉,文火收膏,敷于患处。适用于颈淋巴结核的辅助治疗。

7. 猪苦胆 10 个,松香适量,米醋 500 毫升。将米醋熬热,趁热兑入松香和猪胆汁,搅拌均匀,敷于患处。适用于颈淋巴结核的辅助治疗。

8. 土田七、醋各适量。将土田七用醋磨,取汁涂于患处。适用于颈淋巴结核的辅助治疗。

9. 生石灰 1 000 克,大黄 100 克,香油适量。先选取质地较好的生石灰,加水适量,待发热松散后过 120 目筛,即得熟石灰粉。取熟石灰粉 400 克,放于干净砂锅中,炒至烫手后,加入研细的大黄末,炒拌至石灰微红色时取出放凉,再过 120 目筛,装瓶。临用时用香油调成糊状,用消毒纱布浸药糊后敷于伤口。适用于颈淋巴结核的辅助治疗。

10. 白及 30 克,白蔹 30 克,大黄 30 克,血竭 30 克,百部 20 克,栀子 20 克,黄柏 20 克,红花 20 克,香附 20 克,蜂蜜适量。上药共研细末,用温开水和蜂蜜各半调成糊状,将药糊敷于患部,用油纸覆盖,然后用胶布固定,每日换药 1 次。适用于颈淋巴结核的辅助治疗。

11. 马齿苋 150 克,熟猪油 240 克,蜂蜜 240 克。将马齿苋全草洗净,开水略烫,捞出晒干,炒炭存性,研为细末。熟猪油放锅内加热,放入马齿苋炭粉,立即搅拌均匀,锅离火后放入蜂蜜搅拌成糊状,冷后将药糊敷于患部,用油纸覆盖,然后用胶布固定,隔日换药1次,以愈为度。适用于颈淋巴结核的辅助治疗。

五、痔 疮

痔是直肠末端黏膜下和肛管皮下的静脉丛发生扩大、曲张所形成的柔软静脉团,是肛门直肠中最常见的疾病,多见于成年人。其中,位于齿状线以下,为肛管皮肤所覆盖者为外痔;位于齿状线以上,为直肠黏膜所覆盖者为内痔;齿状线上下均有而相连通者,为混合痔。本病主要是痔静脉回流发生障碍而引起的,如怀孕、便秘、腹泻、久坐等。单纯性内痔最常见的症状为排便时或便后肛门内出血,严重者出现脱出,甚至感染或坏疽。单纯外痔一般无明显症状,当痔静脉破裂,血块凝聚皮下时,称为"血栓性外痔",以肛门部突然剧痛,并有肿物为主。中医学认为,痔疮多因饮食不节,过食生、冷、辛、辣,饮酒过度,或因大便秘结,排便久蹲所致。平素保持大便通畅,养成每天按时排便的习惯,少食辛辣等刺激性食物,及时治疗可引起腹内压增高的慢性疾病,如习惯性便秘、慢性咳嗽等,对于预防痔疮均有一定作用。

【外治方】

1. 威灵仙30克,荆芥穗30克,枳壳30克,乳香30克,凤眼草60克,细辛8克。上药共研末,每次取药末90克,加水煎取药浴液,洗浴患部。适用于轻度痔疮。

2. 鱼腥草30克,瓦楞花30克,苦楝根皮30克,芒硝30克,马齿苋30克。诸药加水煎煮,去渣,熏洗患处。适用于轻度痔疮。

3. 云南白药、75%酒精各适量。云南白药和酒精调和成糊状,敷于患处,每日用药1次。适用于轻度痔疮。

4. 槐花 15 克,艾叶 15 克,荆芥 15 克,苦参 30 克,地骨皮 30 克,蛇床子 30 克,黄连 15 克,大黄 15 克,黄柏 15 克,白芷 15 克,薄荷 15 克,枳壳 15 克,栀子 15 克。上药用消毒纱布包好,放入锅内,加水 2 500 毫升,煎煮约 30 分钟,去药袋,药汁倒入盆内,趁热先熏后洗患处,每次熏洗约 30 分钟,每日 1~2 次,每剂可用 3~4 次。适用于轻度痔疮。

5. 苦参、老鹳草、荔枝草、牛蒡子、蛇床子、黄芩、红花、败酱草、木鳖子、甘草各等份。共研粗末,入布袋,加水适量,煎煮至沸,倒入盆中,趁热先熏后洗患处,稍温即可坐浴,并进行提肛运动,每日 2 次。适用于轻度痔疮。

6. 博落回 60 克,红藤 60 克,黄柏 60 克。3 味药加水 2 000 毫升,煎取药浴液 1 000 毫升,待温。取坐位趁热熏洗肛门部,每日 2~3 次,每次 15~30 分钟。适用于轻度痔疮。

7. 血竭 30 克。血竭研为细末,用自己的唾液调成糊状,频频涂敷于患处。适用于轻度痔疮。

8. 鱼腥草 30 克,马齿苋 30 克,白头翁 15 克,贯众 15 克。4 味药加水煎取药浴液 2 000~2 500 毫升,待温,坐浴 20~30 分钟。适用于轻度痔疮。

9. 当归 15 克,紫苏木 15 克,红花 15 克,荆芥 12 克,防风 12 克,马齿苋 30 克,黄柏 20 克,苦参 30 克,芒硝 30 克,甘草 10 克。上药加水煎煮,去渣制成药浴液,待温洗患部,每日 2 次,每次 20~30 分钟。适用于轻度痔疮。

10. 枳壳 60 克,荔枝草 60 克。2 味药加水 2 000 毫升煎煮数沸,去渣,洗浴肛门。适用于轻度痔疮。

11. 金银花 100 克,川椒 50 克,艾叶 25 克,蒲公英 25 克,芒硝 25 克,雄黄 10 克,苦参 30 克,百部 25 克,明矾 25 克,地肤子 25 克,蛇床子 25 克。上药加水 2 000~3 000 毫升,煎煮至沸后再煎 10 分钟,先熏后洗患部,待药液温后坐浴 20~30 分钟,每日 1 次。

适用于轻度痔疮。

12. 大黄 60 克，朴硝 30 克。2 味药加水 3 000 毫升，煎至 2 000 毫升，待温洗患部。适用于轻度痔疮。

13. 儿茶 15 克，人工麝香 0.1 克。共研细末，和唾液涂抹患部。适用于轻度痔疮。

14. 鸡蛋数个。先把鸡蛋煮熟，去白留黄，置小锅内，上火熬之，并用筷子搅炒，蛋黄的颜色由黄而焦，由焦而黑，最后油出，浮在焦渣上，滤取蛋黄油涂患处。适用于轻度痔疮。

15. 田螺 3 个，石菖蒲 3 克，地龙 20 克，芙蓉叶 12 克，蜂蜜适量。以上前 4 味焙研成粉，加入蜂蜜调匀，使成糊状，敷于患处，每日 1 次，连用 3 天为 1 个疗程。适用于轻度痔疮。

16. 九子连环草、醋各适量。用醋磨九子连环草，取汁涂于患处。适用于轻度痔疮。

六、肛 裂

肛裂是齿状线下肛管皮肤层裂伤后形成的小溃疡。方向与肛管纵轴平行，长 0.5～1.0 厘米，呈梭形或椭圆形，常引起肛周剧痛。多见于青、中年人，绝大多数肛裂位于肛管的后正中线上，也可在前正中线上，侧方出现肛裂极少。若侧方出现肛裂，应想到肠道炎性疾病或肿瘤的可能。肛裂患者有典型的临床表现，即疼痛、便秘和出血。疼痛多剧烈，有典型的周期性。排便时由于肛门内神经末梢受刺激，患者会立刻感到肛门烧灼样或刀割样疼痛，称为排便时疼痛；便后数分钟可缓解，称为间歇期；随后因肛门括约肌收缩痉挛，再次剧痛，此期可持续 30 分钟到数小时，临床称为括约肌痉挛痛。括约肌疲劳、松弛后疼痛缓解，但再次排便时又发生疼痛。以上称为肛裂疼痛周期。患者因害怕疼痛不愿排便，久而久之引起便秘，粪便更为干硬，便秘又加重肛裂，形成恶性循环。排便时常在粪便表面或便纸上见到少量血迹或滴鲜血,大量出血少见。

【外治方】

1. 乳香 15 克,没药 15 克,红花 15 克,桃仁 15 克,丝瓜络 15 克,艾叶 15 克,椿根皮 15 克。上药稍加粉碎后用消毒纱布包住,放入脸盆中,加水适量,浸泡后煎煮 30 分钟,坐浴 30 分钟,每日 2 次。适用于轻度肛裂。

2. 瓦松、马齿苋、五倍子、川椒、防风、苍术、枳壳、侧柏叶、葱白、芒硝各等份。上药加水适量,煎煮至沸,去渣,取药液。趁热先熏后洗再坐浴患部,每日 2～3 次,洗后可再涂敷白及蜜膏。适用于轻度肛裂。

3. 荆芥 60 克,防风 60 克,花椒 60 克,透骨草 90 克,陈艾 90 克。上药加水 2 000 克,煎煮 30 分钟,去渣,先熏后洗患部,每日 1～2 次。适用于轻度肛裂。

4. 五倍子 9 克,鳖甲 24 克,荆芥 30 克,莲房 30 克,桑寄生 30 克,朴硝 30 克。上药加水煎煮,去渣,熏洗患处。适用于轻度肛裂。

5. 乳香 20 克,没药 20 克,丹参 10 克,冰片 5 克,蜂蜜 30 克,75％酒精适量。以上前 4 味共研细末,用 75％酒精浸泡 5 天左右,加入蜂蜜调匀,煎熬加工成油膏状。排便后用 1：5 000 的高锰酸钾溶液坐浴 10 分钟,洗净患处,再涂敷药膏于患处,并用消毒纱布覆盖,再用胶布固定,每日涂药 1 次。适用于轻度肛裂。

6. 当归 15 克,生地黄榆 15 克,侧柏叶 15 克,蒲公英 30 克,黄蜡 50 克,香油 300 克。以上前 4 味共研粗末,入香油锅内煎熬,待焦枯后去渣,再加入黄蜡熔化,拌匀成半液体状油膏。洗净患处,再涂敷药膏于患处,每日数次。适用于轻度肛裂。

7. 鱼腥草 15 克,野菊花 15 克,泽兰 15 克,虎杖 15 克,败酱草 15 克,五味子 10 克。上药加水 1500 毫升,煎煮 30 分钟,去渣,温洗患部，每日 2 次，每次 20 分钟。适用于轻度肛裂。

8. 花椒 6 克，杭菊花 6 克，桑叶 12 克，苦参 30 克，陈艾 30 克，金银花 30 克，蛇床子 30 克，蒲公英 18 克，黄芩 15 克。上药加水适量，煎煮 30～50 分钟，去渣取汁，倒入盆中，趁热先熏后洗患部，隔日 1 次。适用于轻度肛裂。

9. 黄柏、黄芩、草乌、川乌、防风、艾叶、马齿苋、透骨草各等份。上药加水适量，煎煮至沸，倒入盆内，趁热先熏后洗再坐浴，每日 2 次。适用于轻度肛裂。

七、肛　瘘

肛瘘是指肛门周围的肉芽肿性管道，由内口、瘘管、外口 3 部分组成。内口常位于直肠下部或肛管，多为一个；外口在肛周皮肤上，可为 1 个或多个，经久不愈或间歇性反复发作，是常见的直肠肛管疾病之一。任何年龄都可发病，多见于青壮年男性。大部分肛瘘由直肠肛管周围脓肿引起，因此内口多在齿状线上肛窦处，脓肿自行破溃或切开引流处形成外口，位于肛周皮肤上。由于外口生长较快，脓肿常假性愈合，导致脓肿反复发作破溃或切开，形成多个瘘管和外口，使单纯性肛瘘成为复杂性肛瘘。瘘管由反应性的致密纤维组织包绕，近管腔处为炎性肉芽组织，后期腔内可上皮化。结核、溃疡性结肠炎、Crohn 病等特异性炎症、恶性肿瘤、肛管外伤感染等也可引起肛瘘，但较为少见。

【外治方】

1. 瓦松 15 克，马齿苋 15 克，甘草 15 克，川文蛤 9 克，苍术 9 克，川椒 9 克，防风 9 克，葱白 9 克，枳壳 9 克，侧柏叶 9 克，芒硝 30 克。上药加水 3 000 毫升，煎煮取药浴液 2 000 毫升，去渣，坐浴患部，每日 3 次，每剂可连用 2 天。适用于肛瘘的辅助治疗。

2. 白芷 12 克，五倍子 30 克，木瓜 18 克，川椒 12 克，明矾 9

克,甘草 12 克,槐蘑 30 克,马齿苋 60 克。上药加水适量煎煮药浴液,去渣,坐浴患部。适用于肛瘘的辅助治疗。

3. 苦参 60 克,蛇床子 30 克,白芷 15 克,金银花 30 克,菊花 60 克,黄柏 15 克,地肤子 15 克,大菖蒲 9 克。上药加水煎煮成药浴液,去渣,洗浴患部,每日 2 次。适用于肛瘘的辅助治疗。

八、肛周湿疹

肛周湿疹是指局限于肛门周围皮肤的湿疹,少数可累及会阴部。奇痒难忍,常潮湿,皮肤浸润肥厚,可发生皲裂。任何年龄均可发病。急性期皮疹为密集的粟粒大的小丘疹、丘疱疹或小水疱,基底潮红。由于搔抓,皮损可呈明显点状渗出及小糜烂面,病变中心往往较重,且逐渐向周围蔓延,外周又有散在丘疹、丘疱疹,故境界不清。当合并有感染时,则炎症可更明显,并形成脓疱,脓液渗出或结黄绿色或污秽痂。亦可合并毛囊炎、疖、局部淋巴结炎等。

当急性湿疹炎症减轻之后,或急性期未及时适当处理,拖延时间较久而发生亚急性湿疹。皮损以小丘疹、鳞屑和结痂为主,仅有少数丘疱疹或小水疱及糜烂,也可有轻度浸润,仍有剧烈瘙痒。因急性、亚急性湿疹反复发作演变而成慢性肛周湿疹,也可开始即呈现慢性炎症。患处皮肤浸润增厚,变成暗红色及色素沉着,表面粗糙,覆以少许糠秕样鳞屑,或因抓破而结痂,个别有不同程度的苔藓样变,具局限性,边缘也较清楚,外周也可有丘疹、丘疱疹散在,当急性发作时可有明显渗液。自觉症状也有明显瘙痒,常呈阵发。因皮肤失去正常弹性加上活动较多,可产生皲裂而致皮损部有疼痛感。病程不定,易复发,经久不愈。

【外治方】

1. 地肤子 30 克,马齿苋 30 克,生大黄 30 克,硫黄 10 克,白鲜皮 15 克,明矾 5 克。上药加水 1500 毫升,煎煮成药浴液,去渣,熏洗肛门周围,每日 2 次,10 天为 1 个疗程。适用于肛周湿疹。

2. 蛇床子 30 克,地肤子 30 克,苦参 60 克,明矾 50 克,芒硝 60 克,川椒 15 克,艾叶 15 克,荆芥 15 克。上药加水适量,煎煮数沸,去渣取汁,倒入盆中,趁热先熏后洗患处,每次 15～20 分钟,每日 2 次,每日 1 剂。适用于肛周湿疹。

3. 山豆根 30 克。山豆根加水适量,煎煮成药浴液,去渣,洗浴肛门。适用于肛周湿疹。

4. 蛇床子 15 克,大风子 50 克,苍耳子 30 克,苦参 50 克,浮萍 15 克,豨莶草 15 克。上药加水 2 000～3 000 毫升,煎煮至沸 15～20 分钟,去渣取汁,倒入盆中,趁热先熏后洗患处,每日 2～3 次,每次 20～30 分钟。适用于肛周湿疹。

5. 地榆 30 克,蒴藋 30 克,荆芥穗 30 克,苦参 30 克,蛇床子 30 克。共研为粗末,每次取药末 60 克,加水适量煎煮成药浴液,去渣,洗浴肛门。适用于肛周湿疹。

6. 五倍子 30 克,蛇床子 30 克,紫草 15 克,土槿皮 15 克,白鲜皮 15 克,石榴皮 15 克,黄柏 10 克,赤石脂 10 克,甘草 6 克。上药入布袋,放入锅中,加水 5 000 毫升,煎煮至 3 000 毫升,去药袋,先熏后洗患部,每日 2 次,每次 20～30 分钟。适用于肛周湿疹。

7. 黄柏 10 克,大黄 10 克,石菖蒲 15 克,白鲜皮 15 克,大风子 15 克,地肤子 15 克,苦参 20 克,金银花 20 克,蝉蜕 7 个。上药加水 1 500 毫升,煎煮 30 分钟,去渣,温洗患部,每日 3 次,每次 10 分钟。适用于肛周湿疹。

8. 金银花 15 克,野菊花 15 克,大黄 15 克,黄柏 15 克,朴硝 30 克。以上前 4 味加水 2 000 毫升,煎煮 15 分钟,去渣加入朴硝,待溶化后先熏蒸患处,待药液温度适宜后再坐浴 20 分钟,每日 2～3 次。适用于肛周湿疹。

9. 地肤子 30 克,五倍子 30 克,生大黄 30 克,白鲜皮 15 克,硫黄 10 克,明矾 5 克。上药加水 1 500 毫升,煎煮至沸,去渣取汁,倒入盆中熏洗肛门周围,每日 2 次,10 天为 1 个疗程。适用于肛周湿疹。

10. 荔枝草 50 克,鱼腥草 50 克,明矾 10 克。3 味药加水 500～1 500 毫升,浸泡 30 分钟,煎煮去渣,倒入盆中,先熏蒸患处,待药液温度适宜再用消毒纱布蘸药液敷洗患处,直至药液不热为止,每日 2 次,便后使用为佳。适用于肛周湿疹。

九、脱　肛

脱肛是一种原因不明的肛肠疾病,病程进展缓慢,常达数年,临床以排便用力时直肠脱出肛外为主要表现,有些人尚伴有黏液血便、便秘和肛门部位坠胀等症状。直肠黏膜脱垂常发于 6 个月至 2 岁的婴儿,直肠全层脱垂则好发于 40～70 岁的成年人。一般来说,直肠黏膜脱垂得不到有效的、及时的治疗,可逐步发展为完全性直肠全层脱垂。根据其脱垂程度,临床一般分为三期:Ⅰ期:排便或增加腹压时,直肠黏膜脱出肛门外,便后能自行还纳,脱垂长度一般不超过 2 厘米。Ⅱ期:排便时直肠长期反复脱出,使直肠黏膜充血、水肿、溃疡、糜烂,因而常有带血及黏液的分泌物流出肛门。此期直肠全层脱垂,需用手方可还纳,脱垂长度在 4 厘米左右。Ⅲ期:不但在排便时直肠脱出,而且在咳嗽、打喷嚏、排气,行走或久站、久坐时直肠都脱出肛门外,无法自行还纳,脱垂长度在 6 厘米以上。

【外治方】

1. 五倍子 100 克。五倍子加水适量,煎汤去渣,待温洗浴肛门或坐浴。适用于轻度脱肛。

2. 石榴皮 60 克,五倍子 30 克,明矾 15 克。3 味药加水 1 000 毫升,文火煎煮 30 分钟,去渣,每日早晚各熏洗患部 1 次,每日 1 剂,同时将脱出部分轻轻托揉回纳。适用于轻度脱肛。

3. 石榴皮 30 克,生大黄 30 克,乌梅 30 克。3 味药加水 1 000毫升,慢火煎取浓汁,倒入盆中。大便后可坐浴 1 次,用后应再煮沸,每剂药可连用 2 次。适用于轻度脱肛。

4. 五倍子 60 克,蛇床子 30 克,明矾 30 克。3 味药加水 1 000毫升,文火煎煮 30 分钟,去渣,熏洗患部,每日早、晚各 1 次,连用数日。适用于轻度脱肛。

5. 乌梅 30 克,米醋 20 毫升。将乌梅加水煎煮,取汁后放入米醋,趁热熏洗患处,并用毛巾将肠内容托回肛门。适用于轻度脱肛。

6. 蜗牛 46 只,冰片适量。将蜗牛连壳洗净,将冰片细末撒在蜗牛的贴地肉上,置于容器中,使其分泌黏液,收集。用盐水洗净患处,再涂上蜗牛液,并用消毒纱布和胶布固定。适用于轻度脱肛。

7. 五倍子 30 克,煅枯矾 3 克,陈胆星 10 克。前 2 味共研细末。陈胆星加水适量熬成稀糊状,再加入药末调和成软膏状,涂敷患处。适用于轻度脱肛。

8. 活蜘蛛 1~2 只,蜗牛数只。将蜘蛛捣烂如泥;蜗牛放入碗中,加食盐少许,取汁。将蜘蛛泥敷于脐部,再取蜗牛汁涂敷肛门部,每日涂药 2 次。适用于轻度脱肛。

9. 柴胡 6 克,升麻 9 克,党参 15 克,生黄芪 30 克,食醋适量。以上前 4 味共研细末,每次取药末 10 克,用食醋调成糊状,敷于脐部,外用消毒纱布覆盖,再用胶布固定,每日换药 1 次。适用于轻度脱肛。

十、疝 气

疝囊经过腹壁下动脉外侧的腹股沟管深环突出,向内、向下、向前斜行经过腹股沟管再穿出腹股沟浅环,并可进入阴囊,称为腹股沟斜疝,也就是通常所说的疝气。易复性疝临床症状可因疝囊大小或有无并发症而异,基本症状是腹股沟区出现一可复性肿块,开始肿块较小,仅在病人站立、劳动、行走、跑步、剧咳或婴儿啼哭时出现,平卧或用手压时肿块可自行回纳,消失不见,一般无特殊不适,仅偶尔伴局部胀痛和牵涉痛。随着疾病的发展,肿块可逐渐增大,自腹股沟下降至阴囊内或大阴唇,行走不便和影响劳动,肿块呈带蒂柄的梨形,上端狭小,下端宽大。难复性斜疝在临床表现方面除胀痛稍重外,其主要特点是疝块不能完全回纳。嵌顿性疝常发生在强力劳动或排便等腹内压骤增时,通常都是斜疝,临床上常表现为疝块突然增大,并伴有明显疼痛,平卧或用手推送肿块不能使之回纳,肿块紧张发硬,且有明显触痛,嵌顿的内容物为大网膜。

【外治方】

1. 艾叶9克,川厚朴9克,透骨草9克,槐枝15克,葱须7个。上药加水煎汤,去渣,熏洗局部,药液不可过烫,以免皮肤烫伤。用药液浸湿消毒纱布托阴囊,边揉边还纳脱出之疝内容。适用于疝气的辅助治疗。

2. 雄黄30克,甘草1.5克,明矾60克。3味药加水煎煮,去渣,温洗患部。适用于疝气的辅助治疗。

3. 淡豆豉30克,茶叶10克,橘叶20克,老生姜25克,白术15克,食盐15克。上药加水适量,煎沸后将药液倒入盆内,趁热熏洗患处20~30分钟,每日早晚各1次。适用于疝气的辅助治疗。

4. 木瓜6克,橘核仁3克,小茴香6克,桃仁6克。共研细末,用酒调为糊,敷于脐部,每日换药1次。适用于疝气的辅助治疗。

5. 吴茱萸6克,川楝子6克。共研细末,入布包,置于脐部,然后用热水袋熨之。适用于疝气的辅助治疗。

6. 食盐250克。食盐炒热熨脐部。适用于疝气的辅助治疗。

7. 酢浆草16克,天胡荽16克。共研细末,水调成糊状,敷于脐部,每日换药2次。适用于疝气的辅助治疗。

8. 小茴香、食盐各适量。2味药共炒至热,熨脐部。适用于疝气的辅助治疗。

9. 吴茱萸30克,桂皮末10克。将吴茱萸炒热,熨脐部,再用桂皮末贴脐。适用于疝气的辅助治疗。

10. 胡椒末30克,菜叶30克。用菜叶和胡椒粉搓揉脐部。适用于疝气的辅助治疗。

11. 食醋、艾绒各适量。将艾绒置食醋内浸泡。将突出的脐疝复位,再将醋浸艾绒置于脐内,以填满为度,外用胶布固定。适用于疝气的辅助治疗。

12. 木鳖子1个,黄柏末、芙蓉末、醋各适量。用醋磨木鳖子,取汁,与黄柏末和芙蓉末调匀,敷于患处。适用于疝气的辅助治疗。

13. 川椒30克,小茴香30克,灶心土500克。前2味共研细末;灶心土打碎,与药末和匀,棉布包裹,制成坐垫。如无灶心土可用净砂炒后代替。让患者坐在坐垫上。适用于疝气的辅助治疗。

十一、颈椎病

颈椎病是指颈椎及其周围软组织,如颈椎间盘、椎体小关节的骨质磨损,前后纵韧带、黄韧带、脊髓鞘膜等发生病理性改变,导致颈部脊髓、颈神经根、交感神经、椎动脉、椎间孔等受到压迫或刺激而引起的症候群(即颈椎综合征)。常发生于中年以后,男性多于女性。病变主要累及颈椎骨、椎间盘和周围纤维结构,伴有明显的脊神经根和脊髓变性。临床主要表现有头颈、肩臂麻木疼痛,重者肢体酸软无力,肢凉出汗等。若病变累及椎动脉与交感神经时,则出现头晕、头痛、心悸、血压升高等,并可有进行性肢体感觉和运动功能障碍,最后可导致四肢瘫痪。中医学认为,颈椎病属肾虚精亏、气血不足及气滞血瘀痰浊致经络瘀滞,风寒湿邪外袭,痹阻太阳经脉,经脉不通,筋骨不利而发病。颈椎病相当于中医学"痹症、痿症、颈筋急"的范畴。

【外治方】

1. 伸筋草 12 克,五加皮 12 克,制乳香 12 克,制没药 12 克,秦艽 12 克,当归 12 克,红花 9 克,土鳖虫 9 克,路路通 9 克,骨碎补 9 克,桑枝 9 克,桂枝 9 克,川乌 9 克。上药加水 2 000 毫升,煮沸 20 分钟,去渣,浸洗患部,每日 1 次,每次 20 分钟,7 天为 1 个疗程。适用于颈椎病的辅助治疗。

2. 葛根 40 克,丹参 30 克,威灵仙 30 克,防风 30 克,荆芥 30 克,桑枝 30 克,桂枝 30 克,五加皮 30 克,当归 30 克。上药加水 3 000 毫升,稍浸渍后煮沸 15 分钟,去渣,用毛巾蘸药液趁热洗敷颈肩部,洗后擦干。每日 2 次,每次 30 分钟,每剂可用 3 天。对于麻木甚者,可加细辛 15 克、川椒 30 克;疼痛者,可加乳香 15 克,白芍 20 克。适用于颈椎病的辅助治疗。

3. 醋适量。先将醋用消毒纱布浸湿,以不滴水为度,敷于患处,然后用红外线照射 30～40 分钟,治疗时消毒纱布干了可补加温热醋 1 次。每日 1 次,15 天为 1 个疗程,隔 3～5 天可进行第二个疗程。一般第一个疗程显效,第 2～3 个疗程症状消失。适用于颈椎病的辅助治疗。

4. 三七 10 克,川芎 15 克,乳香 15 克,没药 15 克,血竭 15 克,姜黄 15 克,杜仲 15 克,天麻 15 克,白芷 15 克,川椒 5 克,人工麝香 2 克,白酒 150 毫升。前 10 味药共研细末,放入白酒中用微火煎成糊状(或用米醋适量调成糊状),摊在消毒纱布上,并将人工麝香末撒在药糊上,敷于患处,干后可将药重新调成糊再用,每剂可连用 3～5 次,连用 15 次为 1 个疗程。适用于颈椎病的辅助治疗。

5. 伸筋草 30 克,透骨草 30 克,路路通 30 克,荆芥 30 克,防风 30 克,附子 30 克,千年健 30 克,威灵仙 30 克,桂枝 30 克,秦艽

30 克,羌活 30 克,独活 30 克,麻黄 30 克,红花 30 克。上药共研粗末,分装 2 个药袋,用时将药袋加水煎煮 20～30 分钟。稍凉后将药袋置于患处热敷,每次 30 分钟,每日 1 次,2 个月为 1 个疗程。适用于颈椎病的辅助治疗。

十二、脱　臼

　　脱臼也称为关节脱位,是指构成关节的上下两个骨端失去了正常的位置,发生了错位。多暴力作用所致,以肩、肘、下颌及手指关节最易发生脱位。关节脱位的表现,一是关节处疼痛剧烈,二是关节的正常活动丧失,三是关节部位出现畸形。临床上可分损伤性脱位、先天性脱位及病理性脱位等几种情形。关节脱位后,关节囊、韧带、关节软骨及肌肉等软组织也有损伤。另外,关节周围肿胀,可有血肿,若不及时复位,血肿机化,关节粘连,使关节不同程度丧失功能。脱臼具有一般损伤的症状和脱位的特殊性表现。受伤后,关节脱位、疼痛、活动困难或不能活动。脱位通常影响活动的关节,如踝、膝、髋、腕、肘,但最常见的是肩和手指关节。不活动的关节,如骨盆的关节,当使关节固定在一起的韧带被牵拉或撕裂时,也能被分开。椎骨的脱位如果损害神经或脊髓就能危及生命。显著的椎骨间脱位,损伤脊髓,导致瘫痪。

【外治方】

　　1. 当归尾 30 克,透骨草 30 克,赤芍 15 克,地骨皮 15 克,五加皮 15 克,海桐皮 15 克,红花 15 克,杉树皮 90 克。上药加水适量,煎煮至沸,趁热先熏后洗患处,每次 15～30 分钟,每日 2～3次。适用于脱臼复位后的症状改善。

　　2. 栀子 20 克,乌药 10 克,雄黄 5 克,面粉、白酒各适量。以上前 3 味共研细末,加入面粉拌匀后,再加入白酒调成糊状,涂敷于患处,每日 1～2 次。如有错位、骨折须先行手术复位,然后再用药。适用于脱臼复位后的症状改善。

3. 海桐皮 30 克，五加皮 15 克，当归 12 克，防风 12 克，秦艽 9 克，红花 9 克，川椒 9 克，地龙 9 克，川续断 9 克，桂枝 9 克，羌活 9 克，牛膝 9 克，乳香 6 克，没药 6 克。上药共研粗末，入布包，加清水适量，煎煮数沸，倒入盆中，趁热先熏后洗患处，每日 1～2 次。适用于脱臼复位后的症状改善。

4. 当归 9 克，白芷 9 克，木瓜 9 克，牛膝 9 克，五加皮 9 克，透骨草 9 克，红花 9 克，艾叶 9 克，川椒 9 克，延胡索 9 克，青皮 9 克，乳香 9 克，没药 9 克，白矾 12 克。上药加清水适量，煎煮 5 分钟，倒入盆中，待温洗患处，每日 3～4 次。适用于脱臼复位后的症状改善。

十三、骨　折

骨折是指骨结构的连续性完全或部分断裂。多见于儿童及老年人，中青年人也时有发生。病人常为一个部位骨折，少数为多发性骨折。经及时恰当处理，多数病人能恢复原来的功能，少数病人可遗留有不同程度的后遗症。

【外治方】

1. 黑豆 1 000 克，乳香 90 克，明矾 90 克，接骨草 150 克，桑根白皮 90 克。上药捣筛为末，每次取药末 90 克，加水 6 600 毫升，煎沸去渣，淋洗患处。适用于四肢骨折后期之关节功能障碍者。

2. 紫苏木 10 克，当归 10 克，三棱 10 克，川椒 10 克，鸡血藤 15 克，透骨草 15 克，伸筋草 15 克，海桐皮 15 克，桑寄生 15 克，续断 15 克，天仙藤 15 克。上药加水 1 500 毫升，煮沸 20～40 分钟后过滤去渣，将药液倒入盆中。先以蒸气熏蒸患部，待药液稍凉后用毛巾蘸药液反复擦洗患处，每剂可连用 2 天。冬季洗浴后应注意避免遭受风凉。适用于四肢骨折后期之关节功能障碍者。

3. 骨碎补 15 克,红花 6 克,桃仁 9 克,川芎 6 克,续断 9 克,紫苏木 15 克,当归尾 9 克,桑枝 9 克,桑寄生 15 克,伸筋草 15 克,威灵仙 15 克,黄酒 60 毫升。以上前 11 味加水适量,煎汤去渣,加入黄酒。温洗患处,每日 1 剂,洗浴 2 次。适用于上肢骨折后期、筋络挛缩疼痛者。

4. 当归 50 克,羌活 50 克,红花 50 克,白芷 50 克,防风 50 克,宣木瓜 50 克,透骨草 50 克,制没药 50 克,制乳香 50 克,骨碎补 50 克,续断 50 克,川椒 50 克,食盐、白酒各 30 克。以上前 12 味共研粗末,每次取药末 120 克,加入食盐和白酒拌匀,装入布袋缝口,加水煎汤。洗浴患部,每日 2 次。适用于骨折、脱位,以及一切伤筋疾患和陈旧性损伤而兼痹者。

5. 伸筋草 15 克,透骨草 15 克,千年健 12 克,荆芥 10 克,防风 10 克,红花 10 克,刘寄奴 9 克,桂枝 12 克,紫苏木 10 克,川芎 10 克,威灵仙 9 克。上药加水煎煮,去渣,熏洗患肢。适用于上肢骨折、脱位、扭挫伤后筋络挛缩酸痛。

6. 伸筋草 30 克,莪术 30 克,三棱 30 克,穿山甲 30 克,鸡血藤 30 克,海藻 30 克,昆布 30 克,透骨草 20 克,威灵仙 20 克,黄柏 20 克,千年健 15 克,羌活 15 克,桂枝 15 克,红花 15 克,地龙 15 克。上药加水 5 000 毫升,煮沸 15 分钟,去渣倒入盆中。熏洗患肢,每日 2 次,每次 30 分钟。适用于骨折、脱臼及扭伤后期之筋络拘挛、肌腱粘连、增生肿痛及功能障碍。

7. 透骨草 30 克,伸筋草 30 克,泽兰 15 克,刘寄奴 15 克。上药加水适量,煎煮数沸,再将药液倒入盆中,趁热熏洗患处,每次 15～30 分钟,每日 3 次,每剂药可用 5 天。适用于骨折愈合后关节僵硬。

8. 降香、荔枝核、75% 酒精各适量。前 2 味研为细末,用酒精调匀成糊状,敷于患处,外面包扎固定。适用于闭合性骨折。

9. 山大刀叶、酒、醋各适量。将山大刀叶研为细末,用酒、醋调匀,敷于患处。适用于骨折后功能障碍。

十四、骨 髓 炎

骨髓炎是指化脓性细菌感染骨髓、骨皮质和骨膜而引起的炎症性疾病,多数由血源性引起,也可由外伤或手术感染引起,多由疖痈或其他病灶的化脓菌毒进入血液而达骨组织。四肢骨两端最易受侵,尤以髋关节为最常见。临床上常见炎症反复发作,严重影响身心健康和劳动能力。急性骨髓炎起病时高热、局部疼痛,转为慢性骨髓炎时会有溃破、流脓、有死骨或空洞形成。重症患者常危及生命,有时不得不采取截肢的应急办法,致患者终身残疾。

【外治方】

1. 商陆 15 克,甘遂 15 克,大戟 30 克,芫花 30 克。4 味药加水 2 000 毫升,煎煮 30 分钟,去渣,温洗患处。适用于骨髓炎的辅助治疗。

2. 黄连 65 克。黄连加水 2 000 毫升煮沸 3 次,每次 15 分钟。将病灶部位全部浸浴入药液 1~3 小时,每日 1 次。适用于骨髓炎的辅助治疗。

3. 茶叶和蜈蚣各适量,甘草 60 克。用部分茶叶和蜈蚣焙至香熟,共研为细末。另用茶叶 6 克煎浓汁,候冷调和药末。再将甘草煎汤取汁。用甘草汤温洗患部,敷茶调散于患部,每日 1~2 次,干则换之。也可用上药末 3 克,以茶汁送服,配合外用效果更好。适用于骨髓炎的辅助治疗。

4. 推车虫 7 个,大麦 50 克,醋适量。将前 2 味共研细末,再用醋调匀,敷于患处。适用于骨髓炎的辅助治疗。

5. 葱白 200 克,大蒜 300 克,醋 500 毫升。将 3 味一同煎熬后用布包住,敷患处。适用于骨髓炎的辅助治疗。

6. 鲜浮萍 30 克,活泥鳅 2 条。将活泥鳅用清水养 24 小时,洗净后用冷开水浸洗,再与浮萍一同捣烂,敷于患处,每日换药1次,14天为1个疗程。适用于骨髓炎的辅助治疗。

7. 经霜南瓜蒂数个,香油适量。将经霜南瓜蒂焙干研为细末,再与香油调成糊状,敷于患处,外用消毒纱布覆盖,胶布固定,7天换药1次。适用于骨髓炎的辅助治疗。

8. 连头大葱白250克,蒜500克,醋1500毫升。将前2味一同捣烂,放入醋中,熬膏,贴于患处。适用于骨髓炎的辅助治疗。

9. 白及50克,黄连25克,细辛25克,制乳香25克,制没药25克,儿茶25克,血竭25克,绿豆粉500克。以上前3味置铁锅内焙干,绿豆粉炒至黄褐色。以上8味共研细末,每次取药末适量用开水调成糊状,将药糊敷于患处,厚约0.5厘米,用消毒纱布覆盖固定,约12小时后干涸附于皮肤上,5～7天换药1次。适用于骨髓炎的辅助治疗。

十五、肋软骨炎

肋软骨炎是一种常见的疾病,分为非特异性肋软骨炎和感染性肋软骨炎,临床上最常见的是非特异性肋软骨炎,可占到门诊量的95％以上,是肋软骨的非特异性、非化脓性炎症,为肋软骨与胸骨交界处不明原因发生的非化脓性肋软骨炎性病变,表现为局限性疼痛伴肿胀的自限性疾病。多发于25～35岁成年人,女性居多,老年人亦有发病。感染性肋软骨炎又称化脓性肋软骨炎,是一种较少见的外科感染。

【外治方】

1. 生川乌50克,生草乌50克,生南星50克,生半夏50克,生附子50克,蜂蜜、面粉各适量。以上前5味共研细末,分成8份,加入面粉和蜂蜜,调成糊状,每晚睡前敷药糊于患处,次日早晨取下,也可连续敷药24小时。适用于肋软骨炎局部疼痛。

2. 生蒲黄 20 克,五灵脂 20 克,食醋适量。前 2 味共研细末,再加入米醋调成糊状,敷于患处,每日 1 剂,分 2 次外敷。适用于肋软骨炎局部疼痛。

3. 伸筋草 60 克,透骨草 80 克,川乌 20 克,草乌 20 克,水蛭 15 克,土鳖虫 15 克。上药加水煎取浓汁,趁热浸入多层消毒纱布。热敷压痛明显处,每日 2～3 次,每次不少于 30 分钟,可同时将热水袋置于消毒纱布上。适用于肋软骨炎局部疼痛。

4. 生大黄 15 克,黄连 15 克,黄柏 15 克,乳香 15 克,没药 15 克,米醋适量。以上前 5 味共研细末,再加入米醋调成糊状,敷于患处,每日 1 剂,分 2 次外敷,一般 1～2 天疼痛消失,4～6 天肿胀压痛消失。适用于肋软骨炎局部疼痛。

5. 云南白药 0.5～1 克,白酒少许。共调成糊状,敷于患处,外用伤湿止痛膏固定,3 天后去药,可用药数次。适用于肋软骨炎局部疼痛。

十六、骨质增生

骨质增生又称为增生性骨关节炎、骨性关节炎、退变性关节病、老年性关节炎、肥大性关节炎,是由于构成关节的软骨、椎间盘、韧带等软组织变性、退化,关节边缘形成骨刺,滑膜肥厚等变化,而出现骨破坏,引起继发性的骨质增生,导致关节变形,当受到异常载荷时,引起关节疼痛,活动受限等症状的一种疾病。分原发性和继发性两种。颈椎骨质增生表现为颈项部有僵硬的感觉,活动受限,颈部活动有弹响声,疼痛常向肩部和上肢放射,手和手指有麻木、触电样感觉,可因颈部活动而加重,不同的病变累及不同部位,就出现不同的症状,晚期可导致瘫痪。颈椎骨质增生严重者还会引起颈椎病性高血压、心脑血管疾病、胃炎、心绞痛、吞咽困难等。腰椎骨质增生以腰 3、腰 4 椎体最为常见,临床上常出现腰椎及腰部软组织酸痛、胀痛、僵硬与疲乏感,甚至弯腰受限,如邻近的神经根受压,可引起相应的症状,出现局部疼痛、发僵,后根神经痛、麻木等;如压迫坐骨神经可引起坐骨神经炎,出现患肢剧烈麻胀痛、灼痛、抽痛,并向整个下肢放射。膝关节骨质增生初期,起病缓慢者膝关节疼痛不严重,可有持续性隐痛,气温降低时疼痛加重,与气候变化有关,晨起后开始活动,长时间行走,剧烈运动或久坐起立开始走时膝关节疼痛、僵硬,稍活动后好转,上下楼困难,下楼时膝关节发软,易摔倒,蹲起时疼痛、僵硬,严重时,关节酸痛胀痛、跛行,合并风湿病者关节红肿、畸形、功能受限,伸屈活动有弹响声,部分患者可见关节积液,局部有明显肿胀,压缩现象。

【外治方】

1. 生山楂 25 克,五味子 25 克,川椒 25 克,赤芍 15 克,红花 15 克,生川乌 15 克,生草乌 15 克,甘遂 10 克,芫花 10 克,透骨草 20 克,苍术 15 克,陈醋 500 毫升。前 11 味切碎,装入布袋,加水 2 000 毫升浸泡 20 分钟,煮沸约 25 分钟,加入陈醋,温洗患部,每日 2 次,每次 45 分钟。适用于骨质增生症状的改善。

2. 醋 1000 毫升。将醋加热至脚可浸入,泡脚。每日浸泡 30~60 分钟,如温度下降应再次加温,一般连用 10~15 天后足跟痛开始逐渐减轻,可连用 1~2 个月。适用于骨质增生症状的改善。

3. 秦艽 10 克,苍术 15 克,防己 10 克,威灵仙 10 克,地龙 10 克,艾叶 10 克,骨碎补 16 克,土鳖虫 9 克,羌活 6 克,独活 6 克,木瓜 6 克,牛膝 6 克,花椒 6 克,卷柏 10 克。上药加水煎汤,去渣,熏洗足部,每日 2 次。适用于骨质增生症状的改善。

4. 威灵仙 60 克,乌梅 30 克,石菖蒲 30 克,艾叶 20 克,独活 20 克,羌活 20 克,红花 15 克,醋 500 毫升。将以上前 7 味用醋浸片刻,再加水 2 500 毫升煎煮,沸后盛于小盆中,以布盖脚熏至不烫时再将脚浸泡,拭干后用拇指按摩患部 1 分钟。每日 1 次,1 剂药可反复煮用 8 次。适用于骨质增生症状的改善。

5. 夏枯草50克，食醋1000毫升。将夏枯草放入食醋中浸泡2～4小时，然后煮沸15分钟。先熏后洗患处20分钟，每日1～3次，每剂可用2天。适用于骨质增生症状的改善。

6. 制川乌30克，制草乌30克，木瓜30克，红花30克。上药加水适量，煎煮30分钟，去渣，待温浸洗患部，每日2次，每日1剂，洗毕用拇指沿足跟骨内、外、后侧进行按摩，然后按摩足跟底部。适用于骨质增生症状的改善。

7. 土鳖虫40克，五灵脂30克，白芥子30克，制草乌30克，三棱30克，威灵仙60克，楮实子60克，马鞭草60克，紫苏木60克，海带60克，皂角刺60克，蒲公英60克，延胡索60克，汉防己60克，鲜葱100克，食醋100毫升。以上前14味加水适量，用旺火煎沸后再煎3～5分钟，去渣，加入鲜葱和食醋，置盆中温洗足部，每日2次，每次30分钟以上，每剂可用2天。孕妇禁用。适用于骨质增生症状的改善。

8. 怀牛膝20克，宣木瓜20克，透骨草20克，嫩桑枝20克，威灵仙20克，海藻20克，昆布20克，紫苏15克，制川乌15克，食醋200毫升。以上前9味加水3000毫升，煎煮至1500毫升，去渣取汁，加入食醋。每日熏洗2次，每次30分钟，10天为1个疗程。适用于骨质增生症状的改善。

9. 寻骨风30克，透骨草30克，白毛藤30克，独活15克，乳香10克，没药10克，血竭10克，老鹳草20克，黄蒿20克。上药加水1500毫升，浸泡1小时，再用武火煎煮20分钟，去渣，趁热洗双足，每日2次。适用于骨质增生症状的改善。

10. 葱6克，姜12克，石菖蒲60克，艾叶60克，透骨草60克，白酒、鸡蛋清各适量。以上前5味捣汁，与鸡蛋清、白酒调匀，敷于患处，然后温灸。适用于骨质增生症状的改善。

11. 姜黄12克，赤芍12克，栀子12克，白芷12克，穿山甲6克，冰片3克，醋适量。将以上前6味药研成细末，用醋调成糊状，敷于患处,外用塑料薄膜包扎固定,夜敷日除,药干加醋,每剂连敷3夜,1个月为1个疗程。适用于骨质增生症状的改善。

12. 生川乌、陈醋各适量。将生川乌烘干研为细末,再用陈醋调成糊状,敷于患处,3天换药1次,反复数次。适用于骨质增生症状的改善。

13. 仙人掌1片。用刀将仙人掌的毛刺刮净,剖开成大小合适的片块。将仙人掌片放入鞋跟处,穿鞋后正对疼痛处,每日换药1次。适用于骨质增生症状的改善。

14. 白芷10克,白术10克,防风10克,食醋60毫升。用棉布1块将以上前3味包起来,放入清水浸10分钟,另取砖头1块,在平面上拓一凹窝,放炉火中烧红,离火源后向砖内的凹窝中倒入食醋,再将药袋放在醋砖上,随即将脚踏在药袋上约20分钟。每日1次,连用3~5次。适用于骨质增生症状的改善。

15. 透骨草10克,寻骨风10克。共研细末,然后做成药鞋。让患者白天穿药鞋,晚上脱下,30天为1个疗程。适用于骨质增生症状的改善。

16. 川芎50克。川芎研为细末,然后用消毒薄棉纱布做成3个鞋垫,将药末撒在棉纱布之间。让患者每日使用1个鞋垫,3个鞋垫交替使用,一般7天后即可收效,20天后疼痛消失。适用于骨质增生症状的改善。

17. 川芎15克,当归20克,乳香15克,栀子15克。共研为细末,然后用消毒薄棉纱布做成鞋垫,将药末撒在消毒棉纱布之间。让患者每日使用鞋垫,一般3~7天后即可见效。适用于骨质增生症状的改善。

十七、腰椎间盘突出症

腰椎间盘突出症是指两个椎体之间髓核向后突出,压迫了神经根,临床上出现受压的腰部和肢体疼痛,称之腰椎间盘突出症。其病变在腰部,但出现腰痛的同时伴有坐骨神经痛。初起时为间歇性或持续性疼痛,压痛明显,活动时加重,并有放射性疼痛等。中医学认为,腰椎间盘突出症是由于髓核突出,加之肾虚抗病力差,受风寒湿邪侵袭,促使病情加重。本病在进行腰背部肌肉锻炼的同时,进行足疗效果更好。本病相当于中医学的腰腿痛、腰脚痛、腰痛连膝等范畴。

【外治方】 生草乌 10 克,生川乌 10 克,三七 20 克,马钱子 12 克,醋适量。将以上前 4 味研为细末,再用醋调匀,敷于患处。治疗过程中应卧床休息,不宜过分活动。适用于腰椎间盘突出症的辅助治疗。

十八、网球肘

网球肘是指手肘外侧的肌腱发炎疼痛。疼痛的产生是由于负责手腕及手指背向伸展的肌肉重复用力而引起的。患者会在用力抓握或提举物体时感到肘部外侧疼痛。网球肘是过劳性综合征的典型例子。研究显示,手腕伸肌,特别是桡侧腕短伸肌,在进行手腕伸直及向桡侧用力时,张力十分大,容易出现肌肉筋骨连接处的部分纤维过度拉抻,形成轻微撕裂。

【外治方】

1. 海风藤 15 克,石楠藤 15 克,宽筋藤 15 克,鸡血藤 15 克,四方藤 15 克,十大功劳 15 克,桑枝 12 克,苍耳子 10 克,艾叶 10 克,食醋适量。以上前 9 味加水煎煮,去渣加入食醋。熏洗患处,每日 1 剂。病久顽固者可将头煎药液内服,用复煎药液熏洗。适用于网球肘。

2. 生川乌 15 克,生草乌 15 克,半夏 15 克,川椒 12 克,紫苏木 12 克,生南星 12 克,细辛 12 克,川桂枝 12 克。上药加水 1 000

克,煎煮去渣,熏洗患部,每次 15 分钟,每剂可用 4 次,每日 2 次。
适用于网球肘。

十九、骨 结 核

　　骨结核大多是由肺结核继发的,但也有患者没有肺结核病史,
属于结核菌的隐匿性感染。结核菌感染大多首先发生在肺部,在
肺部感染后通过血液的传播可以到全身很多系统,可以导致骨骼
系统结核、泌尿系统结核、消化系统结核等,所以骨结核不是单纯
的病变,是全身疾病在局部的表现。本病发病缓慢,常有肺结核病
史,临床表现有低热、消瘦、贫血、盗汗等全身症状;局部有肿胀、疼
痛及功能障碍等。随病情发展可见肌肉痉挛及萎缩,关节畸形,寒
性脓肿及窦道形成等。化验检查可见血沉加快,结核杆菌培养阳
性等。X 线摄片可显示溶骨、骨坏死、骨膜肿胀或骨质疏松等改
变。本病相当于中医学"骨痨""骨疽"等范畴。

　　【外治方】

　　1. 穿山甲 10 克,青木香 6 克,桂枝 10 克,乳香 20 克,鸡蛋清
适量。以上前 4 味研细末,与鸡蛋清调匀,涂于患处。适用于骨结
核的辅助治疗。

　　2. 马齿苋 150 克,熟猪油 240 克,蜂蜜 240 克。将鲜马齿苋
全草洗净,用开水略烫一下,捞出晒干后,将马齿苋炒炭存性,压细
过罗。熟猪油放入锅内加热化开,放入马齿苋炭末,立即搅拌均
匀,片刻即冒白烟,此时将锅取下,放入蜂蜜,搅拌均匀成糊状,锅
内有沸起现象,待冷却后敷于患处,亦可同时内服。适用于骨结核
的辅助治疗。

　　3. 甘草 60 克,茶叶、蜈蚣各适量。用部分茶叶和蜈蚣焙至香
熟,共研为细末;另用茶叶 6 克煎浓汁,候冷调和药末。甘草煎汤
取汁。用甘草汤温洗患部,敷茶调散于患部,每日 1~2 次,干则换

之。也可用上药末 3 克,以茶汁送服,配合外用效果更好。适用于骨结核的辅助治疗。

4. 蜈蚣、香粉各等份,醋适量。将蜈蚣研成细粉,再与香粉混合,用醋调成糊状,敷于患处,涂后烂肉、烂骨、排脓血,将愈时奇痒。适用于骨结核的辅助治疗。

二十、外 伤

由于外界物体的打击、碰撞或化学物质的侵蚀等造成的身体外部损伤。

【外治方】

1. 防风 3 克,荆芥 3 克,川芎 3 克,甘草 3 克,当归 6 克,苍术 10 克,牡丹皮 10 克,川椒 10 克,苦参 15 克,黄柏 6 克。诸药装入布袋内捶碎扎口,加水煎汤,去渣,熏洗患部,每日 2～3 次。适用于外伤疼痛。

2. 落得打 30 克,五倍子 15 克。2 味药加水 2 000 毫升煎汤,温洗面部。适用于外伤疼痛。

3. 马齿苋 200 克。马齿苋洗净后加水 2 000 毫升,煎煮至沸,温洗患处,每日 2 次,每次 30 分钟。适用于外伤疼痛。

4. 鲜仙人掌、鲜生姜各适量。将鲜仙人掌刮去刺皮,与鲜生姜按 2∶1 的比例捣成泥状,外敷患处,每日换药 1 次。适用于外伤疼痛。

5. 宽筋藤 30 克,钩藤 30 克,金银花藤 30 克,王不留行 30 克,刘寄奴 15 克,防风 15 克,大黄 15 克,荆芥 10 克。上药加水煎煮,去渣,熏洗患处。适用于外伤疼痛。

6. 伸筋草 30 克,透骨草 30 克,香樟木 30 克,甘松 9 克,山柰 9 克。上药加水适量,煎汤熏洗患部。适用于外伤疼痛。

7. 生川乌 60 克,生草乌 60 克,生南星 60 克,生半夏 60 克,红花 60 克,土鳖虫 60 克,大黄 100 克,姜黄 100 克,栀子 100 克,乳香 80 克,没药 80 克,三棱 80 克,莪术 80 克,白芷 80 克。共研粗末。临用时取药末适量,加入白酒适量,放入锅内炒至出味,用布包好。趁热熨患处,冷则再炒再熨,每日数次至数十次,热度以不烫伤皮肤为度,每小包药末可用 2 天。适用于外伤疼痛。

8. 人头发 25 克,猪鬃 25 克,穿山甲 40 克,白及 20 克,海螵蛸 40 克,冰片 10 克,枯矾 20 克,炉甘石 20 克。将人头发、猪鬃用温水加洗衣粉浸泡 30 分钟,洗净晾干后烧灰;穿山甲除去泥土用煅石膏粉炒成微黄色,去石膏研末;白及洗净炒成炭,研末。将以上 8 味混匀,共研细末,撒于伤口创面上,并用消毒纱布覆盖,再用胶布固定,1 次见效。适用于外伤疼痛。

9. 海桐皮 9 克,透骨草 9 克,乳香 6 克,没药 6 克,当归 5 克,川椒 9 克,川芎 6 克,红花 6 克,威灵仙 6 克,甘草 3 克,防风 6 克,白芷 6 克。共研粗末,装入布袋,加水适量,煎煮 20 分钟,去渣,待温洗浴患部。适用于外伤疼痛。

10. 生川乌 500 克,生草乌 500 克,生大黄 500 克,甘松 250 克,制乳香 500 克,红花 250 克,白芷 250 克,全当归 500 克,生栀子 1 000 克,山柰 250 克,王不留行 500 克,血竭 250 克,樟脑 250 克,蜂蜜、高粱酒各适量。以上前 13 味共研细末。用时取药末适量,以 3∶7 的蜂蜜和高粱酒,调拌成糊状,摊于消毒纱布或纸上,敷于患处。适用于外伤疼痛。

11. 制乳香 9 克,制没药 9 克,姜黄 20 克,当归 20 克,红花 20 克,川芎 20 克,生大黄 20 克,生栀子 20 克,羌活 20 克,面粉、白酒各适量。以上前 9 味共研细末,每次取药末适量,加入面粉调匀,用白酒调成糊状,涂敷于患处,每日 3 次。亦可同时内服本散,每次 3～9 克,用白酒或温开水送服,日服 3 次。适用于外伤疼痛。

12. 大黄 30 克,五倍子 20 克,生栀子 30 克,白及 15 克,柑子叶 30 克,芙蓉花叶 30 克,生姜汁适量。以上前 6 味共研细末,用生姜汁调成糊状,敷于患处,外用消毒纱布覆盖,再用胶布固定,每日用药1次。适用于外伤疼痛。

13. 鲜大蓟120克(干品60克),鲜黄栀子120克(干品60克),黄酒120毫升。以上前2味共煎浓汁,再兑入黄酒,稍煎1分钟,过滤取汁,将棉毛巾2条浸入药汁内,取出拧干。将药毛巾系扎或覆盖于伤痛处,2条药毛巾交替使用,以痛缓为度。适用于外伤疼痛。

二十一、蛇虫咬伤

蛇虫咬伤是指有毒蛇的毒牙或昆虫的毒针等刺破人体皮肉后使毒液进入人体而引起的中毒症状,根据中医理论、蛇虫咬伤性质及中毒症状,将蛇虫咬伤归纳为风毒型、火毒型和风火毒型三大类。

【外治方】

1. 一枝蒿全草60克。一枝蒿加水煎汤,去渣,待温洗浴患部,每日2~3次。适用于毒蛇毒虫咬伤。

2. 食盐250克。食盐加冷开水500毫升,搅匀溶化。将患肢伤口浸在食盐水中,并自上而下向伤口处不断挤压,每次洗10~20分钟。适用于毒蛇毒虫咬伤。

3. 金银花15克,甘草3克。2味药加水煎煮,去渣,淋洗患处,每日3~4次,每次10~15分钟。适用于毒蛇毒虫咬伤。

4. 茶叶6克。茶叶沸水冲泡,以茶汁洗搽患处。适用于毒蛇毒虫咬伤。

5. 茶叶5克。茶叶用沸水冲泡,捣烂或嚼烂敷患处,干则换之,每日1剂。适用于毒蛇毒虫咬伤。

6. 食醋适量。食醋加水适量,搅匀,淋洗患处5~15分钟。适用于毒蛇毒虫咬伤。

7. 大葱2根,蜂蜜30克。将大葱洗净,捣烂成泥,调入蜂蜜,搅拌均匀,敷于患处,每日换药1次,连用3日。适用于毒蛇毒虫咬伤。

8. 白芷15克,雄黄6克,白矾6克,食盐9克,蜂蜜适量。将白芷、食盐放入锅中,加水煎汤,温洗患处;再取雄黄、白矾共研为细末,用蜂蜜调匀成软膏,涂擦患处。适用于毒蛇毒虫咬伤。

9. 明矾4.5克,芽茶4.5克。共为细末,涂抹伤口,每日1～3次。适用于毒蛇毒虫咬伤。

10. 守宫1只,白酒适量,鸡蛋1个。将鸡蛋打一小口,取出蛋黄一半将守宫装入用纸糊口,焙干研末。以白酒调药末,抹患处。适用于毒蛇毒虫咬伤。

11. 守宫1只,鸡蛋1个。将鸡蛋打一小口,将蝎虎装入,密封,埋于阴凉的土中,20天后取蛋液。用蛋液涂抹患处。适用于毒蛇毒虫咬伤。

12. 野苜蓿适量。将野苜蓿洗净捣烂如泥,敷于咬伤处。适用于毒蛇毒虫咬伤。

13. 老黄瓜适量。老黄瓜洗净捣烂成泥,敷于咬伤处。适用于毒蛇毒虫咬伤。

14. 椿树叶适量,鸡蛋1个。将椿树叶捣烂如泥,与鸡蛋清调匀,敷于患处。适用于毒蛇毒虫咬伤。

15. 鸡蛋1个。将鸡蛋敲一小孔。将鸡蛋壳上的孔合于患处。如果咬伤部位在手指,可将手指洗净揩干,伸入蛋内25分钟。每日3次,3～5天可愈。适用于毒蛇毒虫咬伤。

16. 白芷9克,明矾3克。共研细末,水调成糊状,敷于患处。适用于毒蛇毒虫咬伤。

17. 鲜扁豆叶适量。将鲜扁豆叶洗净捣烂如泥,敷于咬伤处。适用于毒蛇毒虫咬伤。

18. 大蒜3克,雄黄6克。共捣烂,敷于患处。适用于毒蛇毒虫咬伤。

19. 地耳草 100 克,醋 15 毫升。将地耳草洗净,再捣烂取汁,加入食醋、温开水调服,每日口服 1 次。另将药渣加白酒少许再捣烂,敷于伤口周围。适用于毒蛇毒虫咬伤。

20. 韭菜 20～50 克。韭菜研磨成泥,涂敷于臭虫叮咬处。适用于毒蛇毒虫咬伤。

21. 山慈姑 5～7.5 克,醋适量。将山慈姑研为细末,再用醋调匀成糊,敷于患处。适用于毒蛇毒虫咬伤。

22. 新鲜泽兰叶 60 克。泽兰叶捣烂敷于患处,每日换药 1 次。适用于毒蛇毒虫咬伤。

23. 五灵脂、雄黄各等量,醋适量。将前 2 味共研为细末,再用醋调匀,敷于患处。适用于毒蛇毒虫咬伤。

24. 芋艿、醋各适量。用芋艿磨醋,涂敷患处。适用于毒蛇毒虫咬伤。

25. 半边莲 12 克,独角莲 12 克,七叶一枝花 12 克,白花蛇舌草 30 克,鸡蛋清适量。以上前 4 味共捣烂,与鸡蛋清调匀成糊状,敷于患处,每日 3 次。适用于毒蛇毒虫咬伤。

26. 雄黄、醋各适量。将雄黄用醋调匀,敷于患处。适用于毒蛇毒虫咬伤。

27. 苦瓜叶适量。将苦瓜叶洗净,捣烂如泥,敷于咬伤处。适用于毒蛇毒虫咬伤。

28. 独头蒜 1 头。蒜洗净,切开,用切面涂擦患处。适用于毒蛇毒虫咬伤。

29. 半边莲 12 克,七叶一枝花 3 克,垂盆草 30 克,徐长卿 12 克,白芷 12 克,雄黄 3 克,凡士林适量。以上前 6 味共研细末,与凡士林调匀成糊状,敷于患处。适用于毒蛇毒虫咬伤。

30. 醋适量。将醋倒入小杯中,涂于蚊虫叮咬处。适用于毒蛇毒虫咬伤。

31. 鲜马齿苋适量。马齿苋捣烂取汁,涂敷于患处。适用于毒蛇毒虫咬伤。

32. 明矾、醋各适量。将明矾研为细末，用醋调成糊状，敷于患处。适用于毒蛇毒虫咬伤。

33. 大蜗牛12克，蒲公英60克，夏枯草30克，明矾3克，醋适量。以上前4味捣烂，用醋调匀，敷于患处。适用于毒蛇毒虫咬伤。

34. 黄柏5克，玄明粉3克。2味药加水煎取浓汁，用消毒纱布浸湿，敷于患处，每日4～6次。适用于毒蛇毒虫咬伤。

35. 附子、醋各适量。用醋磨附子，取汁，敷于患处。适用于毒蛇毒虫咬伤。

36. 生铁、醋各适量。用醋磨生铁，取汁涂于患处。适用于毒蛇毒虫咬伤。

37. 活蜗牛1只。蜗牛捣烂研磨，敷于患处。适用于毒蛇毒虫咬伤。

38. 生红薯适量。将生红薯洗净，去皮捣烂如泥，敷于咬伤处。适用于毒蛇毒虫咬伤。

39. 醋适量。将醋置火上加热，用消毒纱布蘸热醋，趁温湿敷，每日1～2次。适用于毒蛇毒虫咬伤。

二十二、烧烫伤

烧烫伤是生活中常见的意外伤害，沸水、滚粥、热油、热蒸气的烧烫是常会发生的事。对某些烧烫伤，如果处理及时，就不会导致不良的后果。对Ⅰ度烧烫伤，应立即将伤口处浸在凉水中进行“冷却治疗”，它有降温、减轻余热损伤、减轻肿胀、止痛、防止起疱等作用，如有冰块，把冰块敷于伤口处效果更佳。烧烫伤者经冷却治疗一定时间后，仍疼痛难受，且伤处起了水疱，这说明是Ⅱ度烧烫伤。这时不要弄破水疱，要迅速到医院治疗。Ⅲ度烧烫伤者应立即用清洁的被单或衣服简单包扎，避免污染和再次损伤，创面不要涂擦药物,保持清洁,迅速送医院治疗。

【外治方】

1. 土豆适量。土豆洗净磨取汁液,涂敷患处。适用于Ⅰ度烧烫伤。

2. 虎杖 500 克。虎杖洗净,切片,加水 2 000 毫升,煎至约 500 毫升,去渣取汁,用毛笔蘸汁涂洗或湿敷患处。适用于Ⅰ度烧烫伤。

3. 生萝卜适量。萝卜洗净,捣烂取汁,涂敷患处。适用于Ⅰ度烧烫伤。

4. 虎杖 500 克,地榆 250 克,五倍子 250 克,诃子 250 克,石榴皮 250 克,金银花(后下)500 克,冰片 2 克。以上前 5 味加水 5 000 毫升,煎至约 1 000 毫升,加入金银花稍加煎煮,去渣取汁,加入冰片,温洗湿敷患处。适用于Ⅰ度烧烫伤。

5. 瓦楞子 500 克,甘草 90 克,冰片 9 克,香油适量。将瓦楞子煅烧存性,再与甘草、冰片共研极细末。未溃破者取药末适量,用香油调成糊状,涂敷于患处;已溃破者取药末适量,撒于患处,每日数次。适用于Ⅰ度烧烫伤。

6. 水线草适量。水线草加水煎煮,去渣取汁,洗浴患处。适用于Ⅰ度烧烫伤。

7. 生石灰 6 克,生大黄 3 克,生石膏 3 克,生龙骨 9 克,冰片 1.5 克,香油适量。以上前 5 味共研细末,用油调成糊状,涂敷于患处,如有水疱,可消毒刺破后再涂敷药糊,每日 2 次。适用于Ⅰ度烧烫伤。

8. 金银花 60 克,甘草 6 克。2 味药加水煎煮,去渣取汁,温洗患处。适用于Ⅰ度烧烫伤。

9. 地榆炭 24 克,黄柏 12 克,大黄 6 克,煅寒水石 6 克,生石膏 12 克。共研细末,过筛备用,每次取药末适量,用香油调匀,敷于患部。适用于Ⅰ度烧烫伤。

10. 桃仁 20 克,红花 20 克,乳香 20 克,没药 20 克,五倍子(砸碎)20 克,黑豆 20 克,赤芍 15 克,甘草 15 克,白酒 30 毫升。以上前 8 味加水 3 000 毫升,煎煮至 1 500 毫升,去渣加入白酒。趁热熏患部,待药液温度稍减,用毛巾浸液洗患处。在药液尚有余热时便要停止熏洗,并用干毛巾擦干患处,每次熏洗 30 分钟。1剂药可连用 4 次,一般 1 剂即可见效。适用于Ⅰ度烧烫伤。

11. 绿豆、生大黄(炒)、米醋各适量。将前 2 味研为细末,再用米醋调匀成糊状,涂于患处。适用于Ⅰ度烧烫伤。

12. 生蜂蜜适量。蜂蜜涂敷患处,每日 2～4 次。适用于Ⅰ度烧烫伤。

13. 蜂蜜、鸡蛋清各适量。将蜂蜜放入锅中隔水蒸 20～30 分钟,放凉后与新鲜鸡蛋清适量调成糊状,装瓶内密封。将烫伤部位用生理盐水冲洗干净,如有水疱可刺破,露出创面,用消毒纱布及干净卫生纸吸净渗出液,再涂敷上药,每日 2 次。适用于Ⅰ度烧烫伤。

14. 五倍子 100 克,蜈蚣 1 条,蜂蜜 18 克,醋 250 毫升。将五倍子、蜈蚣分别研末,然后与蜂蜜和醋调匀,敷于瘢痕处,用黑布包扎,3～5 天换药 1 次,至瘢痕软化变平,症状消失,功能恢复为止。适用于Ⅰ度烧烫伤。

15. 石膏、蜂蜜各适量。石膏研成粉。烧伤创面用生理盐水反复冲洗,拭干后涂上蜂蜜,再撒上一薄层石膏粉,每日 1～2 次。如有脓性分泌物,应用消毒棉球拭去,再涂蜂蜜和撒石膏粉。已结痂者不必换药。适用于Ⅰ度烧烫伤。

16. 蜂蜜、香油各适量。将蜂蜜与香油调匀。用消毒过的毛笔蘸蜜油涂抹患处,每日 2～3 次。适用于Ⅰ度烧烫伤。

17. 鸡蛋黄数个,白酒、蜂蜜各适量。取鸡蛋黄与白酒、蜂蜜调匀如膏状,敷于患处。适用于Ⅰ度烧烫伤。

18. 金银花藤 30 克,忍冬藤 20 克,梧桐花 10 克,侧柏叶 20

克,蜂蜜适量。以上前4味研成药粉,调入蜂蜜,使成糊状,涂敷伤处。适用于Ⅰ度烧烫伤。

19. 五倍子、鸡蛋清各适量。将五倍子研为细末,与鸡蛋清调成糊状,敷于患处。适用于Ⅰ度烧烫伤。

20. 白酒10克,鸡蛋3个。将鸡蛋打碎,取蛋清置容器中,加入白酒,搅匀入温水内炖至半熟,搅如糊状,候冷,敷于患处。适用于Ⅰ度烧烫伤。

21. 75%酒精适量,鸡蛋1个。将鲜鸡蛋在75%酒精中消毒25分钟,在鸡蛋两端各开一小孔,让蛋清流入干净的小碗中。创面经清创消毒处理后用消毒棉球蘸蛋液涂敷,每日2～3次,一般6～15小时后创面即形成淡黄色的痂膜,如发现痂膜下有化脓现象应及时切开痂膜排脓,排脓后再涂蛋液,直至痂膜完整形成为止。适用于Ⅰ度烧烫伤。

22. 紫草3克,当归15克,香油120克,黄蜡15克。前3味共熬至药枯,去渣后加入黄蜡,待溶化后搅匀,敷于患处。适用于Ⅰ度烧烫伤。

23. 煅石膏6克,香油30克,鸡蛋8个。鸡蛋煮熟,去白留黄,置小锅内,上火熬之,并用筷子搅炒,蛋黄的颜色由黄而焦,由焦而黑,最后油出,浮在焦渣上,滤取蛋黄油。将蛋黄油与香油相和,加热滚沸后加入石膏末调匀,待冷涂敷患处。适用于Ⅰ度烧烫伤。

24. 香油、鸡蛋清各适量。将香油与鸡蛋清调和均匀,涂敷患处。适用于Ⅰ度烧烫伤。

25. 赤小豆50克,鸡蛋3个。将赤小豆研为细末,再将鸡蛋打碎取蛋清,加入赤小豆粉调如糊状,涂于患处,每日2次,连用3天,或以愈为度。适用于Ⅰ度烧烫伤。

26. 黄鳝适量,香油少许。黄鳝去肠杂洗净,焙干研为细末,用香油调匀成糊状,敷于患处。适用于Ⅰ度烧烫伤。

27. 硼酸粉 5 克,鸡蛋 1 个。硼酸粉和鸡蛋清搅匀,将敷料浸透。洗净创面,涂红药水,盖上有药敷料,松缠绷带,不用换药,1 次结痂即愈。适用于 I 度烧烫伤。

28. 大黄 12 克,鸡蛋 1 个。将大黄研细末,与鸡蛋清调匀敷于患处。适用于 I 度烧烫伤。

29. 大黄炭 10 克,地榆炭 10 克,冰片 2 克,蛋黄油适量。前 3 味研末,加入蛋黄油调匀,涂于伤口处,不要包扎,防感染,每日 1 次。适用于 I 度烧烫伤。

30. 鲜牛奶适量。牛奶消毒后湿敷于患处。适用于 I 度烧烫伤。

31. 令箭荷花适量。将令箭荷花的茎取下,用刀剖为两半。用肉质之内面涂擦于患处,使汁液覆盖烫伤部位 2 分钟左右,再换 1 块贴敷患处。适用于 I 度烧烫伤。

32. 女贞叶 250 克,香油 500 克,黄膏 75 克或黄蜡 90 克。将女贞叶放入香油中煎,待叶枯后去叶,冬天用黄膏 75 克,而夏天则用黄蜡 90 克收膏,敷于损伤处,每日用药 1 次。适用于 I 度烧烫伤。

33. 蛤蜊粉适量,茶油少许。蛤蜊粉研为极细末,用茶油调匀成糊状,敷于患处。适用于 I 度烧烫伤。

34. 蛤壳粉 250 克,朱砂 25 克,冰片 15 克,鸡蛋清适量。前 3 味共研细末。临用时取适量细末与鸡蛋清调匀,涂于患处,保持创面湿润,忌用冷水冲洗。适用于 I 度烧烫伤。

35. 食醋适量。将消毒纱布置其中浸湿。烫伤无破损者可立即用醋冲洗烫伤部位,然后将叠成 4 层的消毒纱布放在醋中浸湿,贴在烫伤处,隔一会儿再加一点醋以保持消毒纱布湿润,30 分钟后烫伤处疼痛渐止,不起泡。适用于 I 度烧烫伤。

36. 新鲜黄瓜适量。黄瓜用冷开水洗净,捣烂取汁。用消毒棉签蘸黄瓜汁涂敷于患处,轻者每日 3 次,重者每日 6～9 次。适用于Ⅰ度烧烫伤。

37. 当归25克,丹参25克,白芷50克,黄柏25克,麦饭石50克,乳香20克,没药20克,蜂蜡100克,香油100克。以上前4味浸入香油中7天,每日搅拌2次,再用文火煎至药枯,去渣滤液,熬至滴水成珠时加入麦饭石、乳香、没药粉,继续煎约30分钟,去药渣后加入蜂蜡,离火后便凝结成膏,将药膏摊涂于消毒纱布上。贴敷于患处,每日换药1次。适用于Ⅰ度烧烫伤。

38. 面酱50克,陈醋50毫升。两者混匀涂于患处,每日1～2次。适用于Ⅰ度烧烫伤。

39. 大黄、升麻各等份,香油适量。前2味共研极细末,再用香油调和均匀成糊状,清创处理后将药糊敷于创面,头面部暴露,四肢则包扎,每日用药1～2次,10天为1个疗程。适用于Ⅰ度烧烫伤。

40. 绿豆衣30克,冰片少许。绿豆衣炒黄研为细末,再与冰片共研极细末,混匀涂敷患处。适用于Ⅰ度烧烫伤。

41. 桑枝9克,大黄60克,地榆60克,白芷100克,川椒8克,轻粉4.6克,硼砂8克,白蜡末15克,猪油2 500克。以上前5味拌猪油用文火煎滤去渣,加入轻粉、硼砂、白蜡调匀,将消毒纱布块浸入药油凉后成膏。将创面清创消毒后,将膏药敷于创面,每日换药1次,创面较浅或分泌较少的,可隔日换药1次。适用于Ⅰ度烧烫伤。

42. 鲜蒲公英根适量。鲜蒲公英根洗净,捣烂取汁,放入瓷器中,2小时后药汁自然凝结成糨糊状,将药汁涂敷于创面,每日换药2次。适用于Ⅰ度烧烫伤。

43. 柳枝30克,醋200毫升。两者加水200毫升,一同煎煮15分钟,去渣取汁,涂于患处,每日2～3次。适用于Ⅰ度烧烫伤。

44. 冬瓜皮适量,香油少许。冬瓜置于新瓦上焙干,研为极细末,用香油调成糊状,涂敷患处。适用于Ⅰ度烧烫伤。

45. 生石灰 500 克,香油 60 克,鸡蛋 8 个。将生石灰放入盆内,加入凉开水 1 250 毫升,等石灰溶解成糊状时将盆轻轻振荡,使石灰沉淀盆底,取上层石灰乳液约 500 毫升,加入鸡蛋清搅拌成胶冻样,再加香油拌匀,用消毒镊子将创面皮肤拉平,取大于创面的消毒纱布 3～4 层,摊上 1～1.5 厘米厚的石灰乳膏,贴于创面,包扎固定,松紧适宜。48 小时后药膏即固定成型,如伤在颈部、腋下等部位时,上药要厚,包扎后 48 小时内伤部不要屈曲,以防乳膏脱落,皮肤粘连。10～15 天后去除消毒纱布和石灰乳膏,可见水疱吸收,焦痂自行脱落,此时创面剧痒,但不宜搔抓。乳膏干后,创面会有紧缩感,可用香油涂敷于消毒纱布外面。适用于Ⅰ度烧烫伤。

46. 生地黄粉 30 克,黄柏粉 18 克,甘草粉 12 克,黄连粉 30 克,木通 18 克,冰片 9 克,香油适量。以上前 6 味共研细末,用香油调成糊状,涂敷于患处,如有水疱,可刺破后再涂敷药糊。适用于Ⅰ度烧烫伤。

47. 干西瓜皮 30 克,香油适量。西瓜皮研为细末,用香油调成糊状,涂敷患处。适用于Ⅰ度烧烫伤。

48. 石灰 20 克,冰片 3 克,香油 6 克。3 味药一同捣碎,调成糊状,涂敷于患处。适用于Ⅰ度烧烫伤。

49. 黄柏 32 克,大黄 32 克,黄芩 32 克,黄连 15 克,生地黄 32 克,香油适量。以上前 5 味共研细末,高压灭菌,用香油调制成油膏,涂敷于患处。适用于Ⅰ度烧烫伤。

50. 黄柏、猪胆汁各适量。黄柏研为细末,用猪胆汁调成糊状,涂敷患处。适用于Ⅰ度烧烫伤。

51. 当归 100 克,紫草 10 克,白芷 25 克,甘草 60 克,血竭 20 克,轻粉 20 克,白醋 100 毫升,香油 500 克。以上前 4 味浸入香油中过夜,再用文火煎至药枯,去渣滤液,熬至滴水成珠时加入轻粉、血竭粉,离火后 20～30 分钟便凝结成膏,呈紫红色,将药膏摊涂于消毒纱布上,贴敷患处。适用于Ⅰ度烧烫伤。

52. 生地黄 60 克,白糖适量。生地黄捣烂,再加入白糖调成糊状,涂敷于患处。适用于Ⅰ度烧烫伤。

53. 大黄粉 10 克,生地榆粉 40 克,香油 50 克。3 味药调匀成稀糊状,涂于患处,每日 1~2 次,每次换药时宜用香油将药糊拭净,再涂敷新药。适用于Ⅰ度烧烫伤。

二十三、冻　疮

冻疮常见于冬季,由于气候寒冷引起的局部皮肤反复红斑、肿胀性损害,严重者可出现水疱、溃疡,病程缓慢,气候转暖后自愈,易复发。发生冻疮原因是患者的皮肤在遇到寒冷(0℃~10℃)、潮湿或冷暖急变时,局部小动脉发生收缩,久之动脉血管麻痹而扩张,静脉瘀血,局部血液循环不良而发病。此外,患者自身的皮肤湿度、末梢微血管畸形、自主神经功能紊乱、营养不良、内分泌障碍等因素也可能参与发病。缺乏运动、手足多汗潮湿、鞋袜过紧及长期户外低温下工作等因素均可致使冻疮的发生。冻疮患者常伴有肢体末端皮肤发凉、肢端发绀、多汗等表现。皮损好发于手指、手背、面部、耳郭、足趾、足外缘、足跟等处,常两侧分布。常见损害为局限性淤血性暗紫红色隆起的水肿性红斑,境界不清,边缘呈鲜红色,表面紧张有光泽,质柔软。局部按压可褪色,去压后红色逐渐恢复。严重者可发生水疱,破裂形成糜烂或溃疡,愈后存留色素沉着或萎缩性瘢痕。痒感明显,遇热后加剧,溃烂后疼痛。

【外治方】

1. 鲜生姜 1 块。将鲜生姜切开,放在炉边煨热。涂擦患处,每日 3 次。适用于各种早期冻疮。

2. 川乌 9 克,草乌 9 克,当归 9 克,透骨草 12 克,红花 6 克。上药加水煎煮,去渣,温洗患处。适用于各种早期冻疮。

3. 松子仁 30 克,菜油适量。松子仁捣烂成泥,再用菜油调成糊状,敷于患处,每日换药 1 次。适用于各种早期冻疮。

4. 生姜 30 克,白酒 50 毫升。将生姜捣烂,与白酒搅匀,涂敷于患处,每日 3 次。适用于各种早期冻疮。

5. 马勃适量。将马勃研为细末。将患处用温开水洗净,撒上药粉,外用消毒纱布包上,隔日换药 1 次。适用于各种早期冻疮。

6. 桂枝 50 克,附子 20 克,红花 20 克,荆芥 20 克,紫苏叶 20 克。上药加清水 3 000 毫升煎沸,待温热时浸泡患部,每日浸泡 3 次,每次 20～30 分钟,并可一边浸泡一边用药渣搓患部,每剂可连用 3 天。适用于各种早期冻疮。

7. 花椒 15 克,生姜 6 片,白酒 30 毫升,甘油 6 克。将花椒浸入白酒中,7 天后捞出花椒,再将生姜切碎绞汁,与甘油一同加入白酒中,搅匀涂敷于患处。适用于各种早期冻疮。

8. 花椒 9 克,芝麻 15 克,杏仁 10 个,香油适量。前 3 味药分别炒香,研末后混匀,用香油调匀成糊状,涂敷于患处。适用于各种早期冻疮。

9. 桃仁 90 克,桂枝 90 克,红花 30 克,川芎 30 克。4 味药加水煎汤,去渣,熏洗患处。适用于各种早期冻疮。

10. 鲜虎耳草适量。鲜虎耳草洗净,捣烂为泥。将患处用温开水洗净,敷上药泥,外用消毒纱布包上,隔日换药 1 次。适用于各种早期冻疮。

11. 桂枝 30 克,防风 20 克,白芷 12 克,川芎 12 克,川乌 12 克,川椒 15 克,苍术 15 克,吴茱萸 10 克。上药加水 2 000 毫升,煎沸后再煮 15～30 分钟。温热浸洗患部,每日 2 次,每次 10～20 分钟,每剂可连用 2 天。适用于各种早期冻疮。

12. 松叶 500 克。将其捣烂,加水 3 000 毫升,煎至 2 000 毫升。取药液和药渣一同温洗患部,每日 2 次,每次 20～30 分钟。适用于各种早期冻疮。

13. 云南白药、白酒各适量。将云南白药用白酒调成糊状,将患处用温开水洗净,已溃破者可撒上药粉,未溃破者可敷药糊,外用消毒纱布包扎,隔日换药 1 次。适用于各种早期冻疮。

14. 甘草 15 克,芫花 15 克。2 味药加水 2 000 毫升,煎煮 30 分钟,去渣,未溃者趁温热洗,已溃者洗后用黄连水纱条换药。适用于各种早期冻疮。

15. 花椒 15 克,大蒜 15 克,猪油 70 克。将大蒜去皮捣烂,花椒研为细末,放入熟猪油中搅拌均匀,制成药膏。敷于受冻未破溃的皮肤,每日 1 次,用消毒纱布包好。适用于各种早期冻疮。

16. 赤小豆 50 克。赤小豆加水 2 000 毫升,煮汁。温洗患部,每日 3～5 次。适用于各种早期冻疮。

17. 川椒 9 克,白芷 9 克,防风 9 克,川芎 9 克,食盐 9 克。前 4 味切碎,与食盐一同加水 3 000 毫升煮汤,沸后去渣待温,温洗患部,每日 2 次,每次 20～30 分钟。适用于各种早期冻疮。

18. 黄柏、芒硝各适量,冰片少许。冻疮已破溃者,黄柏用量是芒硝的 1 倍;冻疮未破溃者,芒硝用量是黄柏的 1 倍。以上 3 味共研细末,再用水调为糊状,将患处洗净,冻疮已破溃者直接撒药粉于患处,每日 1 次,连用 8～11 天为 1 个疗程;冻疮未破溃者将药糊敷上,每日 1 次,连用 4～7 天为 1 个疗程。适用于各种早期冻疮。

19. 羊肉 250 克,葱 250 克。2 味药加水 3 000 毫升,煮至 2 000 毫升,去渣,温洗患部,每日 2～3 次,每次 30 分钟。适用于各种早期冻疮。

20. 柿子皮、菜油各适量。将柿子皮烧成灰,研为极细末,再用熟菜油调匀成糊状,敷于患处,用药后注意保暖,每日 1 次,连用 5～7 天为 1 个疗程。适用于各种早期冻疮。

21. 茄子根 100 克,大葱 50 克。2 味药加水 3 000 毫升,煮沸,先熏后洗,每日 2 次,每次 30 分钟。适用于各种早期冻疮。

22. 橘皮 30 克,生姜 30 克。2 味药加水 2 000 毫升煎煮 30 分钟,去渣取汁。用消毒纱布蘸药液热敷于患处,每日 1 次,每次 20～30 分钟。适用于各种早期冻疮。

23. 猪骨头、香油各适量。将猪骨头烧存性,研为细末,再用香油调成糊状,敷于患处,每日 1～2 次。适用于各种早期冻疮。

24. 胡椒 10 克,白酒 90 毫升。将胡椒浸入白酒中 7 天,去渣取汁,熏洗冻伤部。适用于各种早期冻疮。

25. 肉桂 2 克,制乳香 10 克,制没药 10 克,冰片 2 克,樟脑 2克,凡士林适量。前 5 味药分别研为细末,用凡士林调成膏状。用汤或淡盐水清洗创面,再将药膏敷上,2～3 天用药 1 次。适用于各种早期冻疮。

26. 鸡内金 4 个,香油适量。鸡内金焙焦后研为细末,再用香油调成糊状,敷于患处,每日 1～2 次。适用于各种早期冻疮。

27. 糯稻根 250 克,茄子梗 100 克。2 味药加水煎煮,去渣,温洗患部,每日 1 次,每次 1～2 小时。适用于各种早期冻疮。

28. 橘皮 90 克,柚子皮 150 克,生姜 15 克。3 味药加水 2 000毫升,煎煮 30 分钟,去渣取汁,趁热熏洗患处,每日 1 次。适用于各种早期冻疮。

29. 橘皮 20 克,大蒜 30 克,辣椒茎 60 克。3 味药加水 2 000毫升煎煮 30 分钟,去渣取汁,趁热浸泡患处,每日 1 次,每次 20～30 分钟,连用 3 天。适用于各种早期冻疮。

30. 白萝卜 30 克,辣椒 15 克,生姜 15 克。3 味药加水 2 000毫升,煎煮 30 分钟,去渣取汁,趁热熏洗患处,每日 1 次。适用于各种早期冻疮。

31. 当归 30 克,红花 30 克,干姜 30 克,桂枝 30 克,辣椒 30克,花椒 30 克,樟脑 10 克,冰片 5 克,95％酒精 750 毫升。以上前 8 味放入酒精中浸泡 7 天,消毒纱布过滤。将患部洗净,用药液涂擦患处,每日 3～5 次,连用 5～7 天见效。适用于各种早期冻疮。

32. 青矾 100 克。青矾加水 1 500 毫升溶化,熏洗患处,冻疮已溃者忌用。适用于各种早期冻疮。

33. 白芝麻花 250 克,白酒适量。于三伏天采收白芝麻花,浸于白酒中,勿令泄气,待冬天时使用。涂擦患处,每日 1 次。适用于各种早期冻疮。

34. 猪油 100 克,蜂蜜 80 克。二者混合成膏状,涂于患处,每日 2 次。适用于各种早期冻疮。

35. 白蔹、川黄柏各等份。共研细末,用酒调为糊状,擦敷患处。适用于各种早期冻疮。

36. 当归、黄柏、香油各等量,蜂蜡适量。前 3 味药同熬至药焦枯,再用消毒纱布过滤,所得药油再煎熬 10 分钟左右,加入蜂蜡溶化,待冷成软膏。创面用浓茶水或甘草汤清洗,再将药膏摊于消毒纱布,敷于患处,每日 1～2 次。适用于各种早期冻疮。

37. 螃蟹 1 只,蜂蜜适量。将螃蟹烧焦存性,研成细末,加入蜂蜜调匀使成膏状,涂于患处,每日换药 2 次。适用于各种早期冻疮。

38. 八成熟的樱桃若干,75％酒精适量。取八成熟的樱桃装入瓷坛内,然后倒入 75％酒精,以淹没樱桃为度,加盖密封,在背阴处挖一坑,将瓷坛埋入土中,待冬天时取出。轻度患者可用樱桃酒液涂擦患处,每日数次;重度而有小疮面时,可用去核樱桃肉贴敷患处;疮面过大时,可将樱桃肉捣烂敷患处,并用消毒纱布包扎,每日换药 1～2 次;若有脓液,可用樱桃酒洗净,然后敷药。适用于各种早期冻疮。

40. 当归 50 克,红花 50 克,王不留行 50 克,干姜 30 克,桂枝 30 克,细辛 10 克,樟脑 10 克,冰片 10 克,95％酒精 750 毫升。以上前 8 味放入酒精中浸泡 7 天,消毒纱布过滤。将患部洗净,用药液涂擦患处,每日 3～5 次。适用于各种早期冻疮。

41. 河蚌壳适量,香油少许。将河蚌壳煅研细末,用香油调成糊状,涂擦患处,每日3次。适用于各种早期冻疮。

42.樟脑9克,熟猪油30克。将熟猪油倒入锅内加热,去渣,加入樟脑粉,再用微火炼10分钟,冷后装瓶。取药敷于患处,连用3～5次有效。适用于各种早期冻疮。

43.独头蒜适量。蒜捣烂,加温后涂敷患处。适用于各种早期冻疮。

44.醋适量。将醋置火上加热,用消毒纱布一块蘸热醋,趁热湿敷。每日1～2次。适用于各种早期冻疮。

45.花生衣粉60克,樟脑1克,酒精少许,醋100毫升。将花生衣炒黄,研碎,过筛成粉末,每50克加入醋100毫升,调成糊,放入樟脑粉,用酒精调匀。将药糊厚敷于患处,然后用消毒纱布固定,一般轻症2～3天可愈。适用于各种早期冻疮。

46.肉桂2克,樟脑2克,冰片2克,炙乳香10克,炙没药10克,凡士林适量。以上前5味共研细末,用凡士林调成膏状。用淡盐水清洗创面,然后涂敷药膏,每日2～3次。适用于各种早期冻疮。

47.萝卜1个,香油适量。将萝卜中间挖1个圆洞,将香油倾入萝卜中,再置于木炭火中烧,待香油烧滚后取油。用消毒棉签蘸萝卜油趁热涂擦患处。适用于各种早期冻疮。

48.当归30克,桂枝60克,赤芍60克,木通30克,干姜150克,白鲜皮30克,花椒30克,杜仲50克,刘寄奴50克。共研细末,和匀,分装每袋40克,每次取1袋加水煎汤。每次浸泡20分钟,每日浸洗1～2次。适用于各种早期冻疮。

49.当归10克,肉桂10克,红花30克,川椒30克,干姜30克,樟脑15克,细辛15克,95％酒精2000毫升。以上前7味放入酒精中浸泡7天,过滤。用棉签蘸药液涂擦患处,每日3次。适用于各种早期冻疮。

二十四、下肢溃疡

下肢溃疡是外科常见病、多发病,特别是慢性下肢溃疡更属于疑难病症,这种溃疡长期不能愈合或愈合后仍反复发作,严重影响人们的正常生活和工作,有些溃疡甚至需要"截肢"。下肢溃疡属中医学"脉痹""脱疽"范畴。

【外治方】

1. 黄荆叶 200 克。黄荆叶加水煎煮,去渣,反复淋洗患肢,每日 1 次,15～25 天为 1 个疗程。适用于下肢溃疡的辅助治疗。

2. 鲜枸杞根 250 克。将其洗净,加水 3 000 毫升,煎煮至 2 000 毫升,倾入桶内。趁热熏洗疮面,待药液温度适宜时反复淋洗患部 30 分钟,每日 1 次,15～30 天为 1 个疗程。熏洗若有短暂麻痛不适,可活动十几分钟,便可消失。适用于下肢溃疡的辅助治疗。

3. 凤仙花连根叶 500 克。将其加水煎煮,去渣,温洗患肢 15～30 分钟,每日 1 次,25～30 天为 1 个疗程。适用于下肢溃疡的辅助治疗。

4. 绿豆 60 克,米醋适量。将绿豆用文火炒黑,研细末,再与米醋调匀,敷于患处,每 3 日换药 1 次,现调现敷。适用于下肢溃疡的辅助治疗。

5. 生蜂蜜适量。取新鲜生蜂蜜 20 克加水至 200 毫升,配成 10%蜂蜜水溶液;另取新鲜生蜂蜜直接使用。用 10%蜂蜜水溶液清洗创面,再将蜂蜜厚厚地涂敷于疮面上,并用消毒纱布包扎固定,每 2 天换药 1 次。适用于下肢溃疡的辅助治疗。

6. 绿豆 60 克,大黄 30 克,甘草 15 克,蜂蜜适量。前 3 味共研细末,与蜂蜜调匀,涂敷患处,并用消毒纱布包扎。适用于下肢溃疡的辅助治疗。

7. 豆腐渣1000克。豆腐渣置容器中,隔水蒸30分钟,用消毒纱布绞取汁液,涂敷于患处。适用于下肢溃疡的辅助治疗。

8. 苍耳子90克,生猪板油150克。将苍耳子炒黄研末,再与生猪板油共捣如糊状。将创面清洗消毒,再涂上药糊,外用绷带固定,3天换药1次。适用于下肢溃疡的辅助治疗。

9. 紫草60克,白芷60克,大黄60克,连翘60克,川黄柏60克,五倍子30克,蜂蜡30克,冰片10克,香油1000克。将香油放入锅中加热至沸,再将以上前6味药放入香油中,以白芷炸至焦黄色为度,稍冷后再放入冰片、蜂蜡收膏。取膏涂敷患处,每日1~2次,20天为1个疗程。适用于下肢溃疡的辅助治疗。

10. 杨梅根皮90克。将其捣烂,加水煎煮,去渣取汁,温洗患处。适用于下肢溃疡的辅助治疗。

11. 绵纹大黄15~21克,粉甘草3~4.5克。共研细末,用温开水洗净创面,均匀地撒上药末,然后用百页(豆制品)1张覆盖固定,每日换药1次。适用于下肢溃疡的辅助治疗。

12. 蚕豆叶适量。将蚕豆叶洗净,然后捣烂,敷于患处。适用于下肢溃疡的辅助治疗。

13. 鲜螃蟹3只,鸡蛋黄3个。共捣如泥状,敷于患处。适用于下肢溃疡的辅助治疗。

14. 黄豆适量。将黄豆用温水充分洗涤,除去杂质,加水煮至半熟,再搅拌以除去外表薄皮,然后捣烂成糊状,可加入适量防腐剂。将创面清洗干净,再将黄豆糊厚敷于患处,然后用消毒纱布覆盖,胶布固定,每日换药1次。适用于下肢溃疡的辅助治疗。

15. 米醋适量,鸡蛋7个。用米醋泡鸡蛋7昼夜。去醋不用,用鸡蛋液外涂患处,每日3次,以愈为度。适用于下肢溃疡的辅助治疗。

16. 老红辣椒适量。将其放于锅中焙焦研末。可将红辣椒直接撒于患处,也可用香油调成糊状,涂敷患处,每日1~2次。适用于下肢溃疡的辅助治疗。

17. 葡萄核适量,香油少许。葡萄核烧炭存性,研为细末,用香油调成糊状,敷于患处。适用于下肢溃疡的辅助治疗。

18. 青黛 20 克,陈石灰 20 克,朱砂 10 克,轻粉 10 克,黄丹 10克,冰片 5 克,牛胆 1 个,黄柏 20 克,大黄 20 克,密陀僧 30 克,枯矾 30 克。以上前 6 味塞入牛胆,挂通风处阴干,研为细末。再将后 4 味研为细末,与上药和匀过筛,装瓶消毒。治疗时用 3% 过氧化氢清洗患处,再用 2% 甲紫溶液调和药末敷患处,外用消毒纱布覆盖,绷带包扎固定,每日早晚各用药 1 次。适用于下肢溃疡的辅助治疗。

19. 铜绿 0.8 克,鸡蛋 1 个。先把鸡蛋煮熟,去白留黄,置小锅内,上火熬之,并用筷子搅炒,蛋黄的颜色由黄至焦,由焦至黑,最后油出,浮在焦渣上,滤取蛋黄油。以上 2 味调匀。每日用淡盐水洗净疮口,涂在患处,包扎。适用于下肢溃疡的辅助治疗。

20. 百草霜 60 克,香油 30 克,鸡蛋清 1 个。共调和成膏,摊于纸上,另取一张同样大小的纸,贴于膏上,并用针扎无数小孔成夹纸膏。贴敷患处,将有孔的一面靠患处,外用消毒纱布扎牢,发痒不取下。适用于下肢溃疡的辅助治疗。

21. 鸡蛋 1 个。先把鸡蛋煮熟,去白留黄,置小锅内,上火熬之,并用筷子搅炒,蛋黄的颜色由黄至焦,由焦至黑,最后油出,浮在焦渣上,滤取蛋黄油。将疮口以花椒水洗净,再将蛋黄油抹在疮口处,每日 3 次。适用于下肢溃疡的辅助治疗。

22. 黄柏 30 克,轻粉 9 克,猪胆汁适量。前 2 味共研细末,用猪胆汁调成糊状,涂敷于患处,每日 3 次。适用于下肢溃疡的辅助治疗。

23. 地骨皮、地榆、马勃各适量。将地骨皮和地榆洗净,切碎,分别研为细末;马勃去泥、杂质、皮膜后研为细末,将以上药末分别装瓶。用药前先常规清洁创面,再将地骨皮粉均匀地撒在溃疡面上,然后包扎,每日换药 1 次。如果溃疡有大量分泌物,可加用马勃粉和地榆粉。适用于下肢溃疡的辅助治疗。

24. 鳖甲(陈久者佳)、陈醋各适量。将鳖甲煅枯,研为极细末,与陈醋调匀。敷于患处,再用稻草烧火外烘,候毒水流尽,其药即凝于疮上,待其自行脱落,1 次即愈。适用于下肢溃疡的辅助治疗。

25. 十大功劳根皮适量,豆腐少许。将前 1 味研为细末,与豆腐调匀,敷于患处。适用于下肢溃疡的辅助治疗。

26. 木耳 15 克,白酒 60 毫升。将木耳洗净,用温开水泡开,再浸入白酒中片刻,贴敷于患处,每日数次。适用于下肢溃疡的辅助治疗。

27. 制炉甘石 30 克,熟石膏 30 克,水飞轻粉 4.5 克,水飞青黛 4.5 克。共研极细末,净药末扑敷于患处,然后用凡士林消毒纱布覆盖,再用绷带固定,每日换药 1~2 次。适用于下肢溃疡的辅助治疗。

28. 苦参 10 克,枯矾 5 克,蜂蜜适量。前 2 味共研细末,用蜂蜜调成糊状,涂敷于患处,每日 3 次。适用于下肢溃疡的辅助治疗。

29. 牛齿 100 克,轻粉 2 克,鸡蛋壳 25 克,香油、醋各适量。将牛齿置火上煅烧,趁热放入醋中,冷却后取出。鸡蛋壳火上烧存性,然后将牛齿、鸡蛋壳和轻粉共研细末,再用香油调匀成糊状,用淘米水清洗清洗创面,再敷药糊于患处。适用于下肢溃疡的辅助治疗。

30. 干马齿苋适量,蜂蜜少许。将干马齿苋研为细末,用蜂蜜调成糊状,敷于患处。适用于下肢溃疡的辅助治疗。

31. 蒲公英 30 克,野菊花 30 克,鱼腥草 30 克,艾叶 10 克,葱白 10 克。上药一同捣烂,敷于患处,每日换药 1 次。适用于下肢溃疡的辅助治疗。

32. 鲜豆腐适量。豆腐切成片,贴敷于患处,每日 3 次。适用于下肢溃疡的辅助治疗。

33. 五倍子 6 克,黄连 6 克,青黛 9 克,枯矾 6 克,石膏 3 克,冰片 9 克,猪胆汁适量。以上前 6 味共研细末,用猪胆汁调成糊状,涂敷于患处,每日 1～3 次。适用于下肢溃疡的辅助治疗。

二十五、血栓性静脉炎

血栓性静脉炎是指静脉血管的急性无菌性炎症,根据病变部位不同,血栓性静脉炎可分为浅静脉炎和深静脉炎。少数病人可有发热、白细胞增高等,患者常常陈诉疼痛肿胀。引起静脉血栓形成的病因很多,如创伤、手术、妊娠、分娩、心脏病、恶性肿瘤、口服避孕药及长期站立、下蹲、久坐、久卧等,较常见的是外科手术后引发本病。

【外治方】

1. 紫苏木 30 克,红花 15 克,金银花 30 克,蒲公英 30 克,芒硝 15 克,当归 30 克,葱须 30 克,桑枝 30 克,乳香 15 克,没药 15 克。上药共研细末,加水 2 500～3 000 毫升,煎汤去渣,熏洗患部,每日 1～2 次,每次 30 分钟。适用于各型血栓性静脉炎。

2. 桑枝 30 克,芒硝 30 克,苦参 30 克,紫苏木 30 克,红花 15 克,当归 30 克,透骨草 30 克。上药共研细末,加水 2 500～3 000 毫升,煎汤去渣,熏洗患部,每日 1～2 次,每次 30 分钟。适用于各型血栓性静脉炎。

3. 血见愁 15 克,土牛膝 15 克,陈皮 15 克,赤芍 15 克,海桐皮 15 克。上药加水煎煮,去渣,熏洗患处。适用于各型血栓性静脉炎。

4. 红花 100 克,七叶一枝花 50 克,细辛 10 克,75％酒精 500 毫升。以上前 3 味浸入酒精中 7 天以上,去渣后涂敷于患处,每日

3次。适用于各型血栓性静脉炎。

5. 芒硝50克，蒲公英50克，黄柏30克，独活30克。上药加开水冲泡。熏洗患处，并用毛巾蘸湿热敷患处，每日2～3次，每次30分钟。慢性条索红肿长期不消者，可加红花20～40克；有外伤者内服散瘀丸，条索硬肿不消者服活血丸；慢性期肿块不消者，服用当归活血汤随症加减。适用于各型血栓性静脉炎。

6. 紫苏木30克，制草乌15克，制川乌15克，川椒15克，秦艽15克，芒硝15克，威灵仙15克，荆芥9克，防风9克，红花9克，松节9克。上药加水2000毫升，煎煮30分钟，去渣，先熏后洗患部，每日2次，每次30～60分钟。适用于各型血栓性静脉炎。

7. 山慈姑15克，乳香15克，没药15克，蒲公英30克，五灵脂9克，大黄9克，蒲黄9克，川芎9克，当归尾12克，赤芍9克，食醋适量。以上前10味共研细末，用醋调成糊状，涂敷患处，每日1次，连用7天为1个疗程。适用于各型血栓性静脉炎。

8. 七叶一枝花（蚤休）、白醋各适量。将七叶一枝花晒干，研磨成汁，晾后研细末，每5克药末加白醋20毫升，调匀涂擦患处，每日2～4次。适用于各型血栓性静脉炎。

二十六、血栓闭塞性脉管炎

血栓闭塞性脉管炎是一种慢性、周期性加剧的全身中小动、静脉阻塞的病变，主要累及下肢，多见于男性青壮年，依据本病的发展过程，临床分为以下几期：Ⅰ期（局部缺血期）：表现为间歇性跛行，患肢麻木、发凉、酸胀、易疲劳，足背及胫后动脉搏动减弱或消失。Ⅱ期（营养障碍期）：疼痛转为持续性、夜间更剧，患肢动脉搏动消失，足部不出汗，皮肤干燥呈潮红、紫红或苍黄色，小腿肌肉萎缩。Ⅲ期（坏死期）：除以上症状加重外，患肢足趾趾端发黑、干瘪、坏疽，形成溃疡；若继发感染可转为湿性溃疡，很难愈合，疼痛更剧。本病相当于中医学"脱疽""脱骨疽"的范畴,当以活血化瘀、清热解毒、利湿止痛为治。

【外治方】

1. 附子 30 克,干姜 30 克,桂枝 30 克,当归 30 克,花椒 30 克,赤芍 30 克,细辛 30 克,麻黄 30 克,红花 30 克,毛皮树根 120 克。上药放入锅内,加水 3 000 毫升,煎汤去渣,洗浴患部,每日 2 次,每剂可连用 2～3 天。适用于寒凝血瘀型血栓闭塞性脉管炎。

2. 川椒 10 克,艾叶 30 克,桂枝 15 克,防风 15 克,透骨草 30 克,槐枝 10 克,当归 30 克,红花 150 克,桑枝 30 克,川乌 10 克,大蒜瓣适量。共研细末,加水 2 500 毫升,煎汤去渣,熏洗患处,每日 1～2 次,每次 30 分钟。适用于寒凝血瘀型血栓闭塞性脉管炎。

3. 金银花 30 克,黄芩 15 克,黄柏 15 克,王不留行 15 克,甘草 15 克。上药加水煎煮,去渣,浸洗患肢。适用于热毒型血栓闭塞性脉管炎。

4. 蒲公英 30 克,苦参 12 克,黄柏 12 克,连翘 12 克,木鳖子 12 克,金银花 9 克,白芷 9 克,赤芍 9 克,牡丹皮 9 克,生甘草 9 克。上药加水煎煮,去渣,趁热熏洗患部,每剂可洗 1～2 天。适用于热毒型血栓闭塞性脉管炎。

5. 当归 10 克,威灵仙 10 克,生姜 10 克,桂枝 6 克,红花 4.5 克。上药加水煎煮,去渣,温洗患肢。适用于寒凝血瘀型血栓闭塞性脉管炎。

6. 透骨草 30 克,川楝子 15 克,当归尾 15 克,姜黄 15 克,海桐皮 15 克,威灵仙 15 克,川牛膝 15 克,羌活 15 克,白芷 15 克,紫苏木 15 克,五加皮 15 克,红花 15 克,土茯苓 15 克,川椒 6 克,乳香 6 克。上药加水煎煮,去渣,温洗患部,每日 1～2 次,每剂可洗 2～3 天。适用于寒凝血瘀型血栓闭塞性脉管炎。

7. 金银花 10 克,当归 3 克,白蔹 3 克,苦参 9 克,黄柏 9 克,乳香 9 克,没药 9 克,煅石决明 9 克,赤芍 9 克,连翘 9 克,大黄 9 克,甘草 9 克。上药加水煎煮,去渣,趁热熏洗患部,每日 1～2 次,每次熏洗后按常规换药。适用于热毒型血栓闭塞性脉管炎。

8. 生石膏 250 克,桐油 100 克。将生石膏研为细末,再用桐油调成糊状,将药糊均匀地摊于消毒纱布上,敷于患处,外用胶布固定,每日换药 1 次,连用 10 天为 1 个疗程。适用于热毒型血栓闭塞性脉管炎。

9. 紫苏木、红花、千年健、樟脑、鸡血藤、肉桂、细辛、透骨草、干姜、乳香、没药各等份。上药加清水适量,煎煮数沸,倒入盆中,趁热先熏后洗患处,每次约 30 分钟,每日 2～3 次。适用于寒凝血瘀型血栓闭塞性脉管炎。

10. 生川乌 15 克,生草乌 15 克,生马钱子 10 克,酒白芍 20 克,透骨草 15 克,细辛 10 克,莪术 15 克,制乳香 15 克,制没药 15 克,制南星 12 克,威灵仙 15 克,桑寄生 15 克,淫羊藿 10 克,皂角刺 15 克。共研为粗末,装入布袋,加适量清水浸泡 1 小时,文火煎 50 分钟,取汁。将患部浸泡在药浴液中,要略加活动,再用药渣袋趁热外熨患处,每日 1～2 次,每剂可连用 2 天,7～10 天为 1 个疗程。适用于寒凝血瘀型血栓闭塞性脉管炎。

11. 木芙蓉叶 30 克,野菊花 30 克,生甘草 60 克,香油适量。以上前 3 味共研极细末,加入香油调成糊状,取药糊涂敷于紫暗色足趾之周围,外用消毒纱布包裹,每日早、中、晚各换药 1 次。适用于热毒型血栓闭塞性脉管炎。

12. 芙蓉叶 60 克,川黄柏 30 克,赤芍 30 克,大黄 30 克,防风 30 克,徐长卿 30 克,玄明粉 30 克,蝉蜕 15 克。上药加水适量,煮沸 10～15 分钟,去渣后倒入盆中,趁热熏蒸患处,待水温时再浸洗之,每次熏洗 30 分钟,每日 3 次。适用于热毒型血栓闭塞性脉管炎。

13. 桂枝 15 克,附片 15 克,伸筋草 15 克,苦参 15 克。4 味药加水煎煮,去渣,趁热浸洗患处,每日 2 次,10 天为 1 个疗程。适用于寒湿阻络型血栓闭塞性脉管炎。

14. 大黄 60 克,乳香 30 克,没药 30 克,露蜂房 20 克,透骨草 20 克,紫花地丁 30 克,芒硝 60 克,猪油适量。将前 7 味药共研细末,再用猪油调匀成膏状,敷于患处,每次用药 1 小时,每日早晚各 1 次。如有破溃,应先行局部消毒,然后敷药。适用于热毒型血栓闭塞性脉管炎。

15. 紫花地丁 30 克,连翘 30 克,七叶一枝花 30 克,赤芍 15 克,生甘草 9 克。上药加水 2 000 克,煎煮 30 分钟,去渣,熏洗患肢,每日 3 次,每次 30 分钟,15 天为 1 个疗程。适用于湿热毒盛型血栓闭塞性脉管炎。

16. 蛇床子、苍耳子、苦参、黄柏、苍术、明矾各等份。上药加清水适量,煎煮数沸,倒入盆中,待温浸洗患处,每次约 30 分钟,每日 1～2 次。适用于热毒型血栓闭塞性脉管炎。

17. 活蜗牛若干。蜗牛捣烂成糊状,平铺于溃疡表面,然后用湿消毒纱布覆盖,每日换药 1～2 次。适用于血栓闭塞性血栓闭塞性脉管炎四肢末端坏死。

二十七、腱 鞘 炎

腱鞘是包绕肌腱的鞘状结构。外层为纤维组织,附着在骨及邻近的组织上,起到固定及保护肌腱的作用。内层为滑膜可滋养肌腱,并分泌滑液有利于肌腱的滑动。由于反复过度摩擦,引起肌腱及腱鞘发生炎症、水肿、纤维鞘壁增厚形成狭窄环,肌腱的纤维化和增粗造成肌腱在鞘管内滑动困难,就是狭窄性腱鞘炎。随着电脑普及,使用电脑工作的人越来越多,但长期反复以同一姿势工作会造成腱鞘炎,给人们的工作和生活带来痛苦和烦恼。肌腱是指把肌肉连至骨骼或其他肌肉的部分,而腱鞘则是将肌腱固定在骨膜上,防止肌腱弹起或向两侧滑移。肌腱长期在此过度摩擦,即可发生肌腱和腱鞘的损伤性炎症,引致肿胀,这情况便称为腱鞘炎。若不治疗则有可能发展成永久性活动不便。腱鞘炎相当于中医学"伤筋""筋痹"的范畴。

【外治方】

1. 川乌20克,草乌20克,川芎30克,川续断30克,当归30克,艾叶20克,伸筋草30克,薄荷20克,威灵仙30克,海风藤30克。上药加水3 500毫升,煎沸后再煮15~20分钟,去渣取汁,倒入盆中,待温洗浴患处,每日2~3次,每次15~20分钟,连用5天为1个疗程。适用于寒凝血瘀型腱鞘炎、滑囊炎等。

2. 桃仁10~16克,乳香10~16克,没药10~16克,红花7~13克,羌活13~25克,防己22~32克,紫苏木32克。上药加水煎沸,去渣取汁,熏洗泡浴患处,每日1~2次,每次15~20分钟,连用3~6天为1个疗程。每剂药可连煎2次。适用于腱鞘炎气滞血瘀、寒凝气血型较重者。

3. 桂枝15克,紫苏叶15克,麻黄8克,红花8克,伸筋草20克,透骨草20克,鲜桑枝30克。上药加水2 000~3 000毫升,煎煮取汁,倒入盆中,熏洗患处,每日2次,每次30分钟。适用于寒凝血瘀型腱鞘炎。

4. 白芥子适量。将白芥子研为细末,加入约1/10量的白糖,混匀,加温开水拌成糊状。取胶布1块,在中间开一小圆孔,圆孔对准疼痛部位贴于皮肤上,取适量药糊放入胶布孔内,上盖消毒纱布,外用胶布固定,贴敷3~5小时局部有烧灼感或蚁行感时去药。适用于桡骨茎突部狭窄性腱鞘炎,症见局限性疼痛,可放射至手、肘部或肩臂部,活动腕部及拇指时疼痛加重,局部压痛明显,皮下可触及一硬结。

5. 生草乌15克,生川乌15克,肉桂15克,血竭15克,土鳖虫15克,细辛15克,红花15克,青皮15克,生大黄15克,皂角刺15克,冰片10克,黄酒适量。以上前11味共研细末,每次取药末适量加入黄酒调成糊状,敷于患处,用消毒纱布覆盖,绷带包扎固定。适用于桡骨茎突腱鞘炎。

6. 鲜猪胆 1 个。将鲜猪胆剪成两半,套敷于患指。适用于化脓性腱鞘炎,症见手指均匀红肿似腊肠样,手指处于轻度屈曲位,沿腱鞘分布区有明显压痛,手指活动功能障碍,伴有全身高热、寒战、恶心、呕吐等。

7. 生栀子 10 克,桃仁 9 克,生石膏 30 克,红花 12 克,土鳖虫 6 克,香油、75%酒精各适量。以上前 5 味研为细末,用 75%酒精浸润 1 小时,再用香油调成糊状,将药糊均匀地摊于消毒纱布上,敷于患处,外用胶布固定,隔日换药 1 次。适用于急性手腕、足跟腱鞘炎。对病史在 2~3 个月以上的慢性腱鞘炎及狭窄性腱鞘炎疗效欠佳。

二十八、急性阑尾炎

急性阑尾炎是阑尾部的急性化脓性感染,是外科常见的急腹症之一。好发于青壮年,以 10~40 岁发病率最高。其临床表现为持续伴阵发性加剧的右下腹痛,恶心呕吐,多数病人白细胞和嗜中性粒细胞计数增高,而右下腹阑尾区(麦氏点)压痛则是本病重要的一个体征。急性阑尾炎一般分 4 种类型:急性单纯性阑尾炎,急性化脓性阑尾炎,坏疽及穿孔性阑尾炎和阑尾周围脓肿。近来人们还发现,人的阑尾并非退化器官,它能分泌免疫活性物质,切除阑尾的人中,恶性肿瘤发病率明显升高。急性阑尾炎可由多种因素引起,如暴饮暴食,恣食生冷,劳倦过度,暴急奔走,暴怒忧思;或妇女产后瘀血不尽,或肠道寄生虫等。本病属于中医学"肠痈"的范畴。

【外治方】

1. 大蒜 12 头,芒硝 2 克,大黄末 2 克,醋适量。将大蒜去皮,洗净,再同芒硝一同捣成糊状,用醋压在痛处涂擦,再将大蒜芒硝糊敷上,周围以消毒纱布围成圈,以防药液流失,2小时后去掉,以温水洗净,再用醋调大黄末敷12小时。每日1次。适用于亚急性阑尾炎。

2.姜黄5克,大黄5克,黄柏5克,陈皮3克,川厚朴3克,天花粉10克,生南星3克,苍术3克,甘草3克,白芷5克,食醋适量。以上前10味共研细末,加入食醋调匀成糊状,敷于肿块区皮肤,用塑料布覆盖,干后另敷,每日用药3～5次。适用于亚急性阑尾炎。

3.鲜仙人掌适量,硫酸镁15克。将鲜仙人掌肉质茎去刺,捣成糊状,加入硫酸镁拌匀,敷于患处并固定,每日换药2～3次。适用于亚急性阑尾炎。

4.大黄30克,芒硝30克,大蒜20克,鲜败酱草50克,鲜紫花地丁40克。上药一同捣烂如泥,外敷于右下腹疼痛明显处(麦氏点),每日换药1次。适用于亚急性阑尾炎。

5.大黄50克,黄柏25克,侧柏叶50克,泽兰25克,薄荷25克,乳香15克,没药15克。上药共研细末,用水、蜜各半调成糊状,炒热。取药糊外敷于痛区,上置热水袋加温,或待冷后再炒再敷,一般敷药半小时后疼痛即可减轻,每剂可反复用2～3天。适用于亚急性阑尾炎。

第六章　皮肤病

一、过敏性皮炎

皮炎指的是一种皮肤炎症,表示皮肤对于化学制剂、蛋白质、细菌、真菌、干燥的气候等的过敏性反应。这些物质可以来自外部如洗涤用品,也可以来自内部如吃的海鲜、药物等。有些皮炎的病因不明。患皮炎的人本身是一种过敏性的体质,这种过敏性体质是父母遗传的,在皮肤上表现的是湿疹和荨麻疹,表现在鼻为过敏性鼻炎,在气管则是过敏性哮喘。

【外治方】

1. 莽草 30 克,藁本 30 克,桔梗 30 克,地榆 30 克,谷精草 30 克,熟地黄 30 克,生地黄 30 克,枳壳 30 克,露蜂房 10 克。上药共研粗末,每次取 90 克,加水 3 000 毫升,煎煮去渣,趁热淋洗患部或浸浴,每次 30 分钟。适用于各种皮炎。

2. 苍耳草 50 克,艾叶 50 克,露蜂房 30 克,白鲜皮 30 克,苦参 30 克,地肤子 30 克,川土槿皮 30 克,川椒 20 克,明矾 20 克。上药加水 3 000 毫升,煎煮去渣,趁热外洗患部,每日 1 剂,每日擦洗 1~2 次,每次 15~20 分钟,7 天为 1 个疗程,2~3 个疗程见效。适用于各种皮炎。

3. 防风 90 克,益母草 90 克,苦参 90 克,蒺藜子(炒)1500 克,荆芥穗 60 克,蔓荆子 60 克,枳壳(去瓤麸炒)60 克。上药粗捣过筛,每次取药末 90 克,加水 3 000 毫升,煎煮去渣,趁热淋洗患部。适用于各种皮炎。

4. 红花 6 克,防风 10 克,白芷 6 克,羌活 6 克,桑叶 6 克,薄荷 6 克,杭菊花 6 克,僵蚕 3 克。上药加水煎煮至沸,去渣后兑入少量花露水,温洗患处。适用于各种皮炎。

5. 黄柏 6 克,苍术 6 克,荆芥 6 克,蛇床子 9 克,明矾 3 克。共研粗末,加水 3 000 毫升,煎煮去渣,趁热熏洗,待温浸浴,每次 20～30 分钟。适用于各种皮炎。

6. 防风 30 克,川羌活 25 克,荆芥 20 克,地肤子 40 克,蛇床子 60 克,川乌 10 克,草乌 10 克,浮萍 100 克,生地黄 30 克。上药加水煎汤,稀释后注入浴盆,水温在 40℃～50℃,全身沐浴,每日 1～2 次,每次 15～20 分钟,5～7 天为 1 个疗程。适用于各种皮炎。

7. 谷精草 36 克,茵陈 36 克,石决明 36 克,桑枝 36 克,白菊花 36 克,木瓜 45 克,桑叶 45 克,青皮 45 克。共为粗末,装入袋内,加水 3 000 毫升,煮沸 10 分钟,温洗患部。适用于各种皮炎。

8. 醋 150 毫升。将醋加水 200 毫升烧热,每日洗头 1 次。适用于各种皮炎。

9. 豨莶草 30 克,苦参 30 克,地肤子 15 克,明矾 9 克。上药加水煎汤半盆,去渣,待温时反复洗患处,每日 2 次,每次 15 分钟。适用于各种皮炎。

10. 黄连 6 克,黄柏 9 克,黄芩 9 克,大黄 9 克,蒲公英 12 克。上药加水 2 000 毫升,煎煮过滤去渣,待冷浸洗或冷湿敷患处,每日数次。适用于各种皮炎。

11. 苦参 60 克,蛇床子 30 克,白芷 15 克,金银花 30 克,菊花 60 克,黄柏 15 克,地肤子 15 克,大石菖蒲 9 克,猪胆 4～5 个。以上前 8 味加水煎煮,去渣加入猪胆,熏洗患处。适用于各种皮炎。

12. 地肤子 9 克,红花 9 克,蝉蜕 9 克,僵蚕 9 克。共研细末,每次取药末 1～2 克,用水调成糊状,敷于脐部,然后用消毒纱布覆盖,再用胶布固定。适用于各种皮炎。

13. 樟脑 3 克,冰片 10 克,95％酒精 100 毫升。上药混合均匀,每次用消毒纱布蘸药酒涂擦患部 10～20 分钟。适用于各种皮炎。

14. 陈醋适量。用陈醋搽患处。每日 3 次,至愈为止。适用于各种皮炎。

15. 巴豆、醋各适量。将醋倒入粗瓷碗中,用去壳的巴豆磨浆,以稠为度。患处用 1％的盐水或冷开水洗净,揩干,再用巴豆醋汁擦患处,每周用药 1 次。近眼处皮肤不宜擦药。适用于各种皮炎。

16. 瓶装陈醋 500 毫升。将醋熬至 50 毫升。将患部皮肤用温开水洗净,再用浓缩醋液擦患处。适用于各种皮炎。

17. 木槿皮、米醋各适量。将木槿皮火煅存性,研为细末,加入米醋调匀成糊状,涂敷患处。适用于各种皮炎。

18. 绿豆粉、黄油各适量。将绿豆粉在锅中炒成黄色,晾凉,用黄油调匀,敷于患处。适用于各种皮炎。

19. 酱油、醋各等份。酱油和醋混匀搽患处。适用于各种皮炎。

20. 蛇床子、大风子、地肤子、川黄柏各等份。4 味药加水适量,煎煮至沸 10 分钟,去渣,趁热先熏后洗患处,每日 2 次。适用于各类过敏性皮炎。

21. 鲜马齿苋 250 克(干品 60 克)。马齿苋洗净后加水 2 000 毫升,煎煮 10 分钟(干品煎煮 20 分钟),去渣,洗浴患处,并用 6～7 层消毒纱布蘸药水湿敷患处,每日 2～3 次,每次 40 分钟。适用于各类过敏性皮炎。

二、夏季皮炎

夏季皮炎是由于气候炎热引起的一种季节性的炎症性皮肤

病,常在6~8月份发病。成人多见。皮损对称发生于躯干、四肢,尤以小腿伸侧为甚。表现为大片鲜红色斑,在红斑基础上有针头至粟粒大小的丘疹、丘疱疹。伴有剧痒,搔抓后可出现抓痕、血痂,久之皮肤粗糙增厚。夏季皮炎成人多见。皮损对称发生于躯干、四肢,尤以小腿伸侧为甚。表现为大片鲜红色斑,在红斑基础上有针头至粟粒大小的丘疹、丘疱疹。伴有剧痒,搔抓后可出现抓痕、血痂,久之皮肤粗糙增厚。天气转凉后可自行减轻或消退。

【外治方】

1. 黄柏6克,苍术6克,荆芥6克,蛇床子9克,防风6.5克,明矾3克。共研粗末,加水煎煮去渣,放入盆中,趁温热熏洗患处。适用于各种夏季皮炎。

2. 冬桑叶30克,紫苏叶30克,陈艾叶30克,薄荷叶30克,明矾20克。上药加水适量,煎煮至沸,去渣取汁,倒入盆中,温洗患处,每日3次,每日1剂,连用5~7剂为1个疗程。适用于各种夏季皮炎。

三、稻田皮炎

稻田皮炎是指农民在稻田工作时,由于禽类血吸虫尾蚴或其他理化因素所致引起的皮肤病的总称。以皮肤瘙痒、发热、继发丘疹、水疱,甚则糜烂、渗液等为主症。在水田中劳动的农民,由于水温偏高,浸渍时间过长,田水偏碱性加之机械性摩擦皮肤等,容易发生稻田性皮炎。

【外治方】

1. 石榴皮200克。石榴皮加水煎煮,去渣,浸泡患处。适用于各种稻田皮炎。

2. 明矾60克,茶叶60克。2味药加开水500毫升浸泡,涂洗手足,待其自然干燥后再下稻田。适用于各种稻田皮炎。

3. 五倍子 30 克,蛇床子 30 克。2 味药加水煎煮,去渣,熏洗患部。适用于各种稻田皮炎。

4. 枯矾 15 克,青黛 15 克,雄黄 20 克,滑石 20 克,密陀僧 10 克,氧化锌 15 克,菜油适量。以上前 6 味共研细末,每次取药末适量,用菜油调成糊状,涂敷于患处,每日 3 次。适用于各种稻田皮炎。

5. 蒲公英、野菊花各适量。2 味药加水煎煮,去渣,温洗患部,每日 4 次。适用于各种稻田皮炎。

6. 鲜韭菜 250 克。韭菜洗净,捣烂,用消毒纱布绞取汁液,涂敷患处。适用于各种稻田皮炎。

7. 博落回(全草)150 克,苦楝根白皮 150 克,柳树枝叶 150 克,野菊花根 90 克,明矾 15 克,食盐 9 克。上药加水 5 000 毫升,文火煎煮至 1 000 毫升,去渣,涂擦患部,每日早晚各 1 次。适用于各种稻田皮炎。

8. 石膏 10 克,硫黄 5 克,梧桐树叶 10 克,明矾 40 克。分别研成细末,混匀。睡前洗净患处,撒上药粉,轻轻揉擦。适用于各种稻田皮炎。

9. 墨旱莲适量。墨旱莲捣烂取汁,涂敷患处。适用于各种稻田皮炎。

10. 百部 9 克,甘草 3 克。2 味药加水 500 毫升,水煎待温,淋洗或湿敷患处。适用于各种稻田皮炎。

11. 五倍子 15 克,蛇床子 30 克,韭子 9 克,明矾 9 克,白酒 120 毫升。以上前 4 味共研粗末,放入酒中浸泡 3 天。取药液涂擦患处,每日 3 次。适用于各种稻田皮炎。

12. 射干 750 克,食盐 200 克。将射干加水 13 升煎煮 1 小时,去渣,加入食盐,待药液降温至 30℃～40℃时使用。温洗患部。适用于各种稻田皮炎。

13. 生石灰 15 克,鲜南瓜叶 10 克。2 味药加水 1 000 毫升煎煮至沸,温洗患处,每日 1 次。适用于各种稻田皮炎。

14. 土花椒 60 克,食盐少许。将土花椒加水煎煮,去渣加入食盐,浸洗患部,每日 2 次,5 次为 1 个疗程。适用于各种稻田皮炎。

15. 五倍子 25 克,明矾 12 克,白酒 100 毫升。前 2 味共研粗末,放入白酒中浸泡 2 天,去渣,涂擦患处,每日 3~4 次。适用于各种稻田皮炎。

四、脂溢性皮炎

脂溢性皮炎又称脂溢性湿疹,是发生在皮脂腺丰富部位的一种慢性丘疹鳞屑性炎症性皮肤病。本病多见于成人和新生儿,好发于头面、躯干等皮脂腺丰富区。脂溢性皮炎病因尚不完全清楚。脂溢性皮炎的发病可能与皮脂溢出、微生物、神经递质异常、物理气候因素、营养缺乏及药物等的作用有关。

【外治方】

1. 苦参 30 克,野菊花 30 克,白鲜皮 30 克,硫黄 15 克。4 味药加水煎煮,去渣,温洗患处。适用于各种脂溢性皮炎。

2. 绿豆 15 克,白芷 30 克,滑石 30 克,白附子 4 克。共研细末,每次取药末约 20 克,加水擦洗头部。适用于各种脂溢性皮炎。

3. 防风 30 克,陈艾叶 50 克,雄黄 50 克,花椒 30 克。4 味药加水适量,煎煮至沸,倒入盆中,温洗患处,每日 1~3 次。适用于各种脂溢性皮炎。

4. 苦参 31 克,凤眼草(臭椿的果实)9 克,百部 9 克,野菊花 9 克,樟脑 12.5 克,75%酒精 500 毫升。以上前 4 味装入大口瓶内,加入酒精中浸泡 7 天,过滤去渣后,加入樟脑使溶,涂擦于患处,每日 1~2 次。适用于各种脂溢性皮炎。

5. 甘油 1 份,醋 5 份。将 2 味混匀,搽患处。适用于各种脂溢性皮炎。

6. 花椒(炒熟)60 克,轻粉(微煅)30 克,硫黄(微煅)30 克,枯矾 30 克,铜绿(炒)30 克,香油适量。以上前 5 味共研细末,用香油调成膏状,涂敷于患处,每日 2 次。适用于各种脂溢性皮炎。

7. 生姜 250 克,食盐适量。将生姜洗净,捣烂取汁。用浓盐水洗净患处,拭干,再用棉签蘸生姜汁擦患处,用完为止,每周 1 次。适用于各种脂溢性皮炎。

8. 透骨草 120 克,侧柏叶 120 克,皂角刺 60 克,明矾 9 克。上药加水 2 000 毫升,煮沸 10 分钟,待温洗头部或做全身沐浴,每次洗浴 15 分钟,每周洗浴 2 次。适用于各种脂溢性皮炎。

9. 火麻仁 90 克,秦椒 30 克,皂荚 30 克。3 味药炒熟研碎,纳入淘米水中渍一宿,用木片搅百遍,去渣,温洗头部。适用于各种脂溢性皮炎。

10. 白芷 150 克,芒硝 90 克,鸡蛋 3 个。将白芷加工研碎,加水 2 000 毫升,煎煮去渣,待稍冷后加入鸡蛋和芒硝,搅匀,温洗头部。适用于各种脂溢性皮炎。

11. 蔓荆子 60 克,防风 90 克,桑寄生 90 克,秦椒 30 克,火麻仁 30 克,白芷 120 克。上药加工研碎,加水 2 000 毫升,煎煮去渣,待温洗头部。适用于各种脂溢性皮炎。

12. 苍耳子 30 克,王不留行 30 克,苦参 15 克,明矾 9 克。4 味药加水 1 500 毫升,煎沸去渣,倒入盆中,温洗头皮,每次 15 分钟,每日 1 剂可洗 2 次,隔 3 日再用 1 剂。适用于各种脂溢性皮炎。

13. 猪胆 1 个。猪胆汁加入半盆温水中,拌匀,温洗头部,再用清水过一遍,每日 1 次。适用于各种脂溢性皮炎。

14. 白鲜皮 15 克,鲜生地黄 31 克,白酒 150 毫升。2 味药浸泡入白酒内 5 天后去渣取汁,涂擦头部。适用于各种脂溢性皮炎。

五、荨麻疹

荨麻疹俗称风团、风疹团、风疙瘩、风疹块，是一种常见的皮肤病。由各种因素致使皮肤黏膜血管发生暂时性炎性充血与大量液体渗出，造成局部水肿性的损害。其迅速发生与消退、有剧痒。可有发热、腹痛、腹泻或其他全身症状。可分为急性荨麻疹、慢性荨麻疹、血管神经性水肿与丘疹状荨麻疹等。荨麻疹是一种常见的过敏性皮肤病，在接触过敏源或机体内存在致病因子的时候，会在身体不特定的部位，冒出一块块形状、大小不一的红色斑块，这些产生斑块的部位会发生发痒的情形，如果没有停止接触过敏源并加以治疗，出疹发痒的情形就会加剧。本病相当于中医学"瘾疹"的范畴。

【外治方】

1. 蛇床子20克，明矾12克，花椒6克，土茯苓30克，白鲜皮15克，苦参30克，荆芥12克，食盐20克。上药加水2 000毫升，煮至1 000毫升，去渣取汁，倒入盆中，加温水适量，入盆浸浴，用毛巾擦洗患部，至药液渐凉为度，每日1次，每剂药可煎用2～3次。适用于各种荨麻疹，皮肤瘙痒。

2. 大蒜苗30克，蝉蜕（去头、足）3克，凤凰衣10克。3味药加水煎煮，去渣，温洗患处。适用于各种荨麻疹，皮肤瘙痒。

3. 大风子30克，大蒜15克。共捣烂，加水100毫升，煮沸5分钟，去渣取汁，涂敷于患处。适用于各种荨麻疹，皮肤瘙痒。

4. 百部15克，白酒100毫升。共煎煮，用消毒纱布蘸药液擦拭患处。适用于各种荨麻疹，皮肤瘙痒。

5. 明矾30克，铜青9克。2味药加水浸泡，取澄清液涂洗患处。适用于各种荨麻疹，皮肤瘙痒。

6. 地肤子25克，白芷20克，荆芥20克，百部20克，防风20

克,川椒 20 克,赤芍 20 克,独活 10 克,艾叶 15 克,透骨草 20 克。上药加水 2000 毫升,浸泡 30 分钟,用文火煎沸 10 分钟,去渣,温洗全身,每次 15～20 分钟,每日早晚各 1 次。适用于各种荨麻疹,皮肤瘙痒。

7. 活蟾蜍 3 只。蟾蜍加水煎煮,去渣,温洗患处,每日 2 次。适用于各种荨麻疹,皮肤瘙痒。

8. 蒺藜子 250 克,芜蔚子 250 克,洋桃 250 克,蒴藋根苗 250 克,漏芦 250 克,苦参 250 克,食盐 120 克。共研粗末,加水 5000 毫升,煎煮去渣,饭后入浴,久浸效佳,可隔夜一浴,浴后覆被取汗。慎外风。适用于各种荨麻疹,皮肤瘙痒。

9. 荆芥 30 克,七叶一枝花 15 克,防风 15 克,大青叶 15 克,苦参 15 克。上药加水适量,煎煮至沸,去渣取汁,倒入盆中,趁热熏洗患处,每次 15～20 分钟,每日 1～2 次。适用于各种荨麻疹,皮肤瘙痒。

10. 鲜浮萍 60 克,白酒 500 毫升。将鲜浮萍洗净捣碎,入布袋,置容器中,加入白酒,密封,浸泡 5 天后去渣,经常涂擦患处。适用于各种荨麻疹,皮肤瘙痒。

11. 夜交藤 200 克,苍耳子 100 克,白蒺藜 100 克,白鲜皮 50 克,蛇床子 50 克,蝉蜕 20 克。上药加水 5000 毫升,煎煮 20 分钟,去渣,趁热先熏患处,待温后用消毒纱布蘸药液洗患处。药液放阴凉处,用时煮热,每剂可连用 3～5 次。一般多在熏洗 2 小时后全身疹块消失,近期效果显著。适用于各种荨麻疹,皮肤瘙痒。

12. 红花 15 克,桃仁 15 克,杏仁 15 克,生栀子 15 克,冰片 5 克,蜂蜜适量。以上前 5 味共研细末,每次取药末 1 克,用蜂蜜调成糊状,敷于脐部,然后用消毒纱布覆盖,再用胶布固定,每日换药 1 次,连用 2～10 天为 1 个疗程。适用于各种荨麻疹,皮肤瘙痒。

13. 苦参 100 克,鲜桃叶 300 克,冰片 10 克,胆矾 1 克,香精适量,75%酒精 3000 毫升。以上前 4 味放入酒精中浸泡 2 天,加入香精拌匀,去渣,涂擦患处,每日 3 次。适用于各种荨麻疹,皮肤瘙痒。

14. 白酒 1 份,醋 2 份。将白酒与醋混匀,搽患处,一般几分钟后即可见效。适用于各种荨麻疹,皮肤瘙痒。

15. 鲜嫩桃叶 500 克,鲜鱼腥草 60 克,胆矾 0.6 克,薄荷水 3 毫升,冰片 3 克,白酒 500 毫升。以上前 2 味洗净,切碎,加入胆矾粉,按渗漉法操作,取渗出液 1 000 毫升,溶入薄荷水、冰片,过滤,经常涂擦患处。忌内服。适用于各种荨麻疹,皮肤瘙痒。

六、湿 疹

湿疹是一种常见的由多种内外因素引起的表皮及真皮浅层的炎症性皮肤病,一般认为与变态反应有一定关系。其临床表现具有对称性、渗出性、瘙痒性、多形性和复发性等特点。湿疹也是一种过敏性炎症性皮肤病,以皮疹多样性,对称分布、剧烈瘙痒反复发作、易演变成慢性为特征。可发生于任何年龄、任何部位、任何季节,但常在冬季复发或加剧,有渗出倾向,慢性病程,易反复发作。中医文献中记载的"浸淫疮""旋耳疮""绣球风""四弯风""奶癣"等类似西医学的急性湿疹、耳周湿疹、阴囊湿疹、异位性皮炎及婴儿湿疹等。近年来,湿疹的发病呈上升趋势,这可能与气候环境变化,大量化学制品在生活中的应用,精神紧张,生活节奏加快,饮食结构改变均有关系。

【外治方】

1. 鲜青蒿 1 500 克,冰片 10 克。将鲜青蒿加水 3 000 毫升,煎取药液 1 000 毫升,冰片用酒精溶化后加入药液中,去渣,用药棉蘸药液反复擦洗患处,每日 3 次。适用于各类湿疹。

2. 蒲公英 30 克,紫花地丁 30 克,黄芩 15 克,苦参 15 克。上药加水煮沸,温洗患处,每日 1～2 次。洗后勿用清水或肥皂水再洗。适用于各类湿疹。

3. 千里光 30～90 克。用消毒纱布包好,加水 1000～1500 毫升,煎煮 5～10 分钟,去渣,熏洗患部。适用于各类湿疹。

4. 黄柏 30 克,黄丹 30 克。共研细末。渗出液较多者,将药末撒于疮面;渗出液较少者,将药末用香油调成糊状,敷于疮面上。一般 1 次见效。适用于各类湿疹。

5. 土茯苓 15 克,苦参 15 克,苍术 10 克,黄柏 10 克。4 味药加水煎煮,去渣,温洗患处。适用于各类湿疹。

6. 鲜防风草、食盐、食醋各适量。将鲜防风草加水煎汤,去渣后调入食盐和醋,洗浴患处。适用于各类湿疹。

7. 防风 12 克,地肤子 9 克,白鲜皮 9 克,金银花 15 克,蒲公英 9 克,薄荷 6 克,生甘草 6 克。上药加水煎煮,去渣,趁温热浸泡或洗患处,以能忍受为度,每日 2～3 次,每日 1 剂,连洗 3～5 天为1 个疗程。适用于各类湿疹。

8. 龙胆草 30 克,紫花地丁 6 克,黄柏 12 克,龙葵 6 克。共捣烂,敷于患处,每日 1 次。适用于各类湿疹。

9. 芒硝 100 克,五倍子 100 克,大黄 50 克,苦参 50 克,黄柏50 克,蛇床子 50 克,白芷 50 克,明矾 50 克。共研粉末过筛,每次取 50 克,放入盆中,加开水 1500 毫升溶化。先熏后洗患部,每日3 次,每次 20～30 分钟。适用于各类湿疹。

10. 吴茱萸 30 克,海螵蛸 20 克,硫黄 6 克。共研细末。湿性者直接将干粉撒于患处,干性者用猪油化开调成糊状,敷于患处,隔日 1 次。适用于各类湿疹。

11. 苦参 30 克,黄柏 30 克,蛇床子 30 克,地肤子 30 克,败酱草 30 克。上药加水 1000 毫升煎煮 15 分钟,去渣,待凉后洗浴患处,并用消毒纱布浸药液在患处做冷湿敷,每次 10～15 分钟,每日1 剂。一般用药 1 天后渗出糜烂即减轻,7 天基本可愈。适用于各类湿疹。

12. 紫苏叶 15 克,黄柏 9 克,甘草 6 克,明矾 6 克,茶叶 15 克。上药加开水冲泡,去渣,温洗患处。适用于各类湿疹。

13. 川椒 15 克,黄柏 15 克,蛇床子 15 克,生苍术 12 克,石菖蒲 12 克,荆芥 9 克,金银花 9 克,连翘 9 克,白芷 6 克,明矾 6 克,刺蒺藜 6 克,生甘草 6 克,蝉蜕 9 克。上药加水煎煮,去渣,熏洗患处。适用于各类湿疹。

14. 诃子 100 克,食醋 500 毫升。将诃子打烂,加水 1 500 毫升,用文火煎至 500 毫升,再加入食醋煮沸。用消毒纱布蘸药液湿敷患处,略加压,使之与皮肤贴紧,干后再加药液。适用于各类湿疹。

15. 生山楂 60 克,苦参 60 克,生大黄 60 克,蝉蜕 30 克,芒硝 60 克。以上前 4 味加水 2 000 毫升,煎煮 10～15 分钟后加入芒硝再煎 1～2 沸,去渣,用药棉蘸药液温洗患部,每日 5～6 次。药棉可随洗随换,以免污染药液。适用于各类湿疹。

16. 金银花 30 克,防风 15 克,蝉蜕 15 克。3 味药加水煎煮,去渣,温洗患处,每日 1～2 次。适用于各类湿疹。

17. 蜈蚣 3 条,猪胆汁适量。将蜈蚣焙干压末,再用猪胆汁调成糊状,涂敷于患处,每日 1 次,连用 7～10 天为 1 个疗程。适用于各类湿疹。

18. 臭梧桐 30 克,野菊花 30 克,地肤子 30 克,明矾 10 克。上药加水煎煮,去渣,熏洗患处。适用于各类湿疹。

19. 桃树嫩皮 60 克,花椒树皮 60 克,苦楝树嫩皮 60 克,白鲜皮 60 克,苦参 60 克,葛根 60 克,硫黄 3 克,明矾 30 克。以上前 6 味加水 2 000 毫升,煎煮 30 分钟,去渣,待温度降至 30℃时加入硫黄和明矾。温洗患处,每日 1 次,5 天 1 剂,每次用前均需煮沸后凉至 30℃再用。10 天为 1 个疗程。适用于各类湿疹。

20. 苦参 60 克,威灵仙 60 克,金银花 30 克,黄柏 30 克,生大黄 30 克,花椒 15 克,薄荷 30 克,芒硝 60 克。以上前 6 味加水

2 000 毫升,煎煮 10～15 分钟后加入薄荷、芒硝,再煎 1～2 沸,去渣,趁温时反复擦洗患部,每日 2 次,以愈为度。适用于各类湿疹。

21. 绿豆粉 30 克,薄荷 3 克,冰片 3 克,蜂蜜 9 克,醋 30 毫升。将绿豆粉在锅中炒成灰黑色,再与蜂蜜、薄荷、冰片和醋共调和成胶状,摊在油纸上,当中留孔,敷于患处。适用于各类湿疹。

22. 蜂蜜适量。将蜂蜜放入杯中,加水溶化,调匀涂敷患处。适用于各类湿疹。

23. 苍术 9 克,黄柏 9 克,苦参 9 克,防风 9 克,大风子 30 克,白鲜皮 30 克,鹤虱草 12 克,五倍子 15 克,松香 12 克。共研细末,每次取药末适量,用草纸卷成纸卷,点燃后熏蒸皮损处,每次 15～20 分钟,每日 1～2 次。适用于各类湿疹。

24. 一枝黄花 20 克,蛇床子 15 克,荆芥 10 克,蜂蜜 10 克。以上前 3 味一同捣烂,调入蜂蜜涂患处。适用于各类湿疹。

25. 茅膏菜粉 100 克,75% 酒精 1 000 毫升。将前 1 味浸入酒精中,密封,浸泡 7 天后去渣,外搽患处,每日 1～2 次。适用于各类湿疹。

26. 炉甘石 30 克,冰片 1 克。共研细末。有渗出液者直接将药末撒于患处;无渗出液者可将药末用香油调成糊状,涂擦患处,每日 2 次。适用于各类湿疹。

27. 黄芪 10 克,地骨皮 10 克,当归 10 克,防风 10 克,荆芥穗 10 克,木通 10 克,明矾 5 克。上药加水适量,煎煮数沸,将药液倒入盆中,趁热先熏后洗患处,每次 15～30 分钟,每日 1～2 次,以愈为度。适用于各类湿疹。

28. 炉甘石 30 克,滑石 30 克,寒水石 20 克,海浮石 20 克,冰片 3 克,香油适量。以上前 5 味共研细末,用香油调成糊状,涂擦患处,每日 1～2 次。适用于各类湿疹。

29. 黄连 12 克,鸡蛋适量。将黄连研为细末,再与鸡蛋清调匀成糊状,涂敷患处,每日 3 次。适用于各类湿疹。

30. 炉甘石 9 克,滑石 9 克,赤石脂 9 克,冰片 1 克,甘油 15 克。以上前 4 味共研细末,加入蒸馏水 1 000 毫升,最后加入甘油,混匀涂擦患处。适用于各类湿疹。

31. 苦参 50 克,百部 30 克,白鲜皮 30 克,雄黄 5～10 克。4 味药加水 1 500 毫升,煎煮 15 分钟,去渣后将药液倒入盆中,温洗患处,每日 3 次。适用于各类湿疹。

32. 蚕豆皮、枯矾、香油各适量。将蚕豆皮烘焦,研为细末,再与枯矾混匀,用香油调匀成糊状,涂敷患处。适用于各类湿疹。

33. 苦参 60 克,益母草 30 克,百部 30 克,蛇床子 60 克。4 味药加水适量,煎煮至沸,去渣倒入盆中,温洗患处,每剂可洗 2～3 次。适用于各类湿疹。

34. 蛇床子 30 克,地肤子 30 克,苍耳子 30 克,土茯苓 30 克,土茵陈 30 克,苦参 30 克,蚕沙 30 克,大飞扬草 30 克,大桉树叶 30 克,枯矾 15 克,薄荷 15 克。以上前 10 味加水适量,煎煮至沸,再加入薄荷略煎,去渣倒入盆中,趁温热时浸洗患处,每日 2～3 次。适用于各类湿疹。

35. 黄柏 12 克,五倍子 12 克,青黛 3 克,鸡蛋黄适量。前 3 味共研细末,再与鸡蛋黄调和,敷于患处。皮肤如有破损时可用消毒纱布垫于破损皮肤上,然后敷药物。适用于各类湿疹。

36. 黄芩 15 克,黄柏 15 克,苦参 15 克,苍术 15 克。4 味药加水 1 500 毫升,煎煮至 650 豪升,去渣待温,用消毒纱布蘸药液轻轻擦洗患处,每次 20 分钟,每日 1～2 次。适用于各类湿疹。

37. 青黛 30 克,蛤粉 90 克,生石膏粉 60 克,芦荟 6 克,黄连 6 克,黄柏 6 克,冰片 5 克。共研细末,取药末 30 克,用消毒纱布包裹。用温开水洗净患处,搽抹患处,每日 2～3 次。适用于急性期湿疹,症见皮肤潮红、破溃、流水、糜烂等。

38. 枯矾 20 克,雄黄 5 克,冰片 3 克,氧化锌 30 克。共研细末,每次取药末适量,用温开水调成糊状,涂敷于患处,每日 3 次。

适用于各类湿疹。

39. 五色梅叶 30 克,两面针 30 克,紫苏叶 30 克,人工麝香 30 克,薄荷叶 30 克,侧柏叶 30 克,墨旱莲 30 克,醋适量。将以上前 7 味研为细末,再用醋、水各半调成糊状,涂敷患处,每日换药 3 次,若有黏性黄水流出,可加滑石粉,撒在患处。适用于各类湿疹。

40. 密陀僧 10 克,黄柏 5 克,冰片 0.5 克,香油适量。前 3 味药共研细末,用香油调成糊状,用温开水洗净患处,将药糊涂敷患处,外用消毒纱布覆盖,并用胶布固定,每日午前换药 1～2 次。适用于各类湿疹。

41. 黄连、黄柏、黄芩、大黄各等份。4 味药共研细末,浸入 3 倍量的菜油中,浸泡 7 天以上。洗净患处,用油膏涂敷患处,每日 3～4 次,以愈为度。适用于各类湿疹。

42. 黄柏 25 克,硫黄 25 克,白芷 25 克,白及 25 克,枯矾 25 克。共研细末;或用香油调成糊状。用温开水洗净患处,湿疹未流水或溃破时可将药糊涂敷患处,已流水或溃破时可直接将药末均匀撒在患处,每日换药 1～2 次。对流黄水或糜烂部位不大者,可用消毒纱布盖好,包扎固定;范围较大者,敷药后则不必包扎,保持患部清洁即可。适用于各类湿疹。

43. 地榆 20 克,黄柏 20 克,野菊花 20 克,苦参 20 克,白鲜皮 20 克,蛇床子 20 克,地肤子 20 克,百部 20 克。上药加水 2 000 毫升,煎至 1 250 毫升,倒入盆中,先熏后洗患部,每次 15 分钟,每日 3～5 次。适用于各类湿疹。

44. 青黛 30 克,松香 9 克,黄柏 30 克,煅石膏 30 克,石决明 15 克,香油适量。共研细末,用香油调成糊状,用温开水洗净患处,将药糊涂敷患处,每日换药 1～2 次。适用于各类湿疹。

45. 密陀僧 15 克,甘草 15 克,黄柏 15 克,煅石膏 30 克,冰片 1.5 克。共研细末,用温开水调成糊状,用温开水洗净患处,将药糊涂敷患处,每日 3 次。适用于各类湿疹。

46. 黄柏 100 克,牡蛎粉 200 克,青黛 15 克,香油适量。将前 3 味分别研为细末,混匀后用香油调成糊状,涂敷患处,每日换药 1 次。适用于各类湿疹。

47. 轻粉 5 克,密陀僧 15 克,硫黄 10 克,黄柏 10 克,蛇床子 10 克,地肤子 5 克,苍术 5 克,雄黄 5 克,冰片 5 克,食醋适量。将前 9 味共研细末,用食醋调成糊状,用温开水洗净患处,将药糊涂敷患处,每日 3 次。适用于各类湿疹。

48. 白及 30 克,密陀僧 21 克,煅石膏 60 克,轻粉 15 克,枯矾 9 克,香油适量。以上前 5 味共研细末,用香油调成糊状,用温开水洗净患处,将药糊涂敷患处,每日 3~5 次。适用于各类湿疹。

七、带状疱疹

带状疱疹是由水痘-带状疱疹病毒引起的急性炎症性皮肤病。其主要特点为簇集水疱,沿一侧周围神经作群集带状分布,伴有明显神经痛。由于病毒具有亲神经性,感染后可长期潜伏于脊髓神经后根神经节的神经元内,当机体抵抗力下降后,病毒活动繁殖而激发带状疱疹。本病中医称为缠腰火丹。带状疱疹多发于春秋两季,成年病人较多。本病相当于中医学"缠腰火丹""蛇串疮"的范畴。

【外治方】

1. 七星剑适量。七星剑加水煎煮,去渣,温洗患处。适用于各种带状疱疹。

2. 蕹菜适量,菜油少许。将蕹菜去叶,焙焦研成细末,用菜油调匀成糊状。用浓茶汁洗净患处,再将药糊敷于患处。适用于各种带状疱疹。

3. 蚕沙 30 克,雄黄 10 克,香油适量。前 2 味共研细末,用香油调成膏状,涂敷于患处。适用于各种带状疱疹。

4. 金银花 10 克,野菊花 10 克,凤仙花 10 克,白鲜皮 12 克,蛇床子 10 克,水杨酸 5 克,石炭酸 2 克,75％酒精 1 000 毫升。以上前 5 味放入酒精中浸泡 5～7 天,滤取上清液,再加入水杨酸和石炭酸,混匀。涂擦患处,每日 3～5 次,至愈为度。适用于各种带状疱疹。

5. 黄连 30 克,琥珀 90 克,七叶一枝花 50 克,雄黄 60 克,蜈蚣(焙干研末)20 克,明矾 90 克,香油适量。以上前 6 味共研细末,过 100 目筛,每次取药末适量,用香油调成膏状,涂敷于患处,外用消毒纱布覆盖,再用胶布固定,每日 1 次,连用 3～6 天为 1 个疗程。适用于各种带状疱疹。

6. 老茶树叶适量。将老茶树叶研为细末,再用浓茶汁调成糊状,涂敷于患处,每日 2～3 次。适用于各种带状疱疹。

7. 青蒿 500 克。青蒿加水煎煮,去渣,用药液反复淋洗患处,每日 1 次,连用 5～7 次为 1 个疗程。适用于各种带状疱疹。

8. 黄连 9 克,黄柏 9 克,姜黄 9 克,归尾 15 克,生地黄 30 克,香油 360 克,黄蜡 120 克。以上前 5 味用香油炸枯,去渣后下黄蜡 120 克(冬季 80 克),溶化后过滤,用时取膏 20 克,加入青黛 1 克,拌匀。涂敷于患处,外用消毒纱布覆盖,再用胶布固定,每日 1 次。适用于各种带状疱疹。

9. 徐长卿 30 克。徐长卿加水煎煮,去渣,温洗患部。适用于各种带状疱疹。

10. 黄连 10 克,黄柏 10 克,大黄 10 克,雄黄 10 克,大枣 10 克,明矾 10 克,食醋适量。以上前 6 味共研为细末,用食醋调成糊状,敷于患处,每日数次。适用于各种带状疱疹。

11. 飞雄黄 30 克,青黛 10 克,儿茶 10 克,朱砂 10 克,冰片 30 克,蜈蚣 4 条,香油适量。以上前 6 味分别研为细末,过 100 目筛后混匀,用香油调成糊状,用 3％的过氧化氢清洗患处,再用药糊敷于患处,每日 3 次。适用于各种带状疱疹。

12. 蛇蜕 1 条, 雄黄 7.5 克, 朱砂 5 克, 冰片 1 克, 鸡蛋清适量。以上前 4 味共研细末, 再与鸡蛋清调匀成糊状, 敷于患处。适用于各种带状疱疹。

13. 千里光 30 克, 白芷 30 克, 薄荷 15 克, 冰片 1 克, 75% 酒精适量。以上前 4 味共研细末, 用 75% 酒精调匀成糊状, 敷于患处。适用于各种带状疱疹。

14. 黄柏 20 克, 生大黄 20 克, 五倍子 10 克, 芒硝 10 克。共研细末, 过 120 目筛, 用凡士林配制成 30% 的软膏。用温开水洗净患处, 再将药膏敷于患处, 隔日敷药 1 次。适用于各种带状疱疹。

15. 雄黄 15 克, 冰片 9 克。共研极细末, 再用冷开水调成糊状, 用温开水洗净患处, 再将药糊敷于患处, 每日敷药 2～3 次, 连用 3～5 天即愈。适用于各种带状疱疹。

16. 杉树炭、鸡蛋清各适量。将杉树炭捣碎, 再与鸡蛋清调匀, 敷于患处。适用于各种带状疱疹。

17. 鲜马齿苋 100 克。马齿苋洗净后捣烂。用温开水洗净患处, 再将马齿苋糊敷于患处, 每日敷药 2 次。适用于各种带状疱疹。

18. 生马钱子数枚, 醋适量。将生马钱子去皮放在瓦上用醋磨汁, 敷于患处, 每日 1～3 次。适用于各种带状疱疹。

19. 鲜仙人掌、炒粳米粉、米泔水各适量。将鲜仙人掌去皮去刺, 放入石臼中捣烂, 再放入炒粳米粉、米泔水捣和均匀使成黏胶状, 敷于患处, 外盖塑料布, 然后用绷带固定, 每隔 3～4 小时换药 1 次。适用于各种带状疱疹。

20. 鲜乌蔹莓适量, 冰片 1 克。将鲜乌蔹莓洗净晾干, 再捣烂成汁, 然后加入冰片溶化。用浓茶水洗净患处, 再用药汁涂敷于患处, 每日用药 4 次。适用于各种带状疱疹。

21. 雄黄、醋各适量。将雄黄用醋调成糊状, 敷于患处。适用于各种带状疱疹。

22. 鲜地锦草、醋各适量。将鲜地锦草洗净,加入食醋,捣烂敷于患处。适用于各种带状疱疹。

23. 七叶一枝花根茎 30～60 克,米醋适量。将七叶一枝花磨米醋,取汁涂敷于患处,每日可涂药 2～3 次。适用于各种带状疱疹。

24. 海螵蛸、醋各适量。将海螵蛸研为细末,再与醋调匀,敷于患处。适用于各种带状疱疹。

25. 雄黄 4.5 克,龙骨 4.5 克,炙蜈蚣 1 条,香油适量。前 3 味共研细末,再用香油调成糊状,敷于患处,每日 2 次,连用 4 天见效。适用于各种带状疱疹。

26. 白芷 10 克,雄黄 10 克,醋适量。将前 2 味共研细末,再用醋调成糊状,敷于患处,每日 2～3 次。适用于各种带状疱疹。

27. 生大黄 30 克,黄柏 30 克,黄连 30 克,制乳香 15 克,制没药 15 克。共研细末,用浓茶汁调成糊状,涂敷于患处,每日 3 次。适用于各种带状疱疹。

28. 八角莲根、醋各适量。将八角莲根研细末,再用醋调成糊状,敷于患处。适用于各种带状疱疹。

29. 雄黄 10 克,明矾 10 克,琥珀 3 克。共研细末,用凉开水调和成稀糊状,涂敷患处,随干随擦,至愈为度。适用于各种带状疱疹。

30. 五倍子、黄柏、伸筋草、生半夏、面粉各等份,食醋适量。将五倍子与面粉炒熟,再与黄柏、伸筋草、生半夏共研细末,每次取药末适量,用醋调成稀糊状,大火煮熟,捣匀,涂敷于患处,每日 3 次。适用于各种带状疱疹。

31. 地榆 30 克,紫草 80 克。共研细末,再用凡士林调匀,摊于消毒纱布上,敷于脐部,再用胶布固定,每日换药 1 次。适用于各种带状疱疹。

32. 柿子1个。柿子捣烂，绞取汁液，涂敷于患处。适用于各种带状疱疹。

33. 雄黄15克，大黄15克，柏树枝50克，冰片3克，香油适量。将柏树枝烧灰，再与前2味共研细末，另将香油烧沸，然后倒入药末，晾凉后加入冰片，搅成糊状，敷于患处，外用消毒纱布覆盖，再用胶布固定，每日可涂药2次。适用于各种带状疱疹。

八、脓疱疮

脓疱疮又名"传染性脓疱病"，俗称"黄水疮"，是一种常见的、通过接触传染的浅表皮肤感染性疾病，以发生水疱、脓疱，易破溃结脓痂为特征。根据临床表现不同，分为大疱性和非大疱性脓疱疮两种类型。大疱性脓疱疮好发于面部、四肢等暴露部位。初起为散在的水疱，1～2天后水疱迅速增大，疱液由清亮变浑浊，脓液沉积于疱底部，呈半月形积脓现象，为本型脓疱疮的特征之一。疱壁薄而松弛，破溃后显露糜烂面，干燥后结黄色脓痂。有时在痂的四周发生新的水疱，排列呈环状，称为环状脓疱疮。患者自觉瘙痒，一般无全身症状。非大疱性脓疱疮好发于颜面、口周、鼻孔周围、耳郭及四肢暴露部位。表现为在红斑基础上发生薄壁水疱，迅速转变为脓疱，周围有明显红晕。脓疱破后，脓液干燥结成蜜黄色厚痂，痂不断向四周扩张，可相互融合。自觉瘙痒，常因搔抓将细菌接种到其他部位，发生新的皮疹。结痂一周左右自行脱落痊愈，不留瘢痕。重症患者可并发淋巴结炎，发热等。

【外治方】

1. 生石灰100克，硫黄250克。共研为细末，加水1 250毫升，文火煎约2小时，如水不足可再加水，最后煎至1 000毫升，静置取上清液洗患处。适用于热毒型脓疱疮。

2. 荷叶适量，香油少许。将荷叶烧炭存性，研为细末，用香油调成糊状,敷于患处,每日2次。适用于暑湿型脓疱疮。

3. 马齿苋120克,蒲公英120克,如意草120克,明矾12克。共研粗末,装入消毒纱布袋中,加水3000毫升煮沸30分钟。用毛巾蘸药液洗患处,亦可洗后加热水浸浴。适用于热毒型脓疱疮。

4. 地黄3克,枯矾1.5克,香油适量。将地黄烧炭存性,研为细末,与枯矾混匀,调入香油成糊状,敷于患处。适用于血热型脓疱疮。

5. 雄黄15克,防风15克,荆芥9克,苦参9克。4味药加水2000毫升,煮沸待温。温洗患部,每日2~3次。适用于热毒型脓疱疮。

6. 隔年带壳老菱角适量,香油少许。将隔年带壳老菱角烧炭存性,研为细末,用香油调成糊状,敷于患处,每日2次。适用于暑湿型脓疱疮。

7. 黄柏12克,连翘12克。2味药加水2000毫升,煮沸,温洗患部,每日2~3次,每次20~30分钟。适用于热毒型脓疱疮。

8. 黄连25克,大黄25克,雄黄15克,侧柏叶20克,生地黄20克,轻粉10克,松香6克,香油适量。以上前7味共研细末,用香油调成糊状,用盐水洗净患处,将药糊敷于患处,每日用药1次。适用于热毒型脓疱疮。

9. 蚕豆荚适量,香油少许。将蚕豆荚烧炭存性,研为细末,用香油调成糊状,敷于患处,每日2~3次。适用于暑湿型脓疱疮。

10. 甘草12克,薏苡仁12克,苦参15克。3味药加水2000毫升,煮沸至1500毫升,待温冲洗患部,每日3~4次,每次30分钟。适用于热毒型脓疱疮。

11. 大叶桉叶、苦楝皮各适量。2味药加水煎煮,去渣,温洗患部,每日2次。适用于血热型脓疱疮。

12. 蚕豆壳适量,黄丹、香油各少许。将蚕豆壳烧炭存性,研为细末,加入黄丹、香油调成糊状,敷于患处,每日2~3次。适用于热毒型脓疱疮。

13. 生大黄 50 克,花椒 15 克。2 味药加水煎取药液 200～300 毫升,去渣,温洗患处,再用消毒纱布蘸药液贴敷患处 20 分钟。每日 3～5 次。适用于热毒型脓疱疮。

14. 藜芦 20～30 克,大风子 20～30 克,蛇床子 20～30 克,硫黄 20～30 克,鱼腥草 20～30 克,蒲公英 20～30 克。上药加水 4 000 毫升,煎煮 2 次取药液 3 000 毫升,去渣。用清水和肥皂洗净全身,再将药液稍用力擦洗患处,每日 1 次约 20 分钟,一般洗 2～4 日即可见效。适用于热毒型脓疱疮。

15. 苦杏核适量。将苦杏核烧焦,去核皮,榨油涂敷于患处。适用于血热型脓疱疮。

16. 防风 12 克,地肤子 9 克,白鲜皮 9 克,金银花 15 克,蒲公英 9 克,薄荷 6 克,生甘草 6 克。上药加水煎煮,去渣,趁温热浸泡或洗患处,以能忍受为度,每日 2～3 次,每日 1 剂,连洗 3～5 天为 1 个疗程。适用于热毒型脓疱疮。

17. 漏芦 45 克,生甘草 45 克,槐白皮 45 克,五加皮 45 克,白蔹 45 克,白蒺藜 120 克。共研为粗末,加水 4 000 毫升,煎至 2 500 毫升,去药渣,取药液淋洗患处。适用于热毒型脓疱疮。

18. 干红辣椒 3 克,豆油少许。将豆油烧热,下干红辣椒炸焦,去渣留油,涂敷于患处,每日 2～3 次。适用于热毒型脓疱疮。

19. 大黄 10 克,黄芩 10 克,黄柏 10 克,连翘 10 克,金银花 10 克,苦参 10 克,艾叶 10 克,蛇床子 10 克,马齿苋 20 克。上药加水煎煮,去渣,待温轻轻擦洗患处,每日 2 次,2～7 天为 1 个疗程。适用于热毒型脓疱疮。

20. 青黛 10 克,蛤粉 30 克,煅石膏 30 克,轻粉 6 克,黄柏 15 克,香油适量。以上前 5 味共研细末,用香油调匀成糊状,涂敷患处,每日 1～2 次。适用于热毒型脓疱疮。

21. 鱼腥草 15 克,黄柏 9 克,白鲜皮 9 克。3 味药加水煎煮,去渣,温洗患处,每日 3～4 次,4～6 天为 1 个疗程。适用于热毒型脓疱疮。

22. 鲜马齿苋、鲜野菊花、鲜丝瓜叶、鲜紫花地丁、鲜蒲公英各适量。以上 5 味加水煎煮,去渣,洗浴全身,每日 1 次,5～8 天为 1 个疗程。适用于热毒型脓疱疮。

23. 苦楝叶 500 克。苦楝叶洗净,加水 3 000 毫升,煎沸 50 分钟,冷却后过滤,装入消毒瓶中备用;每 1 000 毫升药液中加入 10％石炭酸溶液 5 毫升防腐。用药液洗涤创面脓痂,然后用消毒纱布浸透药液,湿敷患部,每 3～5 小时在消毒纱布加滴药液,以保持消毒纱布湿润。适用于热毒型脓疱疮。

24. 槐子 90 克,鸡蛋 3 个,香油适量。将鸡蛋清与槐子拌和,炒干研末,再用香油调匀,涂于患处。适用于热毒型脓疱疮。

25. 黄柏 15 克,大黄 15 克,青黛 15 克,煅枯矾 5 克。将黄柏、大黄烘脆,研为极细末,再加入青黛、煅枯矾碾匀。将药末撒敷于患处,每日换药 1 次。适用于血热型脓疱疮。

26. 黄连 30 克,轻粉 15 克,冰片 0.6 克,香油适量。将黄连研为细末,再与轻粉、冰片、香油调匀成糊状,涂敷患处,每日 2～3 次。适用于热毒型脓疱疮。

27. 松香、野菊花、枯矾各适量。将野菊花洗净晒干,研为细末,再与等量的松香、枯矾掺和过筛,装瓶备用。用时取药末适量,用香油少许调和成糊状,将温盐水洗净患处,再将药糊涂敷患处,每日 2～3 次。适用于热毒型脓疱疮。

28. 黄柏 6 克,牡丹皮炭 3 克,陈皮炭 3 克,冰片 1.5 克,蛋黄油适量。以上前 4 味共碾细末,用蛋黄油调成糊状,涂抹患处,每日 3 次。适用于血热型脓疱疮。

29. 大黄 15 克,青黛 3 克,枯矾 5 克,冰片 1.5 克,香油适量。将大黄研为极细末,再加入青黛、枯矾、冰片共研匀,用香油调成糊状,敷于患处,每日 2～3 次,3～6 天为 1 个疗程。适用于血热型脓疱疮。

九、疥 疮

疥疮是由疥螨在人体皮肤表皮层内引起的接触性传染性皮肤病。可在家庭及接触者之间传播流行。临床表现以皮肤柔嫩之处有丘疹、水疱及隧道,阴囊瘙痒性结节,夜间瘙痒加剧为特点。疥螨常寄生于皮肤较薄且柔软的部位,如指缝及其两侧、腕屈面、肘窝、腋窝、脐周、腰部、下腹部、生殖器、腹股沟及股上部内侧。头面部不累及,但儿童例外。皮损为针头大小的丘疱疹和疱疹。在指缝处常可发现由疥虫所掘出的隧道,在隧道口可用针尖挑出雌虫。这是疥疮特有症状。常伴有夜间剧痒。皮损若经久不愈,往往发生继发性变化,如抓痕、血痂、点状色素沉着、湿疹样变和脓疱。部分患者可在阴囊、阴茎等处出现淡色或红褐色,绿豆至黄豆大半球炎性硬结节,有剧痒,称为疥疮结节。另一种罕见型为挪威疥疮,是一种严重的疥疮,多发生于身体虚弱或免疫功能低下的病人,该型皮疹广泛且具有特殊臭味。婴幼儿、儿童的皮肤角质层薄,皮损具有特殊性,皮损表现为多形性,可类似丘疹性荨麻疹、湿疹等,常累及头面部、掌跖,而这些部位成人等不易受累。

【外治方】

1. 藁本适量。将其加水煎煮,去渣,温洗全身。适用于各种疥疮。

2. 藜芦20~30克,大风子20~30克,蛇床子20~30克,硫黄20~30克,川椒8~10克。上药加水4 000克,煎煮2次取药液3 000毫升,去渣。用清水和肥皂洗净全身,再将药液稍用力擦洗患处,以致将皮疹擦破,每日1次约20分钟,一般洗2~4日即可见效。适用于各种疥疮。

3. 百部120克,苦参120克,蛇床子60克,雄黄15克,狼毒

75克。共碾粗末,装入消毒纱布袋内,用水3000毫升煮沸30分钟,待温洗患部,并可加热水浸浴,疮面破损伤者慎用。适用于各种疥疮。

4. 大黄3克,当归3克,独活19克,柴胡19克,苍术19克,厚朴19克,土茯苓19克,桂枝1克,忍冬藤9克,硫黄20克,紫苏叶10克,芍药10克。上药加水3000毫升,煎汤去渣,取汁淋洗患处或加热水作全身浸浴,隔日1次,每次20分钟,连洗5次为1个疗程。适用于各种疥疮。

5. 苦参250克,猪胆4~5个(取胆汁)。上药加水3000毫升,煎汤待温,淋洗患部,3日1次,可洗3~5次。适用于各种疥疮。

6. 生百部30克,白鲜皮30克,蛇床子30克,地肤子30克,硫黄30克,苍术10克,苦参10克,五倍子10克,冰片10克,川椒6克,薄荷6克,枯矾20克。上药加水煎煮,去渣,温洗全身,每日2次,每次30分钟。每日1剂,5天为1个疗程。适用于各种疥疮。

7. 生百部30克,白鲜皮30克,蛇床子30克,地肤子30克,硫黄30克,苦参15克,川椒6克,薄荷6克,黄连6克,黄柏10克,生大黄10克,蒲公英10克,金银花10克,五倍子10克,冰片10克,生地榆20克,枯矾20克。上药加水煎煮,去渣,用硫黄香皂洗澡后再用药液浸泡或擦洗全身,每日2次,每次30分钟。每日1剂,5天为1个疗程。适用于各种疥疮。

8. 苦参15克,海桐皮15克,蛇床子15克,当归尾15克,百部15克,鹤虱草30克。上药加水3000毫升,煎取药液,趁热先熏后洗患部,临用时若加公猪胆汁2~3个(取胆汁),同洗则更佳。适用于各种疥疮。

9. 青蒿30克,苦参30克,明矾20克。3味药加水煎煮,去渣,先熏后洗,待药液温度适宜时用消毒药棉蘸药液擦洗患部,每日3~

4次。适用于各种疥疮。

10. 猪胆汁1个。取猪胆汁加水适量热水汤中。水温适宜时浴之。适用于各种疥疮。

11. 鲜闹羊花（全株）250克。闹羊花洗净，切碎，加水2 500毫升，煎煮至1 000毫升，去渣，兑入热水。患者头以下部位用药液全身沐浴15分钟，再用清水冲净，并将换下的衣服放在残留的药液中浸泡杀虫。适用于各种疥疮。

12. 硫黄150克，花椒15克，大风子仁90克。用硫黄30克与花椒、大风子仁一同捣烂如泥，再用消毒纱布包裹如小球状。用药时用温水洗澡，待至周身出汗时取硫黄粉适量擦遍全身，至皮肤微红后用温水洗去，擦干身体后取做好的药球放在火上烘热，再遍擦全身，并更换干净内衣和被单，3天后重复1次。适用于各种疥疮。

13. 雄黄3克，硫黄3克，白芷3克，轻粉3克，香油12克。前4味共研细末，用香油调匀，分成2份。温水洗澡后用药团擦患处，直至皮肤微红，每日1次，连用2次。

14. 雄黄6克，硫黄9克，玄明粉6克，轻粉3克，菜油适量。以上前4味共研细末，用熟菜油调成糊状，涂敷于患处，每日早晚各1次。适用于各种疥疮。

15. 露蜂房1个，大黄30克，蜂蜜90克。将露蜂房烤黄，与大黄一同研成细末，用蜂蜜调成糊状，涂敷患处。适用于各种疥疮。

16. 苦参10克，白鲜皮10克，百部30克，川楝子10克，萹蓄10克，蛇床子10克，石榴皮10克，藜芦10克，皂角刺20克，羊蹄根20克，白酒2 000毫升。以上前10味置容器中，加入白酒，密封，浸泡7天后去渣。每晚临睡前用消毒纱布蘸药酒搽全身皮肤，每日1次，连用7～10天。适用于各种疥疮。

17. 鱼藤草15克，醋100毫升。将鱼藤草浸2小时，捣出白色液体,用消毒纱布过滤去渣,再加醋调匀,搽患处,每日 2～3 次。适用于各种疥疮。

18. 硫黄 50 克,川椒 15 克,血余炭 15 克,香油适量。前 3 味药共研细末,用香油调成糊状,涂敷患处,并用微火烤之,每日 3 次。适用于各种疥疮。

19. 巴豆仁 30 克,香油 5 克,酸醋 10 毫升。将巴豆仁研细,再与香油和酸醋调匀成糊状,每次取药糊 2～3 克,置于掌心,摩擦双侧膝部皮肤,直至皮肤发红、发热为止,每晚睡前 1 次,5～7 天为 1 个疗程。适用于各种疥疮。

20. 枯矾 6 克,雄黄 6 克,硫黄 3 克,玄明粉 6 克,轻粉 3 克,熟菜油适量。以上前 5 味共研细末,再与熟菜油调匀成糊状,取药糊涂敷患处,每日 2 次。适用于各种疥疮。

21. 白芷 9 克,细辛 9 克,硫黄 15 克,花椒 15 克,菜油适量。以上前 4 味共研极细末,再将药粉装入粗布口袋,滴入菜油,以浸湿药粉为度,扎好布袋口。用药时用温盐水洗净患处,再将药袋烤热,其热度以皮肤能耐受为度,速将药袋置于患处热熨,早晚各熨 1 次,至愈为度。适用于各种疥疮。

22. 青黛 60 克,黄柏 60 克,石膏 120 克,海浮石 120 克,香油适量。以上前 4 味共研极细末,再与香油调匀成糊状,取药糊涂敷患处,每日 1 次,连用 5 次为 1 个疗程。适用于各种疥疮。

23. 香椿叶适量。香椿叶加水适量,煎汤去渣取汁,温洗患处,每日 1 次。适用于各种疥疮。

24. 百部 100 克,苍术 50 克,硫黄 20 克,香油适量。前 3 味共置陶瓷器皿中,文火炒至变黄,离火密封冷却后 2 小时,取出研为细末,用香油调成糊状,洗净患处后涂敷药糊,每日 1～2 次,7 天为 1 个疗程。适用于各种疥疮。

25. 苦楝根白皮、皂角刺、猪油各适量。前 2 味共研细末,用猪油调成糊状,涂敷患部。适用于各种疥疮。

26. 花椒 1 克,绿矾 1 克,樟脑 7 克,冰片 7 克,鸡蛋 1 个。前4 味置去蛋黄留蛋清的鸡蛋壳内,同煅成灰。疮面湿者撒药末于患处,疮面干者用菜油调药末涂敷患处。适用于各种疥疮。

27. 龙眼核适量,香油少许。将龙眼核研为细末,用香油调为糊状,敷于患处。适用于各种疥疮。

十、痤 疮

痤疮又叫青春痘、面疱、粉刺,是由于毛囊及皮脂腺阻塞、发炎所引发的一种皮肤病。青春期时,体内的激素会刺激毛发生长,促进皮脂腺分泌更多油脂,毛发和皮脂腺因此堆积许多物质,使油脂和细菌附着,引发皮肤红肿的反应。由于这种症状常见于青年男女,所以才称它为"青春痘"。其实,青少年不一定都会长青春痘;而青春痘也不一定只长在青少年的身上。

【外治方】

1. 大豆 210 克,李花 180 克,梨花 180 克,葵花 180 克,白莲花 180 克,红莲花 180 克,旋覆花 180 克,秦椒 180 克,桃花 90 克,木瓜花 90 克,沉香 90 克,青木香 90 克,钟乳粉 90 克,珍珠 60 克,玉屑 60 克,蜀水花 60 克。共研细末,装入瓷瓶中。每日盥洗时取药末适量,溶入水中,温洗面部,连用 3～4 个月。适用于各类痤疮。

2. 葱白 30 克,紫皮大蒜 1 头。共捣烂成泥状,将患部消毒,再将药泥敷上,并用消毒纱布覆盖,再用胶布固定,24 小时后去药,局部起水疱,痤疮便浮离皮肤,经 5～7 天后自行结痂脱落而愈。适用于痤疮热毒偏重者。

3. 鲜猪胆 1 个(取胆汁),鲜樱桃枝 30 克,鲜桃树枝叶 50 克,鲜槐树枝叶 40 克,鲜柳树枝叶 40 克。以上后 4 味洗净后切成 3 厘米长的小段,加水 2 000 毫升,用武火煮沸,去渣取汁,待温加入猪胆汁。温洗面部,每日早晚各 1 次,1 个月为 1 个疗程。适用于肺热引起的痤疮。

4. 芦荟适量。芦荟洗净,切片。用温水洗净患处,再用芦荟片反复揉擦患处,每日 3 次。适用于各类痤疮。

5. 野菊花 240 克,朴硝 480 克,花椒 120 克,枯矾 120 克。4 味药混匀后分成 7 份,每次取 1 份,加水适量煮沸,倒入容器中。趁热先熏蒸患部,待温后再浸洗,每日 1～2 次,每次 20 分钟,7 天为 1 个疗程。严重感染者不宜熏蒸患部。适用于痤疮热毒偏重者。

6. 大黄 10 克,黄柏 10 克,黄芩 10 克。3 味药切片或研末,加水 1 000 毫升,煎煮去渣,取汁待温,温洗患处。适用于痤疮热毒偏重者。

7. 大黄 30 克,硫黄 30 克。共研细末,用温开水调成糊状,敷于患处,每日 1～2 次。适用于痤疮兼有便秘者。

8. 白石脂 30 克,白蔹 30 克,苦杏仁 30 克,鸡蛋清适量。前 3 味共研细末,再用鸡蛋清调和成糊状,涂敷患处。切忌将药糊入目。适用于肺热引起的痤疮。

9. 马兰子 10 克,马兰花 10 克。2 味药加水 1 000 毫升,煮沸后煎至 500 毫升。每日温洗患处 1～2 次,每次 20～30 分钟。适用于肺热引起的痤疮。

10. 斑蝥(去足、翅)1～3 只,蜂蜜适量。将斑蝥研为极细末,用蜂蜜调成糊状,将患部消毒,再将药糊敷上,并用消毒纱布覆盖,再用胶布固定,10～15 小时后起水泡,痤疮便浮起剥离,局部涂以消炎药膏,经 5～7 天后自行结痂脱落而愈。适用于各类痤疮。

11. 豆腐 50 克,南瓜藤 150 克。2 味药一同捣烂,挤汁涂敷患处,每日 1～2 次。适用于肺热引起的痤疮。

12. 野菊花 9 克,腊梅花 9 克,金银花 9 克,月季花 9 克,丹参 9 克,白芷 9 克,大黄 9 克。上药共加水适量煎煮取汁,倒入容器中。用消毒纱布蘸取药汁热敷患部，每日 2 次，每次 20 分钟。适用于痤疮热毒偏重者。

13. 嫩皂角刺 30 克，米醋 100 毫升。将嫩皂角刺与米醋同煎，去渣取浓汁。涂擦患部。适用于各类痤疮。

14. 白果 3 粒。每日早晨将白果放入杯中，用温水浸泡，晚上睡前剥去白果外壳和仁衣，取净果仁。用小刀将白果仁削成平面，然后涂擦患处，边擦边削去用过的部分，1 粒用完后再更换 1 粒，直至 3 粒全部用完，次日早晨如法炮制，并于晚间涂擦，以愈为度。适用于各类痤疮。

15. 白附子 6 克，硫黄 6 克，枯矾 30 克。共研细末，用温开水调成糊状，每晚睡前涂敷于患处，次日早晨洗去。适用于各类痤疮。

16. 白芷 10 克，芦荟 10 克，白凡士林 100 克，醋 10 毫升。将白芷水煎 2 次，浓缩取汁 10 毫升，加醋和白凡士林，再将芦荟研成细粉，加入搅拌均匀即可。用温水洗净患处，涂药，一般 1～2 周即愈。适用于各类痤疮。

17. 鸡蛋 1 个。鸡蛋浸于适量陈醋中 72 小时，待蛋壳变软后取出鸡蛋，取蛋清。每晚睡前用软毛刷将醋蛋液均匀涂于面部，次日早晨用温水洗净。适用于各类痤疮。

十一、毛囊炎

毛囊炎为整个毛囊细菌感染发生化脓性炎症。初起为红色丘疹，逐渐演变成丘疹性脓疱，孤立散在，自觉轻度疼痛。在成人主要发生于多毛的部位，在小儿则好发于头部，其皮疹有时可互相融合，愈后可留有小片状秃发斑。初起为与毛囊口一致的红色充实性丘疹或由毛囊性脓疱疮开始，以后迅速发展演变成丘疹性脓疱，中间贯穿毛发，四周红晕有炎症，继而干燥结痂，约经 1 周痂脱而愈，但也有反复发作、多年不愈，有的也可发展为深在的感染，形成疔、痈等,一般不留瘢痕。皮疹数目较多,孤立散在,自觉轻度疼痛。在成人主要发生于多毛的部位,在小儿则好发于头部,其皮疹有时可互相融合,愈后可留有小片秃发斑。

【外治方】

1. 藤黄 15 克,苦参 10 克,75％酒精 200 毫升。前 2 味放入酒精中浸泡 7 天。取药液涂敷于患处,每日 2～3 次。适用于热毒型毛囊炎。

2. 白及、白蔹、枯矾各等份,香油适量。前 3 味共研细末,用香油调成糊状,敷于患处,每日 1 次,连用 10 天为 1 个疗程。适用于热毒型毛囊炎。

3. 雄黄 20 克,硫黄 20 克,蜈蚣 1 条,石炭酸 4 克,75％酒精 100 毫升。前 3 味药共研细末,再与石炭酸、酒精调成糊状,涂敷于患处,每日 1～2 次。适用于热毒型毛囊炎。

4. 黄柏 12 克,大黄 9 克,雄黄 9 克,硫黄 9 克,香油适量。前 4 味共研细末,用香油调成糊状,敷于患处,每日 1～2 次。适用于热毒型毛囊炎。

5. 苍耳子 60 克,雄黄 15 克,明矾 30 克。3 味药加水适量,煎煮数沸,取汁。用消毒纱布蘸药液反复擦洗患处,每次 15 分钟,每日 4～5 次。适用于热毒型毛囊炎。

6. 五倍子 3 克,冰片 1.5 克,鸡蛋 2 个。先把鸡蛋煮熟,去白留黄,置小锅内,上火熬之,并用筷子搅炒,蛋黄的颜色由黄变焦,由焦变黑,最后油出,浮在焦渣上,滤取即成蛋黄油;将五倍子、冰片研成药末,调入蛋黄油内,使成糊状。先洗净患处,再将药糊涂敷于患处,每日 1～2 次。适用于热毒型毛囊炎。

7. 黄柏 30 克,乳香 6 克,槐花适量。前 2 味共研细末,然后用槐花煎汤取汁,调药末成药饼,贴敷于患处。适用于热毒型毛囊炎。

8. 葱白少许,香油适量。将香油熬开。用葱白蘸香油涂擦患处,每次 20 分钟,连用 3 天有效。适用于热毒型毛囊炎。

十二、痱 子

痱子是夏季或炎热环境下常见的表浅性、炎症性皮肤病。由于环境中气温高、湿度大,出汗过多,不易蒸发,汗液使表皮角质层浸渍,致使汗腺导管口变窄或阻塞,汗腺导管内汗液潴留后因内压增高而发生破裂,外溢的汗液渗入并刺激周围组织而于汗孔处出现丘疹、丘疱疹和小水疱。细菌繁殖、产生毒素,可加重炎症反应。有人认为,汗孔的闭塞是由于原发性葡萄球菌感染。亦有人认为,痱子的发生与出汗过多无关,而与皮肤表面大量繁殖的微球菌有关。

【外治方】

1. 藿香 20 克,佩兰 20 克,野菊花 20 克,枇杷叶 60 克,滑石 30 克。上药加水煎取药汁 2 000 毫升,再加 1 倍清水,温洗患部,每日 1 次,3～5 天为 1 个疗程。适用于暑湿型痱子。

2. 鲜蒲公英 60 克,食盐少许。将蒲公英加食盐捣烂外敷患处,每日 2～4 次,以愈为度。适用于痱子并发感染。

3. 枇杷叶 60 克。枇杷叶加水煎汤,倒入浴盆中洗浴全身。适用于肺热型痱子。

4. 黄柏 30 克,蛇床子 30 克,生石膏 60 克,香油适量。前 3 味共研细末,用香油调成糊状,敷于患处。适用于痱子并发感染。

5. 生大黄 30 克,黄连 9 克,黄芩 10 克,白芷 9 克,冰片 9 克,75％酒精 500 毫升。前 4 味共研细末,加入冰片研匀,浸入酒精中 7 天以上。用棉签蘸药酒涂患部,每日 3 次。适用于痱子并发感染。

6. 鲜败酱草 60 克,食盐少许。将败酱草加食盐捣烂外敷患处,每日 2～4 次,以愈为度。适用于痱子并发感染。

7. 甘草 5 克,薄荷 5 克,滑石粉 30 克。共研细末,撒于患处。适用于肺热型痱子。

8. 新鲜黄瓜 1 根。黄瓜洗净,切成厚片,涂擦患处。适用于暑湿型痱子。

9. 绿豆粉 40 克,飞滑石 40 克,制炉甘石 10 克,薄荷脑 6 克,枯矾 4 克,霜桑叶 200 克。以上前 5 味共研细末。霜桑叶装入布袋,加水 10 升煎汤。每晚用桑叶水洗澡,再用药末擦患处,每晚洗擦 1 次。适用于肺热型痱子。

10. 苦参 150 克,明矾 50 克,绿茶 25 克。共加水 1 500 毫升,煮沸 10 分钟。温洗患处。洗后的药液可留下次用,但需再煮沸 15 分钟后方可使用。适用于痱子并发感染。

11. 新鲜丝瓜叶 60 克。丝瓜叶洗净,捣烂,用消毒纱布绞汁,涂擦患处。适用于暑湿型痱子。

12. 鲜车前草 60 克,食盐少许。将车前草加食盐捣烂外敷患处,每日 2～4 次,以愈为度。适用于暑湿型痱子。

13. 生大黄 20 克,苦参 20 克,黄连 10 克,雄黄 10 克,冰片 10 克,75％酒精 300 毫升。以上前 5 味共研粗末,放入酒精中浸泡 3 天。用棉签蘸药酒涂患部,每日 3～5 次。适用于痱子并发感染。

14. 明矾 12 克。将明矾放入温水 1 000 毫升溶化,洗浴全身,每日 2～3 次。对婴儿生痱子的治疗效果尤佳。适用于暑湿型痱子。

15. 鲜马齿苋适量。将鲜马齿苋加水适量,煎汤。待药液冷后湿敷患处。适用于暑湿型痱子。

16. 新鲜冬瓜适量。冬瓜洗净,去皮,切成厚片,涂擦患处。适用于暑湿型痱子。

17. 紫苏叶 10 克,防风 10 克,荆芥 10 克,薄荷 10 克,柴胡 15 克,板蓝根 30 克,菊花 30 克,桑叶 30 克,七叶一枝花 40 克。诸药加水 2 000 毫升,煎煮 30 分钟,去渣,温洗全身,每 2～3 小时洗浴

1 次。适用于痱子并发感染。

18.新鲜苦瓜叶 60 克。苦瓜洗净,捣烂,用消毒纱布绞汁涂擦患处。适用于肺热型痱子。

19.生大黄 6 克,黄连 5 克,冰片 4 克,60 度白酒 150 毫升。以上药物混合均匀。用棉签蘸药酒涂患部,每日 3～5 次。适用于痱子并发感染。

20.芙蓉叶粉、蜂蜜、醋各等份。将 3 味调成糊状,敷于患处,每日 2 次。适用于暑湿型痱子。

21.鲜丝瓜叶适量,明矾少许。将鲜丝瓜叶捣烂如泥,再加明矾捣匀,绞汁,频频涂擦患部,每日数次。适用于暑湿型痱子。

22.鲜地龙 30 克,茶叶 10 克,75％酒精 200 毫升。前 2 味放入酒精中浸泡 3 天,取汁。用棉签蘸药酒涂患部,每日 3～5 次。适用于暑湿型痱子。

十三、鸡　眼

鸡眼是足部皮肤局部长期受压和摩擦引起的局限性、圆锥状角质增生。俗称"肉刺"。长久站立和行走的人较易发生,摩擦和压迫是主要诱因。紧窄的鞋靴或畸形的足骨可使足部遭受摩擦或受压部位的角层增厚,且向内推进,成为顶端向内的圆锥形角质物。皮损为圆形或椭圆形的局限性角质增生,针头至蚕豆大小,呈淡黄或深黄色,表面光滑与皮面平或稍隆起,境界清楚,中心有圆锥状角质栓嵌入真皮。因角质栓尖端刺激真皮乳头部的神经末梢,站立或行走时引起疼痛。鸡眼好发于足跖前中部第三跖骨头处、拇趾胫侧缘,也见于小趾及第二趾趾背或趾间等突出及易受摩擦部位。

【外治方】

1.急性子 9 克,石菖蒲 9 克,艾叶 15 克,生川乌 9 克,独活 15

克,麻黄9克,桂枝9克,羌活9克,透骨草9克。上药加水煎煮,去渣,熏洗患处。适用于手足部小鸡眼。

2. 蜈蚣1条,蜂蜜适量。将蜈蚣焙干研成粉,加入蜂蜜调匀,使成糊状,敷于患处。适用于手足部小鸡眼。

3. 鸡蛋数个。先把鸡蛋煮熟,去白留黄,置小锅内,上火熬之,并用筷子搅炒,蛋黄的颜色由黄变焦,由焦变黑,最后油出,浮在焦渣上,滤取蛋黄油。涂敷患处,每日4～5次,一般用药后局部发红、渗液、瘙痒等症状见轻,连用数天可愈。治疗期间禁用热水、肥皂水烫洗患处,忌食辛辣刺激性食物及鱼虾。尽量避免搔抓等机械性刺激。适用于手足部小鸡眼。

4. 乌梅30克,醋250毫升。将乌梅研细,再置醋中浸泡7～10天。治鸡眼时用浸液摩擦患处,每日2～3次,连用7天可使鸡眼脱落;治疗皮肤疣时要将患部用热水浸洗,削去病变处角化组织,以渗血为度。取胶布1块,中间挖一小洞,贴在患部,暴露病损部位,再将乌梅肉敷于病变组织上,外用一层胶布盖严。每3日换药1次。适用于手足部小鸡眼。

5. 紫皮大蒜1头,葱头1个,食醋5克。将葱、蒜捣成泥状,再与醋调匀。涂药前削除鸡眼表面粗糙角膜层,以刚出血为度,再用温开水200毫升加食盐制成的温盐开水浸泡患处20分钟,使真皮软化,抹干,将葱蒜泥敷于创面,用消毒纱布、绷带和胶布包好。每日或隔日换药1次,连用5～7次为1个疗程。此药泥必须现制现用。适用于手足部小鸡眼。

6. 蜈蚣30条,乌梅9克,菜油适量。将前2味焙干研成粉,加入菜油浸泡7～10天。涂药前用温开水200毫升加精盐5克制成的温盐开水浸泡患处20余分钟,使真皮软化,削除鸡眼表面粗糙角膜层,以刚出血为度,敷上药糊,用消毒纱布覆盖,再用胶布固定,每日换药2次。适用于手足部小鸡眼。

7. 荞麦面3克,荸荠1个。2味药共捣烂成泥。涂药前患处用温开水浸泡,用刀刮去表面角质层,再将药泥敷于患处。适用于手足部小鸡眼。

8. 红花6克,地骨皮6克,香油、面粉各适量。前2味共研细末,加入香油、面粉调成糊状,涂药前用温开水200毫升加精盐5克制成的温盐开水浸泡患处20分钟,使真皮软化,削除鸡眼表面粗糙角膜层,以刚出血为度,敷上药糊,用消毒纱布覆盖,再用胶布固定,隔日换药1次。适用于手足部小鸡眼。

9. 花椒3~5粒,紫皮大蒜1头,葱白10克,食醋适量。将花椒研为细末,再将葱、蒜捣成泥状,将药泥敷于鸡眼上,用卫生纸搓一细条围绕药泥,纱布包扎,24小时后去药,3天后鸡眼开始变黑,逐渐脱落,约半个月完全脱落。适用于手足部小鸡眼。

10. 蜂胶适量。将蜂胶制成略大于患部的小饼。涂药前温开水浸泡患处20分钟,使真皮软化,削除鸡眼表面粗糙角膜层,以刚出血为度,再将蜂胶紧贴患处,胶布固定,隔日换药1次。适用于手足部小鸡眼。

11. 乌梅、轻粉、食醋各适量。将乌梅肉加轻粉用醋调匀。涂药前患处用温开水浸泡,用刀刮去鸡眼表面角质层,敷上药糊,每日1次。适用于手足部小鸡眼。

十四、胼 胝

胼胝俗称"老茧",是皮肤长期受压和摩擦而引起的手、足皮肤局部扁平角质增生。胼胝是因为患处长期受压、摩擦,常发于足跖,尤其是骨突起部位。胼胝还与患者的身体素质、足畸形或职业有关。胼胝是皮肤对长期机械性摩擦的一种保护性反应,一般不影响健康和劳动。皮疹为一局限性的角质层,呈蜡黄色,中央较厚,边缘较薄,境界不清,触之较硬。表面皮纹清晰可见,局部汗液分泌减少,感觉迟钝。发病较缓,多无自觉症状。严重者有压痛。

【外治方】

1. 乌梅 50 克,食盐 15 克,食醋 15 毫升。将食盐溶解在水中,放入乌梅浸泡 24 小时,新鲜乌梅浸泡时间可以减半。然后将乌梅去核,取乌梅肉加醋捣成泥状,涂药前患处用温开水浸泡,用刀刮去表面角质层,再将药泥敷于患处,每日 1 次,连用 3～4 次。适用于足部胼胝。

2. 生荸荠 1 个。将荸荠洗净,切开,临睡前贴敷患处,再用胶布固定,每日用药 1 次,连用 7 天见效。适用于足部胼胝。

十五、手足皲裂

手足皲裂是指由各种原因引起的手足部皮肤干燥和裂纹,伴有疼痛,严重者可影响日常生活和工作。本病既是一些皮肤病的伴随症状,也是一种独立的皮肤病。角质层较厚,在掌跖等部位特厚,易发生开裂,掌跖无毛囊和皮脂腺,在冬季气温低和湿度较小时,缺乏皮脂保护的皮肤便容易发生开裂。另外,老年人、鱼鳞病和角化症等情况,易造成皮肤干燥,角质层更加增厚,在一些外界因素影响下更易发病。手足暴露在外,双手经常接触各种物质,如干燥、摩擦、外伤,易于受到酸、碱、有机溶媒溶脂作用,以及真菌、细菌等侵入引起感染。在生活、劳动中,局部动作的牵拉,易发生皮肤皲裂。手足皲裂好发于秋冬季节。皮疹分布于指屈侧、手掌、足跟、足跖外侧等角质层增厚或经常摩擦的部位,临床表现为沿皮纹发展的深浅、长短不一的裂隙,皮损可从无任何感觉到轻度刺痛或中度触痛,乃至灼痛并伴有出血。

【外治方】

1. 绿豆 250 克,滑石 6 克,白芷 6 克,白附子 6 克。共研细末,每日取 10 克加水 500 毫升,调匀,洗脸或洗患处。适用于手足皲裂。

2. 青黛 3 克, 樟脑 15 克, 明矾 6 克, 糯米粉 150 克。前 3 味共研细末; 糯米粉置于 150 毫升沸水锅内, 文火熬煮成糊状, 再加入青黛、明矾、樟脑和匀, 收贮。先洗净患处, 再将药糊涂敷于患处, 每日 3～5 次, 至愈为度。适用于手足皲裂。

3. 当归 30 克, 生甘草 30 克, 姜黄 90 克, 紫草 10 克, 轻粉 90 克, 冰片 6 克, 蜂蜡、香油各适量。以上前 4 味放入锅内, 用香油浸泡半天, 然后熬枯去渣, 离火后加入轻粉、冰片末, 最后加入蜂蜡熔化, 拌匀。先洗净患处, 再将药膏涂敷于患处, 每日 2～3 次。适用于手足皲裂。

4. 白及 15 克, 马勃 6 克, 明矾 15 克。3 味药加水煎 3 次, 每次加水 600 毫升煎取药液 300 毫升, 合并 3 次药液, 倒入小盆中, 温洗患处, 并浸泡 20 分钟, 每日早晚各 1 次, 每剂可用 3 天, 连用 3 剂为 1 个疗程。一般 1～2 个疗程后即可见效。适用于手足皲裂。

5. 白薇 30 克, 白及 30 克, 大黄 50 克, 冰片 3 克, 蜂蜜适量。以上前 4 味共研极细末, 用蜂蜜调成糊状, 先洗净患处, 再将药糊涂敷于患处, 每日 3～5 次, 至愈为度。适用于手足皲裂。

6. 白芷 12 克, 白及 15 克, 全当归 15 克, 大生地黄 15 克, 紫草 9 克, 白蜡 250 克, 香油 120 克。以上前 5 味放入锅内, 用香油浸泡半天, 然后熬枯去渣, 离火后加入白蜡熔化, 拌匀。睡前洗净患处, 再将药膏用文火熔化, 涂敷于患处, 每晚 1 次。适用于手足皲裂。

7. 白及 80 克, 五味子 12 克, 冰片 12 克, 凡士林适量。前 3 味共研细末, 然后用凡士林调成膏状, 涂敷于患处, 每日数次, 至愈为度。适用于手足皲裂。

8. 当归 60 克, 紫草 60 克, 忍冬藤 10 克, 香油 500 克。前 3 味共研粗末, 放入香油中浸泡 24 小时, 然后用文火煎熬至药枯焦, 去渣, 涂敷于患处, 每日数次, 至愈为度。适用于手足皲裂。

9. 白及 30 克,大黄 50 克,冰片 3 克,蜂蜜适量。前 3 味共研极细末,用蜂蜜调成糊状,先洗净患处,再将药糊涂敷于患处,每日 3～5 次,至愈为度。适用于手足皲裂。

10. 五倍子、牛骨髓各适量。共捣烂均匀,涂敷于患处。适用于手足皲裂。

十六、传染性软疣

传染性软疣是由传染性软疣病毒感染引起的一种传染性皮肤病。皮损表现有特征性,为蜡样光泽的丘疹或结节,顶端凹陷,能挤出乳酪状软疣小体。传染性软疣好发于儿童及青年人,潜伏期 14 天至 6 个月。皮损初起为白色、半球形丘疹,逐渐增大至 5～10 毫米,中央微凹如脐窝,有蜡样光泽,挑破顶端后,可挤出白色乳酪样物质,称为软疣小体。皮损数目不定,或散在,或簇集,一般互不融合。可发生于身体任何部位,但最常见于颈部、躯干、下腹部及外生殖器部位。多数情况下 6～9 个月后皮损可自行消退,一般不留瘢痕。

【外治方】

1. 板蓝根 30 克,紫草 15 克,香附 15 克,桃仁 9 克。4 味药加水 1 000 毫升,煎煮至沸,温洗患部,每日 3 次,每剂可用 3 天。适用于传染性软疣。

2. 板蓝根 30 克,马齿苋 30 克,金银花 15 克,紫花地丁 30 克,生地黄 15 克,香附 10 克,木贼 10 克,赤芍 12 克,丹参 20 克,生薏苡仁 30 克,土茯苓 30 克。上药加水浸泡 30 分钟,再煎煮 30 分钟,每剂煎 2 次,合并药液,去渣取汁,温洗患部,每次 20 分钟,每日 2 次。适用于传染性软疣。

3. 鸦胆子适量。将鸦胆子连壳打碎,装入酒瓶内加水 80 毫升,置酒精灯上煮沸 5～10 分钟,去渣取汁约 40 毫升。将鸦胆子液摇匀,再用棉签蘸药液点涂软疣,每日 2 次。适用于传染性软疣。

4. 五倍子 10 克,乌梅 2 克,枯矾 2 克,雄黄 4 克,大黄 2 克,香醋适量。以上前 5 味共研细末,用香醋调和成膏状,敷于软疣表面,药层厚 2~3 毫米,用胶布覆盖,3 天换药 1 次,连用 7~8 天为 1 个疗程。适用于传染性软疣。

5. 板蓝根 60 克,山豆根 60 克。2 味药加水 3 000 毫升,煎煮至沸 10 分钟,去渣取汁,倒入盆中,温洗患处,每次 30 分钟,每日 1 次。适用于传染性软疣。

6. 斑蝥 1.5 克,雄黄 2 克,蜂蜜适量。前 2 味共研极细末,用蜂蜜调成糊状。将疣部消毒,然后将顶部外皮剥去,再将药糊敷上,并用胶布固定,10~15 小时后起水疱,疣体剥离而愈。适用于传染性软疣。

7. 板蓝根 30 克。板蓝根加水 500 毫升煎煮,趁热先熏后洗患处,每日 2~3 次。适用于传染性软疣。

十七、寻常疣

寻常疣是由人类乳头状瘤病毒(HPV)所引起的表皮良性赘生物,临床上常见的有寻常疣、跖疣、扁平疣及尖锐湿疣等。患者一般无自觉症状,偶有压痛;皮损为针尖至豌豆大,半圆形或多角形丘疹,表面粗糙,角化明显,触之略硬,呈灰黄、污褐或正常肤色,乳头样增殖,表面多呈花蕊或刺状。本病好发于手指、手背、甲缘及足部。寻常疣是良性疾病,通过外科手术或冷冻、激光等方法治疗效果多较满意。本病相当于中医学"枯筋箭""千日疮""疣目"的范畴。

【外治方】

1. 香附 50 克,木贼 50 克。2 味药加水 3 000~5 000 毫升,煎

取药液,趁热熏洗患处 30 分钟,每日 1～2 次,15 天为 1 个疗程。适用于寻常疣。

2. 金银花 30 克,生薏苡仁 30 克,马齿苋 30 克,大青叶 15 克,莪术 15 克,紫草 20 克,王不留行 20 克,赤芍 12 克,川芎 12 克,露蜂房 10 克,甘草 5 克,明矾 30 克。以上前 11 味加水浸泡 30 分钟,再煎煮 30 分钟,每剂煎 2 次,合并药液,去渣取汁,再加入明矾使溶,趁热熏洗患处 30 分钟,每日 2 次。适用于寻常疣。

3. 白鲜皮 15～30 克,明矾 10～15 克。2 味药加清水 300 毫升,煎煮数沸,滤出药液。先熏后洗患部,洗时用消毒纱布用力揉擦,使药液渗入疣内,每次 10 分钟左右,每日 2 次,7 天为 1 个疗程。适用于寻常疣。

4. 六神丸数粒。六神丸研碎,将患处消毒,然后用刀片将角质层刮破,再将药末敷于患处,胶布固定,一般 5～7 天可结痂脱落而愈。适用于寻常疣。

5. 苍耳子 30～60 克。苍耳子加水煎汤,熏洗患处,每日 2 次。适用于寻常疣。

6. 大蒜适量,捣成泥状。将患处消毒,然后用刀片将角质层刮破,见血为度,再将药糊敷于患处,胶布固定,一般 4～5 天疣体结痂脱落而愈。适用于寻常疣。

7. 香附 150 克,生薏苡仁 100 克,木贼 100 克。3 味药加水浸泡 30 分钟,再煎煮 1 小时,过滤取汁,复煎 1 次,合并药汁。用温水洗净患处,再用药汁用力擦洗至皮肤发红,疣破为度,每日 3 次,每次 10 分钟。适用于寻常疣。

8. 苦参 30 克,板蓝根 30 克,大青叶 30 克,鱼腥草 30 克,桃仁 10 克,红花 10 克,冰片 10 克,玄明粉 10 克。以上前 6 味加水煎取浓汁,后 2 味水调成糊状,用药汁反复洗患处 20 分钟,再将药糊涂敷 20 分钟。适用于寻常疣。

9. 活斑蝥适量。将疣部消毒,然后将顶部外皮削至微微见血为度,再将斑蝥去头后流出的黄色分泌物立即敷上,勿需用敷料覆盖,疣体脱落不留瘢痕。适用于寻常疣。

10. 香附 30 克,乌梅 30 克,木贼 30 克。3 味药加水煎取药液 2 次,混匀,擦洗患处 20～30 分钟,每日 2～3 次,连用 5 天为 1 个疗程。适用于寻常疣。

十八、扁平疣

扁平疣是由人乳头状瘤病毒感染引起的,为好发于青少年的病毒感染性疾病。临床表现为皮色或粉红色的扁平丘疹,多见于面部和手背,无明显的自觉症状,病程慢性。可通过直接或间接的接触传染。扁平疣好发于青少年,可突然起病,皮损多发于面部、手背、手臂,表现为大小不等的扁平丘疹,轻度隆起,表面光滑,呈圆形、椭圆形或多角形,境界清楚,可密集分布或由于局部搔抓而呈线状排列,一般无自觉症状,部分患者自觉轻微瘙痒。病程呈慢性经过,可持续多年,部分患者可自行好转。

【外治方】

1. 金银花 30 克,板蓝根 30 克,苍耳子 15 克,生甘草 10 克,荆芥 10 克,蝉蜕 8 克。上药加水适量,煎汤 3 次,合并药汤分成 2 份。1 份药液分 2 次口服,另 1 份药液温洗患部,每次约 20 分钟。适用于各种扁平疣。

2. 苍术 10 克,蛇床子 10 克,白鲜皮 10 克,地肤子 10 克,艾叶 10 克,黄柏 10 克,苦参 10 克,陈皮 10 克,白芷 9 克,露蜂房 9 克,细辛 6 克,明矾 15 克。上药加水 2 000 毫升,煎汤至 1 000 毫升,温洗患部,每次 20～30 分钟,每日 1～2 次。适用于各种扁平疣。

3. 巴豆、朱砂各等份。共研细末,混合调匀,每次取药末 0.5～1 克,置于胶布上。将患处消毒,并将疣体角化层削去,再将药物贴敷于疣体表面,经 12～24 小时后疣体局部发疱,疣即浮离皮肤,待痂皮脱落而愈。适用于各种扁平疣。

4. 薏苡仁 80 克,冬瓜仁 80 克,桃仁 10 克,杏仁 10 克。4 味药加水煎煮取汁,再将药渣加水煎取药液 1 000 毫升。一煎药液内服,每日 1 剂;第二煎药液用于擦洗患部,每次 10～15 分钟。7天为 1 个疗程,可连用治疗 4 个疗程。适用于各种扁平疣。

5. 硫黄、浓茶汁各适量。将硫黄用浓茶汁调成糊状,每晚用温开水擦洗患处片刻,再用药糊敷于患处,次日早晨洗去,一般5～7 天可愈。适用于各种扁平疣。

6. 蛇床子 60 克,地肤子 60 克,白鲜皮 60 克,明矾 60 克。上药加水浓煎煮,取汁,趁热洗擦患部,每次 30 分钟,每日 2～3 次,连用 10 天。适用于各种扁平疣。

7. 生薏苡仁 60 克,板蓝根 60 克,木贼 30 克,露蜂房 20 克,威灵仙 20 克,芒硝 20 克,黄丹 10 克,陈醋 500 毫升。以上前 7 味在陈醋中浸泡 5 天,每日振摇 1 次,去渣,用棉签蘸药汁涂擦疣状物,每日 3～5 次。适用于各种扁平疣。

8. 浙贝母 30 克,薏苡仁 10 克,鸦胆子(去壳)10 克,菜油 50克。前 3 味共研细末,放入菜油中浸泡 7 天。将患处用 75％酒精棉球常规消毒,再用钳子夹去疣体角质层,每 2 分钟涂药 1 次,隔3 天再用药。适用于各种扁平疣。

9. 马齿苋 60 克,露蜂房 9 克,细辛 9 克,白芷 9 克,蛇床子 9克,苍术 15 克,陈皮 15 克,苦参 15 克。上药加水煎汤半盆,温洗患部,用小毛巾反复擦洗约 15 分钟,每日 4～5 次。适用于各种扁平疣。

10. 红花 1 克,地肤子 6 克,白鲜皮 6 克,明矾 6 克,蝉蜕 3 克,75％酒精 50 毫升。以上前 5 味放入酒精中浸泡 3 天,取汁。用棉签蘸药酒涂擦患处,每日 5～6 次。适用于各种扁平疣。

11. 生大黄 15 克,木贼 15 克,香附 15 克,板蓝根 15 克。4 味药加水煎取药液 500 毫升,去渣,用消毒纱布擦洗患部,使局部发热发红为度,每日 1~2 次。适用于各种扁平疣。

12. 木贼 30 克,板蓝根 30 克,生薏苡仁 30 克,连翘 30 克,香附 15 克。上药加水适量,煎煮至沸,去渣取汁,倒入盆中。趁热用消毒纱布蘸药液擦洗患部,每日 3~5 次。适用于各种扁平疣。

13. 醋 200 毫升。将醋加热浓缩至 100 毫升。待醋冷却后涂患处。每日 3 次。适用于各种扁平疣。

14. 薏苡仁 30 克,牡蛎 30 克,夏枯草 15 克,赤芍 10 克,大青叶 30 克,板蓝根 30 克,败酱草 15 克。上药加水煎取药汁,共煎 2 次,取药汁共 1 000 毫升,倒入盆中,趁热熏洗患处,每次 10~20 分钟,每日 2 次。适用于各种扁平疣。

15. 生半夏、斑蝥各等份。共研极细末,用 10% 稀盐酸调成糊状,将疣部消毒,然后将顶部外皮削至微微见血为度,再将药糊敷上。敷药后稍有烧灼感,继而干燥结痂,7 天后可脱痂,一般使用 1 次即可痊愈。适用于各种扁平疣。

16. 地肤子 150 克,白矾 50 克。将地肤子加水 1 000 毫升煎煮至 200 毫升,去渣取汁,加入白矾使溶。用棉签蘸药液擦洗患部,每日 3~6 次,每剂可用 5 天。适用于各种扁平疣。

十九、风 疹

风疹是由风疹病毒引起的急性出疹性传染疾病。临床上以前驱期短、低热、皮疹和耳后、枕部淋巴结肿大为特征。一般病情较轻,病程短,预后良好。但是,孕妇感染风疹将会导致胎儿严重损害,引起先天性风疹综合征。风疹潜伏期 14~21 天,幼儿患者前驱期症状常较轻微,或无前驱期症状;在青少年和成人患者则较显著,可持续 5~6 天,表现有低热或中度发热、头痛、食欲减退、疲倦、乏力及咳嗽、打喷嚏、流涕、咽痛、结膜充血等轻微上呼吸道症状,偶有呕吐、腹泻、鼻出血、牙龈肿胀等。部分患者咽部及软腭可见玫瑰色或出血性斑疹,但无颊黏膜粗糙、充血及黏膜斑等。通常于发热1~2天后出现皮疹,皮疹初见于面颈部,迅速扩展到躯干、四肢,1天内布满全身,但手掌、足底大都无疹。

【外治方】

1. 枳实 100 克,米醋 500 毫升。将枳实粗碎,放入米醋中浸泡 12~24 小时,煮沸加热,枳实用布包之,趁热熨患处,凉即易之。适用于风疹初期。

2. 地肤子 60 克,蚕沙 90 克,花椒叶 90 克,蒴藋叶 90 克。以上 4 味入布袋,放入锅中,加水 5 000 毫升,煎煮至沸,倒入盆中,温洗患处,每日早晚各 1 次。适用于风疹初期。

3. 紫背浮萍 30 克,荆芥穗 30 克,地肤子 30 克。3 味药入布袋,放入锅中,加水 5 000 毫升,煎煮至沸,倒入盆中,温洗患处,每日 1 次。适用于风疹初期。

二十、体　癣

体癣是由致病性真菌寄生在人体的光滑皮肤上(除手、足、毛发、甲板及阴股部以外的皮肤)所引起的浅表性皮肤真菌感染,统称为体癣。当致病性真菌侵犯人体表面的角质层后,可引起很轻的炎症反应,发生红斑、丘疹、水疱等损害,继之脱屑,常呈环状,故俗称圆癣或钱癣。

【外治方】

1. 苦参 50 克,玄参 30 克,明矾 10 克,芒硝 10 克,花椒 15 克,大黄 15 克。上药加水煎取药液 500 毫升,去渣,用消毒纱布蘸药液外洗并湿敷患处,每日 3 次,每次 30 分钟。适用于各类体癣。

2. 土槿根皮 10 克,白酒 90 毫升。将土槿根皮研为粗末,浸入白酒中 15~30 天,去渣取汁。用毛笔蘸药酒涂敷患处,每日 2~3

次。适用于各类体癣。

3. 鲜鹿梨根皮100～150克,醋250毫升。将鹿梨根皮刮去外皮捣烂,再和米醋,用布包擦洗患处。若鹿梨根皮为干品,则碎为粗末,加醋和水煎汤,去渣后洗患处。适用于各类体癣。

4. 大黄1.5克,花椒1.5克,密陀僧1.5克,硫黄15克,枯矾6克,米醋适量。以上前5味共研细末,加入米醋调匀成糊状,用温开水洗净患处,然后涂上药糊,每日1次,连用7天为1个疗程。适用于各类体癣。

5. 苦杏仁15克,醋250毫升。将苦杏仁捣碎,倒入醋中,然后加热煮沸,趁热用棉花球洗擦患处。每日1次,连用3天为1个疗程,隔1～2天再进行第二个疗程。用药期间及用药后半个月内不可饮酒。适用于各类体癣。

6. 花椒32克,硫黄32克,生姜适量。将花椒焙干,再与硫黄共研细末,过120目筛,装瓶。用温开水洗净患处,然后取生姜斜行切断,以断面蘸药末涂搽患处,每次搽3～5分钟,每日早晚各用药1次。适用于各类体癣。

7. 煅蚌壳60克,五倍子60克,冰片少许,菜油适量。前3味药共研细末,用菜油调成糊状,涂敷于患处,每日数次。适用于各类体癣。

8. 苦参子30克,土槿皮30克,川椒30克,樟树皮30克,白及30克,生姜30克,百部30克,槟榔30克,木通30克,白酒750毫升。以上前9味共捣碎,入布袋,置容器中,加入白酒,密封,浸泡5天后去渣,蘸涂患处,每日2次,治愈为度。适用于各类体癣。

9. 羊蹄根300克,白酒600毫升。将羊蹄根洗净,切碎,置容器中,加入白酒,密封,浸泡7天后去渣,涂于患处。适用于各类体癣。

10. 斑蝥7.5克,肉桂7.5克,细辛7.5克,白芷7.5克,二甲基亚砜333克,白酒1000毫升。以上前4味共研粗末,置容器中,加入白酒和二甲基亚砜,密封,浸泡2天后去渣,涂于患处。适用于各类体癣。

11. 隔山消块根不拘多少,醋适量。用醋磨隔山消块根,取汁敷于患处。适用于各类体癣。

12. 土槿根皮30克,百部30克,白酒250毫升。将土槿根皮、百部研为粗末,浸入白酒中5天,去渣取汁,用毛笔蘸药酒涂敷患处,每日2~3次。适用于各类体癣。

13. 羊踯躅根120克,米醋60毫升。将羊踯躅根加水400毫升,煎煮成150毫升,去渣取汁,加入米醋搅匀,净瓶收贮。取药液涂搽患处。适用于各类体癣。

14. 狼毒(以片大粉性足者为佳)50克,食醋400毫升。将狼毒片研为粗末,再加食醋拌匀,稍闷,约用醋40毫升,置锅内炙炒,然后加入余醋,文火慢熬至成膏,净瓶收贮。取药膏敷于患处。适用于各类体癣。

15. 生大黄15克,丁香9克,米醋90毫升。将生大黄与丁香浸泡在米醋中,5天后用消毒纱布过滤,去渣取汁,涂于皮肤损伤处。适用于各类体癣。

16. 荸荠15个,陈醋90毫升。将荸荠洗净、去皮、切片浸醋,文火熬煎10余分钟,待荸荠泡醋变硬时将其捣成糊状,装瓶密封。用药前用消毒纱布将患处皮肤擦至发热,再将药摊在消毒纱布上,贴敷患处,再用胶布固定,每日用药1次。敷药后局部皮肤出现痒痛感,不要用手抓,以免感染。适用于各类体癣。

17. 木鳖子仁3克,醋10毫升。将木鳖子去外壳,蘸醋在粗瓷碗底磨取药汁。临睡前用盐水洗净患处,再用棉花或毛笔蘸药汁涂患部,每日或隔日1次。皮癣蔓延全身者可分期分批治疗。治疗期间忌食辛辣、鱼腥,饮食宜清淡,并注意静养。木鳖子有毒,此方忌内服。适用于各类体癣。

18. 露蜂房50克,白矾26克,醋适量。将白矾放在罐中文火溶化取出,与露蜂房共研细,用醋调匀,涂搽患处。适用于各类体癣。

19. 鲜丝瓜叶适量。将鲜丝瓜叶洗净,捣烂如泥,再用消毒纱布包裹。用纱布包轻擦患部,以局部皮肤发红发热为度,每周2次。用药期间,局部皮损应保持干燥清洁,不可接触污水,以免感染。适用于各类体癣。

20. 红辣椒粉50克,鸡蛋黄10个,米醋50毫升。3味药混合调成膏,每日涂抹患处2次。适用于各类体癣。

21. 苦楝皮、醋各适量。将苦楝皮研为细粉,再用醋调匀,搽于患处。适用于各类体癣。

22. 凡士林、陈醋各等量。同放入瓷盆中,温火煎至水分完全蒸发,并不停地搅拌,冷却后放入瓶中,涂敷患处,每日1～2次。适用于各类体癣。

23. 龙眼核、醋各适量。将龙眼核去外黑壳,取内核磨醋,取汁敷于患处。适用于各类体癣。

24. 鲜韭菜根120克,猪油适量。将鲜韭菜根洗净,炒存性,捣烂研末,再加猪油调匀成膏状,涂敷患部,每日数次。适用于各类体癣。

25. 鲜土大黄、醋各适量。将鲜土大黄切片浸醋,搽患处。适用于各类体癣。

26. 荔枝核30克,米醋60毫升。将荔枝核晾干、捣碎,研细末与米醋调匀,涂敷患部,每日换药1次。适用于各类体癣。

27. 土槿根皮、醋各适量。将土槿根皮研末,再与醋调匀,敷于患处。适用于各类体癣。

28. 紫皮大蒜100克,花椒25克。将花椒研为细末,再与大蒜共捣烂成泥。洗净患处后涂敷上一薄层药糊,并用棉球反复揉擦,使药物渗透进入皮肤,每日1～2次,连用10天为1个疗程。适用于各类体癣。

29. 生半夏 5 个,醋 20 毫升。将生半夏去外皮,加醋磨汁,敷于患处,每日 3 次。适用于各类体癣。

30. 牛皮、羊角各等份,米醋适量。将前 2 味烧成性,研成细末,再用醋调匀成糊状,涂敷患处。适用于各类体癣。

31. 鲜羊蹄根 60 克,米醋适量。将鲜羊蹄根放入米醋中,浸泡数天,去渣取汁,涂搽患处。适用于各类体癣。

32. 硫黄 5 克,樟脑 2 克,轻粉 2 克,大风子仁 6 克,生杏仁 6 克,猪油适量。以上前 3 味共研细粉,与后 3 味共捣如泥,成软膏状,涂擦患部,每日 2 次,连用 5 天为 1 个疗程。适用于各类体癣。

33. 夜交藤 120 克。夜交藤加水煎煮,去渣取汁,温洗患处,每日 2 次。适用于各类体癣。

二十一、头 癣

头癣是头皮和头发的浅部真菌感染,根据病原菌和临床表现的不同可分为黄癣、白癣、黑癣及脓癣。在我国,常见的病原菌主要是许兰毛癣菌、铁锈色小孢子菌、犬小孢子菌、紫色毛癣菌及断发毛癣菌等。头癣主要是由直接或间接接触患者或患病的动物而传染,特别是因剃头等外伤时更易被感染,故理发是传染途径之一。但是,真菌感染后不一定都引起头癣,这与机体对真菌的抵抗力密切相关。大多数成人对真菌抵抗力较强,而儿童较弱,所以头癣多见于儿童。

【外治方】

1. 生木鳖子适量。生木鳖子加水浸泡数天,再入锅煎煮,去渣,剃发后温洗头部。适用于各种头癣。

2. 乳香、没药、儿茶、轻粉各等份,凡士林适量。前 4 味共研细末,再用凡士林调成膏状,涂敷于患处,每日 1～3 次。适用于各种头癣。

3. 博落回 60 克,明矾 30 克。2 味药加水煎煮,去渣,剃发后温洗头部,每日 1 次,连用 7 天为 1 个疗程。适用于各种头癣。

4. 苦参 30 克,大黄 30 克,川椒 15 克,地肤子 15 克,黄柏 15 克,黄连 10 克,白鲜皮 20 克。上药加水 3 000 毫升,煎煮 15～20 分钟,去渣,温洗患处,每日 2 次,每次 15～20 分钟,连用 10 天为 1 个疗程。适用于各种头癣。

5. 豆腐、香油各适量。将豆腐蒸后煨干,研末,再与香油调匀,涂敷患处。适用于各种头癣。

6. 蜈蚣 2 条,露蜂房 1 个,白矾、香油各适量。将白矾研末,放入露蜂房孔中,连同蜈蚣置瓦片上焙干,文火烤焦,共研细末,香油调匀成糊状,敷于患处。适用于各种头癣。

7. 桃树上的干桃子 1 个,黑豆 30 克,猪油适量。前 2 味共为细末,用猪油调匀成膏,涂敷患处,连用十余次。适用于各种头癣。

8. 鸡蛋壳 20 克,黄丹 20 克,菜油适量。将鸡蛋壳煅烧成灰,再与黄丹共研细末,然后用菜油调成糊状,涂敷于患处,每日 2 次。适用于各种头癣。

9. 鲜甘蔗皮适量。将鲜甘蔗皮烧存性,研为细末,用米汤水调匀,涂敷患处,每日数次。适用于各种头癣。

10. 五倍子 50 克,醋 200 毫升。将五倍子加水煎浓汁,再用醋调匀,涂于患处,初涂时有痛感,每日数次,连用 3 天。适用于各种头癣。

11. 紫草 60 克,百部 125 克,硫黄 15 克,芒硝 50 克,樟脑粉 6 克,黄蜡 60 克,香油 370 克。将香油放入铜锅内,加入紫草、百部熬至半枯去渣,离火后逐渐加入芒硝,再加入硫黄、樟脑,搅匀,最后加入黄蜡熔化,调和成膏。先剃去患者头发,用清水洗净,涂上药膏,每日 1 次,头发长后再剃,再涂药,以愈为度。适用于各种头癣。

12. 鲜甜瓜叶适量。将鲜甜瓜叶捣烂,涂敷患处,每日 2～3

次。适用于各种头癣。

13. 苦楝子适量。将苦楝子烤黄,研为细粉,再加入等量的熟猪油调匀成膏。先剃去患者头发,用清水洗净疮痂,再以 5％～10％的明矾水洗一遍,擦干后涂上油膏,厚 2～3 毫米,每日用药 1 次,连用 10 天为 1 个疗程。适用于各种头癣。

14. 石灰半碗,桐油 4 滴。取刚分化的石灰加入等量的水,搅匀后沉淀 3 分钟,取上层乳状液,加入桐油 4 滴,用力搅匀,去除多余水分,使成膏状,擦敷患处。适用于各种头癣。

15. 鲜毛姜 15 克,闹羊花 6 克,白酒 90 毫升。3 味药共浸泡白酒中 10 天以上,去渣,涂于患处,每日 2～3 次。适用于各种头癣。

16. 活的大蜈蚣 3 条,菜油 60 克。将活的大蜈蚣放入菜油中浸泡 4～5 天,然后取油,涂敷于患处,每日 3 次,连用 3～7 次见效。适用于各种头癣。

17. 雄黄 9 克,猪胆 1 个。将雄黄研为细末,猪胆取汁与雄黄末调成糊状。先剃去患者头发,用肥皂水洗净头皮,用药糊外涂头皮,每日 1 次,3～4 天后再将头发剃光,继续用药。适用于各种头癣。

18. 百草霜 45 克,香油 90 克。将百草霜与香油搅拌均匀,使成糊状。用硼砂水洗净患处,再敷药于患处,每隔 2～3 天换药 1 次,晚上可用布包,以免污染衣物。适用于各种头癣。

19. 巴豆 1 枚,菜油适量。将巴豆去壳,与菜油一同放入碗底,共研为泥状。先剃去患者头发,用消毒棉签蘸上药液外涂头皮,然后再用油纸覆盖并固定之,7 天后揭去油纸,待痂壳自行脱落。巴豆有毒,不宜涂抹过多。适用于各种头癣。

20. 紫草 18 克,香油 60 克。紫草浸香油 3 天后去渣,留油。先剃去患者头发,用清水洗净,涂上紫草油,每日 1 次,头发生长后再剃,再涂药,以愈为度。适用于各种头癣。

二十二、手足癣

手足癣是指皮肤癣菌侵犯手指、足趾间、掌跖部所引起的感染。在游泳池及公共浴室中穿用拖鞋易感染足癣,手癣常由足癣感染而来。病原菌主要为红色毛癣菌、须癣毛癣菌及絮状表皮癣菌等,近年来白色念珠菌感染也不少见。手足癣是发生于掌、跖与指、趾间皮肤的浅部真菌感染。足癣俗名"香港脚",又叫脚气、脚湿气。真菌喜爱潮湿温暖的环境,夏季天热多汗,穿胶鞋、尼龙袜者更是为真菌提供了温床;冬季病情多好转,表现为皮肤皲裂。这是一种接触传染病,会因共用面盆、脚盆、脚巾、手巾、拖鞋及澡盆而迅速传播。

【外治方】

1. 苦参 50 克,蛇床子 25 克,生百部 25 克,川椒 25 克,土槿皮 25 克,白鲜皮 25 克,明矾 30 克。上药加水 3 000～5 000 毫升,浸泡 1 小时左右,文火煮沸 15～30 分钟,倒入脚盆中,浸泡患足,每日 1～2 次,每次 10～20 分钟。适用于各种手足癣。

2. 醋适量。将醋装在塑料袋中,再将手泡在醋中一夜。数次可愈。适用于各种手足癣。

3. 苦参 50 克,黄柏 50 克,白酒 250 毫升。前 2 味切碎,置容器中,加入白酒,密封,浸泡 1 天后去渣,温洗脚肿处,每日 3～4 次。适用于各种手足癣。

4. 大蒜适量。将大蒜去皮,切片。每晚睡前将患部用温水浸泡,然后用大蒜片涂搽患处。适用于各种手足癣。

5. 明矾 120 克,皂矾 120 克,儿茶 15 克,侧柏叶 250 克。上药加水 3 000 毫升,煮沸,熏洗患处。适用于各种手足癣。

6. 铁锈 60 克,米醋 100 毫升。将铁锈研细,倒在米醋中,搅匀,浸泡患处,每日 1 次。适用于各种手足癣。

7. 飞车丹 2 克,明矾 20 克,米醋 500 毫升。将前 2 味共研细末,再放入米醋中,加温后浸泡患处,每日 1 次,每次 30 分钟。适用于各种手足癣。

8. 大风子 9 克,烟膏 9 克,花椒 9 克,五加皮 9 克,鲜凤仙花 9 克,地骨皮 9 克,皂荚 1 条,蛇蜕 1 条,明矾 1.5 克,醋 500 毫升。将以上前 9 味与米醋同浸 24 小时,取药汁温热浸泡患处,每次浸泡 6～12 小时。忌用碱水洗手,伏天使用效果最佳。适用于各种手足癣。

9. 鱼腥草 60 克,白凤仙花叶 60 克,葱白 30 克,醋 20 毫升。上药一同加水煎汤,去渣取汁,熏洗患处,每日 1～2 次。适用于各种手足癣。

10. 浮萍 12 克,羌活 9 克,独活 9 克,荆芥 9 克,防风 9 克,川乌 9 克,草乌 9 克,僵蚕 9 克,牙皂 15 克,白鲜皮 15 克,鲜白凤仙花 1 株,醋 1 000 毫升。将以上前 11 味药浸醋 24 小时,然后文火煮开,去渣,泡手。每日 3 次,每次 30 分钟,泡手后用水冲洗,擦干即可。适用于各种手足癣。

11. 醋 200 毫升。将醋加水 1 000 毫升,混匀,浸泡患处。每晚 1 次,每次 20～30 分钟。适用于各种手足癣。

12. 贯众 60 克,乌梅 60 克。2 味药加水适量,煎煮至沸 20 分钟,去渣取汁,倒入盆中,趁热先熏后洗患处,每日 2 次,1 剂可连用 2 日。适用于各种手足癣。

13. 鲜马齿苋、米醋各等量。将鲜马齿苋捣烂取汁,再加入米醋混匀,搽洗患处。适用于各种手足癣。

14. 白凤仙花 50 克,皂角刺 50 克,花椒 25 克,醋 250 毫升。将以上前 3 味浸于醋中 24 小时,每晚临睡前浸泡患处 20 分钟,连用 7 天为 1 个疗程。适用于各种手足癣。

15. 食盐 30 克,明矾 60 克,阿司匹林 10 片,石炭酸 20 毫升,醋 1 500 毫升。上药加清水适量,共煎,泡脚。每日 2 次,每次 30～40 分钟。适用于各种手足癣。

16. 大蒜 20～25 瓣,醋 150～200 毫升。将大蒜捣烂浸醋 2～3 天,将脚用温水浸泡 3～5 分钟,然后再在蒜醋液中浸泡 15～20 分钟。每日 3 次。适用于各种手足癣。

17. 花椒 15 克,皂荚 15 克,土槿皮 30 克,大风子 15 克,明矾 15 克,雄黄 15 克,信石 1.5 克,鲜凤仙花 20 克,醋 500～1 000 毫升。将以上前 8 味与醋一同放入砂锅中浸泡过夜,次日煎沸后将药液倒入瓷盆中,待温浸泡患部,第一天浸泡 6 小时左右,第 2～4 天浸泡 2～3 小时左右,每剂药可用 2 天,症状严重者可每日用药 1 剂。浸泡药液 7 天内不得用碱性肥皂及洗衣粉洗手。一般在浸泡时觉得手部发胀,少数患者有灼热感,若局部有皮肤皲裂时则会有刺痛感。适用于各种手足癣。

18. 川乌 30 克,草乌 30 克,何首乌 30 克,天花粉 30 克,赤芍 30 克,防风 30 克,荆芥 30 克,苍术 30 克,紫花地丁草 30 克,艾叶 120 克。上药加水适量,煎煮至沸,取汁倒入盆中,趁热先熏后洗患处,每日 2 次,每剂可连用 2 天。适用于各种手足癣。

19. 土槿皮 15 克,斑蝥 2 个,花椒 10 个,醋 500 毫升。将前 3 味浸入醋中浸泡 1 天,然后煮沸,将药汁连渣倒入容器中,浸泡患手,连用 7 天。适用于各种手足癣。

20. 新鲜艾叶 90 克,苍耳草 60 克,白鲜皮 30 克。3 味药加水 3 000 毫升,煎煮至沸,取汁倒入盆中,先熏后浸洗患处,每日早晚各 1 次。适用于各种手足癣。

21. 大风子 9 克,鲜凤仙花 9 克,花椒 9 克,皂角刺 15 克,土槿皮 15 克,地骨皮 6 克,藿香 18 克,明矾 12 克,米醋 1 000 毫升。以上前 8 味浸入米醋中 24 小时,然后煎沸待温。将患部浸入药液中 6 小时,每日 1 次,连用 3～4 天。适用于各种手足癣。

22. 白附子 12 克,白芷 12 克,白鲜皮 12 克,枯矾 12 克,蛇床子 12 克,地肤子 12 克,猪胰子 1 个。以上前 6 味共研细末,再与猪胰子共捣烂如膏,涂敷于患处,每日数次。适用于各种手足癣。

23. 五倍子30克,地肤子30克,蛇床子30克,大风子25克,苦参30克,黄柏25克,川椒25克,明矾30克,米醋1 000毫升。以上前8味共研粗末,浸入米醋中5天。将患部浸入药液中浸泡15分钟,每日2次。适用于各种手足癣。

24. 苍耳子15克,地肤子15克,蛇床子15克,土槿皮15克,苦参15克,百部15克,枯矾6克。上药共碾成粗末,用布袋装好,加水3 000毫升,煮沸20分钟,待温,浸泡或湿敷患处,每日1~2次,每次20~30分钟。适用于各种手足癣。

25. 黄连15克,黄柏15克,蛇床子15克,地肤子15克,苦参15克,乌梅15克,川椒15克,蝉蜕15克,白芷15克,当归12克,生地黄30克,冰片12克,明矾12克。以上前11味加水5 000毫升,煎煮至3 500毫升,再加入冰片、明矾溶化,倒入盆中,浸洗患处,每次30分钟,每日3次,每日1剂。适用于各种手足癣。

26. 千里光100克,苍耳草100克。2味药加水适量,浓煎成膏状,敷于患处,每日1次。适用于各种手足癣。

27. 生马钱子、香油各适量。将生马钱子放入香油锅中炸至鼓起,切开呈黄色即可,滤取药油。洗净患处,取药油少许涂擦患处,边擦边用火烤,隔日1次,5次为1个疗程。用药后数小时不要洗手,此外,马钱子有毒,切忌入口。适用于各种手足癣。

28. 生姜250克,50~60度白酒500毫升。将生姜捣碎,置容器中,加入白酒,密封,浸泡2天后即成。每日早晚用药酒涂擦患部数遍,或每日早晚将患部泡入药酒中1~2分钟。适用于各种手足癣。

29. 苍耳子10克,蛇床子15克,苦参15克,黄柏15克,白蒺藜15克。上药加水适量,煎煮至沸,倒入盆中,温洗患处,每次15~30分钟,每日2次。适用于各种手足癣。

30. 干木瓜1个,明矾30克。2味药加水适量,煎煮取汁,趁热熏洗患处。适用于各种手足癣。

31. 荆芥 18 克,防风 18 克,红花 18 克,地骨皮 18 克,明矾 18克,皂角刺 30 克,大风子 30 克,米醋 500 毫升。将以上前 7 味放入米醋中,浸泡 3～5 天后,每晚将患手或足浸泡 30 分钟,每 1 剂药用 14 天为 1 个疗程,有效者可继续浸泡 2～3 个疗程。适用于各种手足癣。

32. 苦参 15 克,蒲公英 15 克,败酱草 15 克,明矾 10 克,川椒10 克,地肤子 10 克,防风 10 克,丁香 6 克,百部 12 克,黄柏 12 克,黄芩 12 克。上药加水适量,煎煮至沸,倒入盆中,每日浸泡患足10～15 分钟,每日 3～4 次。适用于各种手足癣。

33. 大风子 20 克,木鳖子 20 克,皂角刺 20 克,白鲜皮 30 克,苦参 30 克,皂矾 15 克,荆芥 15 克,防风 15 克,雄黄 15 克,食醋2 500 毫升。以上前 9 味放入食醋浸泡 24 小时。将患处浸泡在药液中,每日 2 次,每次 30 分钟,30 天为 1 个疗程。适用于各种手足癣。

34. 肉桂 30 克,醋适量。将肉桂研为细末,与醋调成糊状,涂于患处,每日 2 次。适用于各种手足癣。

35. 蛇床子 20 克,地肤子 20 克,白鲜皮 20 克,苦参 20 克,黄柏 20 克,枯矾 15 克。上药加水适量,煎煮至沸,取汁倒入盆中,温热浸洗足部,每次 30 分钟,每日 2 次。适用于各种手足癣。

36. 连根白凤仙花 2 株,明矾 200 克,醋 400 毫升。将 3 味一同捣烂,每晚睡前搽患处,以伏天治疗为宜。适用于各种手足癣。

37. 苍耳子 60 克,蛇床子 30 克,黄柏 30 克,苦参 30 克,明矾30 克,露蜂房 15 克。将苍耳子捣碎,再与另 5 味一同加水适量,煎煮至沸,倒入盆中,温热浸洗足部,每次 30 分钟,每日 1 次,3 天为 1 个疗程。适用于各种手足癣。

38. 黄柏粉 250 克,樟脑 5 克,水杨酸粉 45 克。将以上 3 味研末过筛,用塑料袋分装,每袋 22 克,用时加醋 250 毫升,将患手浸泡于内,袋口于手腕处扎紧,约 5 小时即可。适用于各种手足癣。

39. 鲜侧柏叶 250 克,醋 500 毫升。将鲜侧柏叶用醋煮沸,冷却后敷于患处,每日 1 次,每次 20 分钟,1 周为 1 个疗程。适用于各种手足癣。

40. 石榴果皮 150 克。石榴果皮加水适量,煎取浓汁,温洗患处,每日数次。适用于各种手足癣。

41. 露蜂房 60 克,醋 500 毫升。用明火共煎至药液减半,冷却过滤后搽药液于患处,轻者 2 次、重者 3～4 次为 1 个疗程。适用于各种手足癣。

42. 黄丹 30 克,川黄柏 30 克,明矾 30 克,百部 15 克,川椒 10 克,香油适量。以上前 5 味共研细末,再用香油调匀成糊状。用药前将脚洗净擦干,再用药糊少许揉擦患处,然后涂上一层药糊,每日 2 次。适用于各种手足癣。

43. 小果博回落根、茎适量,醋适量。将小果博回落根、茎用醋浸泡 1～2 天,醋以浸过药面为度,去渣取汁搽患处,每日数次。适用于各种手足癣。

44. 甘草 3 克,鱼腥草 6 克,紫草 10 克,徐长卿 15 克,大力子 3 克。上药加水 1 500 毫升,煎煮至沸 15 分钟,倒入盆中,温洗足部,每次浸洗 15～20 分钟,每日早晚各 1 次,每日 1 剂。适用于各种手足癣。

45. 酸梅 2 个,石榴果皮 30 克。将酸梅打烂后,与石榴果皮一同加水适量,煎取浓汁,温洗患处,每日数次。适用于各种手足癣。

46. 地肤子 50 克,蛇床子 50 克,煅牡蛎 50 克,大黄 50 克。上药加水 2 000 毫升,浓煎至 1 000 毫升,去渣取汁。用温开水清洗创面,擦干,用消毒过的针刺破小水疱,以便于药液渗于组织;然后将药液倾于容器内,趁热边洗边擦创面,一般 30 分钟为宜。也可擦洗 5 分钟后,用 4 层消毒纱布浸药液湿敷,日换 3 次。适用于各种手足癣。

47. 鲜荆芥叶适量。将鲜荆芥叶捣烂,敷于脚趾及痒处。适用于各种手足癣。

48. 未成熟的无花果适量。无花果捣烂取汁,涂敷患处,每日 2~3 次,连用数天。适用于各种手足癣。

49. 黄丹、五倍子各等份。将黄丹研成细粉,再将五倍子用微火烤干,研为细末,2 味混匀,装瓶。用药前将脚洗净擦干,再将药末撒于患处。适用于各种手足癣。

50. 鸦胆子适量。将患趾或指用温热盐水浸泡 20~30 分钟,使其发软,再用小刀将其萎缩松软部分去掉,并用另一拇指、食指隔塑料布捏住鸦胆子仁用力挤压,使之压出油来,涂敷于患处,每甲用 1~2 粒鸦胆子,每日 1 次,外用胶布或伤湿止痛膏固定,连续用药 2~3 个月。适用于各种手足癣。

51. 密陀僧 60 克,硫黄 30 克,硼砂 75 克。共研细末,加入凡士林适量调匀。将足用温开水洗净,然后涂上药膏,每日 2 次。适用于各种手足癣。

52. 鲜凤仙花适量。将鲜凤仙花捣烂,敷于患处。适用于各种手足癣。

53. 鲜侧柏叶 50 克,皂矾 6 克,醋 50 毫升。将鲜侧柏叶与皂矾、醋和水适量浸渍 1 天,然后煮沸,去渣取汁,搽于患处。适用于各种手足癣。

54. 鲜蓖麻叶适量。将鲜蓖麻叶揉软,贴于患处,干后则换。适用于各种手足癣。

55. 细茶叶适量。将细茶叶研为细末,敷于患处。适用于各种手足癣。

56. 密陀僧 30 克,轻粉 3 克,熟石膏 6 克,枯矾 6 克。共研细末。用温开水洗净患处,足部湿烂则将药末撒于患处,足干者则用香油调成糊状,然后敷于患处,每日 1~2 次。适用于各种手足癣。

二十三、甲 癣

甲癣是指皮癣菌侵犯甲板或甲下所引起的疾病。甲真菌病是由皮癣菌、酵母菌及非皮癣菌等真菌引起的甲感染。甲真菌感染分型:①真菌性白甲(浅表性白色甲真菌病),此型病损局限于甲面或其尖端。②甲下真菌病又分远端侧位型、近端甲下型及浅表白色型,此型病变从甲的两侧或远端开始,继而甲板下发生感染。甲癣常由红色毛癣菌、须癣毛癣菌、絮状表皮癣菌等各种真菌引起。少数由其他丝状真菌、酵母样菌及酵母菌引起,偶尔也可由孢子菌、镰刀菌及土色曲霉菌等引起,大多见于营养不良的甲。

【外治方】

1. 生姜 250 克,50~60 度白酒 500 毫升。将生姜捣碎,置容器中,加入白酒,密封,浸泡 2 天后即成。每日早晚用药酒涂擦患部数遍,或每日早晚将患部泡入药酒中 1~2 分钟。适用于各种甲癣。

2. 荆芥 18 克,防风 18 克,红花 18 克,地骨皮 18 克,明矾 18 克,皂角刺 30 克,大风子 30 克,米醋 500 毫升。将以上前 7 味放入米醋中,浸泡 3~5 天后,每晚将患手或足浸泡 30 分钟,每 1 剂药用 14 天为 1 个疗程,有效者可继续浸泡 2~3 个疗程。适用于各种甲癣。

3. 白醋适量。用热水将灰指甲泡软,然后削薄,以不出血为度,再将灰指甲浸泡在白醋中 30 分钟。每日 1 次。适用于各种甲癣。

4. 藿香 30 克,黄精 15 克,大黄 15 克,皂矾 15 克,米醋 500 毫升。将以上前 4 味放在米醋中浸泡 7 天,去渣取汁。将患部浸泡在药醋汁中,每日泡洗数小时,累计时间要在 4 小时以上。症状严重者要适当延长浸泡时间,治疗期间不宜使用肥皂,应将病甲刮除后再行浸泡。适用于各种甲癣。

5. 土槿根皮 30 克,苦参 15 克,百部 15 克,雄黄 3 克,米醋 1000 毫升。将以上前 4 味浸入醋中 1 天,稍加热后,每日泡洗患处,每次 20～30 分钟,连用 10 天。治疗期间禁用肥皂,甲癣者要先刮清再洗。适用于各种甲癣。

6. 牙皂角 30 克,白凤仙花(干品)30 克,川椒 15 克,陈醋 150 毫升。以上前 3 味分别研为粗末,放入瓶中,加入陈醋浸泡 7 天。将病甲刮除,然后再用药棉蘸药液涂敷于患处,每日 3 次,连用 3～5 天可愈。适用于各种甲癣。

7. 白芷 90 克,醋 500 毫升。2 味药同煎取浓汁,再将灰指甲浸泡在白芷醋汁中 30 分钟。每日早晚各 1 次,连用 10 日。适用于各种甲癣。

8. 地肤子 30 克,蛇床子 30 克,藿香 30 克,白鲜皮 30 克,黄精 60 克,苦参 30 克,葱白 30 克,明矾 15 克。上药放在盐水中浸泡 2 天,去渣取汁。每日将患部浸泡在药汁中 2 小时,连用 10 天为 1 个疗程。一般 1～2 个疗程见效。适用于各种甲癣。

9. 斑蝥 7 只,百部 15 克,明矾 10 克,凤仙花 10 克,土槿皮 30 克,毛姜 20 克,醋 500 毫升。用醋煎斑蝥、百部、土槿皮、毛姜 1 小时,然后加入凤仙花、明矾续煎 20 分钟。过滤后用药棉蘸药汁包敷灰指甲 24 小时。隔日 1 次,3 次为 1 个疗程。症状严重者可隔 1～2 周后再进行 1 个疗程。三伏天使用效果更佳,如浸泡时患指起泡,药停后 2～3 天便可自行消退。用药期间患指不能接触肥皂。适用于各种甲癣。

10. 土槿皮 15 克,大风子肉 15 克,花椒 15 克,百部 15 克,皂角刺 15 克,黄精 15 克,川乌 9 克,生草乌 9 克,明矾 15 克,五加皮 15 克,米醋 500～750 毫升。将以上前 10 味切碎,加入米醋一同浸泡,每日振摇数次,7 天后去渣,每日浸泡患甲 2～3 次,每次 20～30

分钟。适用于各种甲癣。

11. 鸦胆子 20 克,生百部 30 克,白酒 250 毫升,醋 250 毫升。一同放入大口瓶中,密封浸泡 10 天。将患手插入瓶中,每次浸泡 30~60 分钟,每日 2~3 次,11~12 天后药液泡完时即可治愈。适用于各种甲癣。

12. 大风子(捣碎)20 克,地肤子 30 克,蛇床子 30 克,白鲜皮 40 克,苦参 40 克,白矾 40 克,川椒 20 克,蝉蜕 20 克,食醋 100 毫升。以上前 8 味加水 3 000 毫升,煎取浓汁,然后加入食醋混匀,倒入盆中,温洗患处 30~60 分钟,每日 1 次。

13. 大蒜 150 克,陈醋 200 毫升。用大蒜捣烂,放入广口瓶内,加陈醋浸泡半天。将患指或患趾放入药液中浸泡 1~2 分钟,每日 4~6 次。适用于各种甲癣。

14. 凤仙花、蜂蜜各适量。将凤仙花研末,用蜂蜜调成糊状,将药糊厚厚的涂敷于病甲之上,包扎固定,每日 1 次。适用于各种甲癣。

15. 陈醋适量。用热水将灰指甲泡软,然后削薄,以不出血为度,再用消毒棉球蘸陈醋置于灰指甲上 5~10 分钟。每日早晚各 1 次,5 天为 1 个疗程,休息 5 天再进行下 1 个疗程。治疗期间要保持手足清洁。适用于各种甲癣。

二十四、汗　斑

汗斑即花斑糠疹,是由马拉色菌感染表皮角质层引起的一种浅表真菌病。本病呈慢性,有轻度的炎症,通常无自觉症状。损害特征为散在或融合的色素减退或色素沉着斑,上有糠秕状的脱屑,好发于胸部、背部、上臂、腋下,有时也波及面部。初起损害为围绕毛孔的圆形点状斑疹,以后逐渐增至甲盖大小,边缘清楚,邻近部位可相互融合成不规则大片形,而周围又有新的斑疹出现。表面附有少量极易剥离的糠秕样鳞屑,灰色、褐色至黄棕色不等,有时多种颜色共存,状如花斑。时间较久的呈浅色斑。皮疹无炎性反应,偶有轻度瘙痒感,皮损好发于胸背部,也可累及颈、面、腋、腹、肩及上臂等处,一般以青壮年男性多见。病程慢性,冬季皮疹减少或消失,但夏天又可复发。

【外治方】

1. 硫黄 30 克,雄黄 30 克,明矾 30 克,密陀僧 30 克,白砒 9 克,皂荚 180 克。以上前 5 味共研细末,加入皂荚中,捣如泥膏状,洗浴时用药膏如肥皂般搓擦,然后以清水洗净。适用于汗斑。

2. 硼砂 50 克,白醋 100 毫升。将硼砂研成细粉,再与白醋混匀,涂敷患处,每日 2～3 次。适用于汗斑。

3. 鲜山姜 20 克,醋 100 毫升。将鲜山姜洗净捣烂,浸醋 12 小时。洗净患处,搽山姜醋汁,每日 1 次,连用 3 次为 1 个疗程。适用于汗斑。

4. 雄黄 6 克,雌黄 5 克,硫黄 5 克,白砒 5 克,白矾 5 克,生姜汁适量。将以上前 5 味研成细末,再用生姜汁调匀成糊状,用消毒纱布包裹。用热水洗净全身,使全身出汗,再用消毒纱布包涂擦患处,每日 3 次。适用于汗斑。

5. 高良姜 50 克,75％酒精适量。2 味混合浸泡 7 天,取汁涂敷患处,每日 2 次,涂敷后可有隐隐的刺痛感,几分钟后自行消失。适用于汗斑。

6. 韭菜 25 克,茄子 25 克,硼砂 25 克,硼酸 25 克,醋 200 毫升。将以上前 4 味混合捣烂,加醋,密封 24 小时后敷于患处。适用于汗斑。

7. 海螵蛸 26 克,石菖蒲 26 克,硫黄 26 克,醋适量。将前 3 味共研粗末,再与醋调匀,涂于患处,3～5 次即愈。适用于汗斑。

8. 硫黄 6 克,生白附子 3 克,密陀僧 3 克。共研成细末,用黄瓜蒂蘸药末涂擦患处,每日 2 次,轻者 1～2 天消失,重者 3～4 天消失。亦可用陈醋将药末调匀成糊状,涂敷于患处。适用于汗斑。

9. 斑蝥 3 个,硫黄 9 克,密陀僧 9 克,海螵蛸 9 克,米醋适量。将以上前 4 味研成细末,再用米醋调成膏状,涂敷于患处,每日 1～2 次。适用于汗斑。

10. 密陀僧 40 克,硫黄 40 克,樟脑 32 克,轻粉 32 克,冰片 5 克,老生姜 50 克。前 4 味研成极细末,再将老生姜拍破用开水浸泡取汁,用生姜汁调药末成糊状。洗净患处,用毛笔蘸药涂患处,每日 3 次,连用 3～7 天为 1 个疗程。适用于汗斑。

11. 食盐少许。食盐置于患处轻轻涂搽,每日 1 次。适用于汗斑。

12. 海螵蛸 3 个,硫黄 30 克,姜 1 块,醋适量。将硫黄用醋煮 1 日,再与海螵蛸共研为细末,溶后以生姜蘸药醋涂擦患处,数次可愈。适用于汗斑。

13. 知母、醋各适量。知母用好醋磨取浓汁搽患处。适用于汗斑。

14. 硫黄 30 克,雄黄 30 克,密陀僧 30 克,硼砂 10 克,轻粉 5 克,米醋 200 毫升,生姜适量。将以上前 5 味研成细末,置米醋中浸泡 7 天。用生姜切片蘸药醋液搽患处,每日 3～4 次,连用 7 天为 1 个疗程。适用于汗斑。

15. 海螵蛸 30 克,密陀僧 30 克,雄黄 15 克,川椒 15 克,生姜适量。将前 4 味分别研为细末,混匀。将生姜切片,蘸药末涂擦患处,每日早晚各 1 次。适用于汗斑。

16. 鲜樱桃数十枚。将樱桃置容器中,捣烂取汁涂敷于患处。适用于汗斑。

17. 密陀僧 60 克,醋适量。将密陀僧研为细末,再与醋调成糊状,洗净患部皮肤,用药糊擦之,每日 1～2 次。适用于汗斑。

18. 硫黄 50 克,雄黄 50 克,密陀僧 50 克,轻粉 20 克,冰片 10 克。将以上 5 味研成极细末。用茄子或萝卜切片,蘸药末涂擦患处,每次5～10分钟,擦至皮肤见红为度。适用于汗斑。

19. 密陀僧9克,黄柏6克,花生油适量。将密陀僧、黄柏分别研为细末,混匀后用花生油调成糊状,洗净患部皮肤,用药糊涂敷。适用于汗斑。

20. 重约60克的苦瓜1条,信石0.6克。将苦瓜开一小口,装入信石粉,用湿草纸包裹二层,用文火煨热,取出后去纸捣烂,涂敷于患处。适用于汗斑。

21. 黄瓜1条,硼砂3克。将黄瓜去子,装入硼砂,待其溶化后取汁涂敷于皮损处。适用于汗斑。

22. 蛇床子6克,硫黄6克,雄黄6克,密陀僧3克,轻粉1.5克,米醋适量。将以上前5味共研成细末,搅匀,再用米醋调匀成糊状,敷于患处。适用于汗斑。

二十五、银 屑 病

银屑病俗称"牛皮癣",是一种常见的易于复发的慢性炎症性皮肤病,特征性损害为红色丘疹或斑块上覆有多层银白色鳞屑。青壮年发病最多,男性发病多于女性,北方多于南方,春冬季易发或加重,夏秋季多缓解。银屑病发病原因比较复杂,病因尚未明确。研究发现,本病的发病与遗传因素、感染链球菌、免疫功能异常、代谢障碍及内分泌变化等有关。临床上有4种类型:寻常型、脓包型、红皮病型和关节病型。寻常型银屑病最常见,病情较轻。本病呈慢性经过,治愈后容易复发。本病相当于中医学"白疕""松皮癣"等范畴。

【外治方】

1. 透骨草30克,红花15克,苦参30克,雄黄15克,明矾15克。上药加水3 000毫升,煮取药液2 500毫升,待温用小毛巾蘸药液反复温洗患部,每日3～4次,每次15分钟。适用于各期银屑病。

2. 大蒜瓣、醋各适量。将大蒜捣烂,用消毒纱布包好后浸醋片刻。取出消毒纱布包擦洗患处,每日 2 次,每次 10～20 分钟,连用 7 天。适用于各期银屑病。

3. 路路通 60 克,苍术 60 克,百部 15 克,艾叶 15 克,枯矾 15 克。上药加水 1 000～1 500 毫升,煮沸 20 分钟,去渣待温,熏洗患部,每次 30 分钟,每日 2 次。治疗期间忌食刺激性食品。适用于各期银屑病。

4. 升麻 9 克,葛根 30 克,赤芍 10 克,生地黄 30 克,大风子 9 克,丹参 9 克,甘草 9 克,水牛角粉 9 克,冰片 6 克。共研细末,过筛。取药末填满脐部,再用胶布固定,24 小时换药 1 次,连用 7 天为 1 个疗程。适用于各期银屑病。

5. 枯矾 120 克,川椒 120 克,朴硝 500 克,野菊花 250 克。4 味药加水 10 000 毫升,煮沸过滤后趁热洗浴,每日 1 次。适用于各期银屑病。

6. 金钱草 45 克,萹蓄 30 克,楮桃叶 60 克。3 味药加水 2 000 毫升,煮沸 10～15 分钟,去渣,温洗患部,每日 1～2 次。适用于各期银屑病。

7. 黄柏 30 克,黄芩 30 克,大黄 30 克,石菖蒲 30 克,明矾 30 克,艾叶 30 克,射干 30 克,薄荷 30 克,知母 30 克,百部 30 克,狼毒 20 克。上药加水 2 000 毫升,煎煮 5 分钟,去渣,温洗患部,每日 2～3 次,每次 20～30 分钟。适用于各期银屑病。

8. 蛇床子 15 克,生大黄 15 克,大风子 15 克,白鲜皮 15 克,鹤虱草 15 克,苦参 30 克,黄柏 9 克,生杏仁 9 克,枯矾 9 克,朴硝 9 克,蝉蜕 9 克,露蜂房 9 克,牡丹皮 12 克。上药加水煎煮,去渣,趁热熏洗患处,每日 1～2 次。适用于各期银屑病。

9. 徐长卿 30 克。徐长卿加水煎煮,去渣,温洗患部。适用于各期银屑病。

10. 蕲蛇 25 克,金环蛇 25 克,银环蛇 25 克,乌梢蛇 100 克,眼镜蛇 50 克,木防己 50 克,闹羊花 125 克,七叶莲 50 克,石楠藤 25 克,鸡血藤 50 克,豨莶草 50 克,钻地风 50 克,白酒 2 500 毫升。以上前 12 味洗净,晾干,切碎,置容器中,加入白酒,密封,浸泡 1 年后去渣。日服 2～3 次,每服 15 克。亦可每日 2～3 次,用棉签蘸少量药酒敷于最严重处,用纸覆盖,再用绷带固定,3～5 个晚上见局部明显转色,不起白屑。适用于各期银屑病。

11. 白鲜皮 150 克,土荆芥 150 克,苦参 150 克,白酒 1 000 毫升。将前 3 味粉碎成粗粉,置容器中,加入白酒,密封,浸泡 14 天后去渣,涂擦患处。适用于各期银屑病。

12. 白及 50 克,土槿皮 50 克,槟榔 50 克,生百部 50 克,川椒 50 克,大风子仁 25 克,斑蝥(去翅和足)10 克,水杨酸、苯甲酸各适量,白酒 1 500 毫升。以上前 5 味分别碎断和碾压,置渗漉器中,另将斑蝥研细与大风子仁混合,捣成泥状,置渗漉器最上层,上加特制的木孔板,然后加白酒高出生药,加盖,浸渍 7 天,渗漉,最后按比例加入 5％水杨酸和 10％苯甲酸,搅拌,溶解。取药酒涂擦患处。牛皮癣急性期忌用。适用于各期银屑病。

13. 木鳖子 5 枚,蛋黄油适量,陈醋少许。将木鳖子去皮,加陈醋研成汁。再把鸡蛋煮熟,去白留黄,置小锅内,上火熬之,并用筷子搅炒,蛋黄的颜色由黄变焦,由焦变黑,最后油出,浮在焦渣上,滤取蛋黄油。洗净患处,先涂蛋黄油,然后敷木鳖子汁。适用于各期银屑病。

14. 苦参 200 克,陈醋 500 毫升。将苦参用水冲洗干净,放入陈醋中浸泡 5 天后即成。将患部用温开水洗净,然后用消毒棉花蘸药液涂患处,每日早晚各 1 次。适用于各期银屑病。

15. 斑蝥 25 克,皂角刺 250 克,砒霜 15 克,醋适量。将斑蝥烘干,再将皂角刺捣碎,加醋浓煎后去渣,再加入斑蝥和砒霜,稍煎一下,敷于患处,每日 3～4 次。此药膏有毒,切忌内服,外用亦不可过量。适用于各期银屑病。

16. 木鳖子 30 克，陈醋 250 毫升。将木鳖子去外壳碾成细末，放陈醋内浸泡 7 天，每日摇动 1 次。洗净患处，用棉签浸蘸木鳖子醋汁，涂擦受损皮肤，每日 2 次，7 天为 1 个疗程，一般 2 个疗程痊愈。木鳖子有毒，切忌内服，只供外用。适用于各期银屑病。

17. 地胆草 7 个，透骨草 15 克，艾叶 15 克，防风 15 克，醋适量。将前 4 味共研细末，再与醋搅拌成糊状，敷于患处，干后即换，每日 2 次。适用于各期银屑病。

18. 斑蝥 1 个，甘遂 5 克，醋适量。将前 2 味共研成细粉，再用醋调和，日擦数次。适用于各期银屑病。

19. 醋 500 毫升。将醋倒入铁锅中煮沸浓缩至 50 毫升。将患部用温开水洗净，然后用消毒棉花蘸药液涂患处，每日早晚各 1 次。适用于各期银屑病。

20. 鸡蛋 3～5 个，浓醋适量。将鸡蛋放入大口瓶中，泡入浓醋，以浸没鸡蛋为度，密封瓶口，静置 10～14 天后，将蛋取出，去蛋壳，将蛋黄和蛋清调匀，贮于瓶内。用时以棉球蘸醋蛋液涂于患处皮肤上，经 3～5 分钟稍干后再涂 1 次。每日涂抹数次，若涂醋蛋液期间出现皮肤刺激现象，可减少涂醋蛋液的次数。此外，盛夏炎热季节勿用。适用于各期银屑病。

21. 大黄、黄柏、黄芩、苦参各等份。共研细末，用凉开水调成糊状，敷于患处，外盖消毒纱布，并用胶布固定，每日换药 1 次。适用于各期银屑病。

22. 新鲜露蜂房 15 克，明矾 30 克，樟脑 15 克，米酒 250 毫升（或用 75% 酒精）。将新鲜露蜂房火烤存性，加入明矾共研细末。樟脑放入米酒中浸泡 7 天后再与药末混合，微火煮成糊状。将患处洗净，刮去皮屑，再将药膏敷于患处，每日换药 1 次。适用于各期银屑病。

23. 生川乌 30 克，生草乌 30 克，闹羊花 15 克，蟾酥 24 克，生半夏 30 克，生南星 30 克，细辛 24 克。上药共研细末，用凉开水调成糊状,敷于患处。适用于各期银屑病。

24. 花椒 30 克,明矾 30 克,硫黄 120 克,火硝 120 克,食盐 120 克,熟猪油适量。以上前 5 味共研细末,过筛后与熟猪油调和成膏状,将患处洗净,再用药膏涂敷于患处,每日 1~2 次。适用于各期银屑病。

25. 川乌 9 克,草乌 9 克,藏红花 9 克,大风子 9 克,木鳖子 9 克,狼毒 9 克,血竭 9 克,雄黄 9 克,槟榔 12 克,苍术 12 克,黄柏 12 克,芫荽 12 克,凡士林 70 克。将血竭、雄黄研为细末,与凡士林调成 20% 的软膏,再将其他药物共研细末,加入血竭雄黄膏中,调匀。将患处洗净,再用药膏涂敷于患处,每日 1 次。适用于各期银屑病。

26. 黄柏 30 克,凡士林 70 克。将黄柏研为细末,再用凡士林调成膏状,敷于患处,每日 1~2 次。适用于各期银屑病。

二十六、汗 臭

人体分泌汗液的汗腺大抵可分为小汗腺和大汗腺两种。小汗腺分布全身,排出的水分只含少数的盐分及乳酸、尿素等,而大汗腺则是依附毛发而存在的汗腺,分布在腋窝、乳晕及阴部等部位,分泌出的汗液不但浓郁,并且含蛋白质、脂质、脂肪酸、胆固醇及葡萄糖等多种成分。汗是汗腺分泌的一种稀淡液,其中水分占了 99%,其余的是氯化钠、钾、硫及尿素等。汗本身并无气味,但当汗液与皮肤表面的细菌混合后便会产生臭味。身体的某些部位如腋窝、脚部及腹股沟等,细菌容易积聚,汗腺亦较多,故汗液较难蒸发,气味亦较浓烈。

【外治方】

1. 甘松 10 克,白芷 12 克,佩兰 6 克。3 味药加水 1 000 毫升,煎煮去渣,频频温洗腋下,每日 1 次,10 天为 1 个疗程。适用于汗臭。

2. 王不留行 30 克,明矾 9 克。2 味药加水 1 500 毫升,煮沸 10 分钟,去渣取汁,温洗手足,并浸浴 15 分钟,每日 2 次,重复使用前需加温。适用于汗臭。

3. 干葛根 120 克,明矾 15 克。2 味药加水 1 500 毫升,煮沸 15 分钟,去渣取汁,浸泡手足,温洗腋下。适用于汗臭。

4. 滑石 70 克,炉甘石 15 克,密陀僧 10 克,冰片 5 克。共研细末。温水洗净患处,再用药末干擦患处,每日 2~3 次,直至痊愈。适用于汗臭。

5. 石菖蒲 15 克,公丁香 3 克,母丁香 3 克。3 味药加水 1 000 毫升,煎煮去渣,每晚睡前温洗腋下,每日 1 次,7 天为 1 个疗程。适用于汗臭。

6. 枯矾 60 克,密陀僧 60 克。共研细末,温水洗净后用药末涂擦于患处,每周 2 次。适用于汗臭。

7. 枯矾 20 克,密陀僧 15 克,滑石 15 克,樟脑 10 克,轻粉 5 克,冰片 5 克,75%酒精 250 毫升。以上前 6 味共研细末,浸入酒精中 7 天,取汁。温水洗净后用棉签蘸药酒涂擦于患处,每日 3~5 次,连用 7 天为 1 个疗程。适用于汗臭。

8. 胡椒粉、牛油各适量。2 味药调匀成膏状,温水洗净后用药末敷于患处,每日 1 次,连用 7 天为 1 个疗程。适用于汗臭。

9. 石灰、存放 3 年以上的老陈醋各适量。用陈醋调石灰粉。洗净腋窝,拭干后涂之,每日 2 次。适用于汗臭。

10. 竹叶 500 克,桃白皮 200 克。2 味加水煎汤,去渣取汁,洗浴全身。适用于汗臭。

11. 去皮大蒜 30 克,密陀僧 10 克。共捣成泥状,温水洗净后用药糊敷于患处,用消毒纱布覆盖,再用胶布固定,每日换药 1 次,连用 7 天为 1 个疗程,一般可连用 2~4 个疗程。适用于汗臭。

12. 茴香粉 5 克,醋 50 毫升。将 2 味调匀。洗净腋窝,拭干后涂之，每日 2 次。适用于汗臭。

13. 沉香 15 克，苢蓿香 15 克，丁香 3 克，甘松香 3 克，藿香 3 克，青木香 3 克，艾纳香 3 克，鸡舌香 3 克，雀脑香 3 克，白檀香 9 克，零陵香 30 克，人工麝香 1.5 克。上药分别捣碎研细，再拌和均匀，装入绢袋内，然后置于衣箱内，待衣服吸收其香味后即可。随意穿用。适用于汗臭。

14. 丁香 30 克，花椒 60 粒。2 味研细和匀，装入绢袋内。佩戴于内衣中。适用于汗臭。

15. 甘松香 21 克，檀香 1.5 克，沉香 1.5 克，零陵香 15 克，藿香 24 克，丁香 3 克，人工麝香 1.5 克。将甘松香捣碎研细，然后依次加入檀香、沉香、零陵香、藿香、丁香，研细研匀，最后加入人工麝香，和匀，装入绢袋内。佩戴于内衣中。适用于汗臭。

二十七、汗　脚

汗脚与脚气不同，不是病，是脚很容易出汗，汗液中的有机质分解，产生一种难闻的刺激性气味。不论是夏天还是冬天，鞋里经常汗渍渍的。汗脚人士最好选择吸汗、透气的袜子。

【外治方】

1. 苦参 30 克，花椒 20 克，陈醋 50 毫升。将 3 味放入热水中洗脚，洗脚时水温以 40℃～45℃为宜，水量以淹过踝部为好，双脚放入水中浸泡 10 分钟，再用双手在脚趾及脚心处揉搓 2～3 分钟。每晚睡前 1 次，2～3 天见效，7 天收到良好效果。适用于汗脚及各种脚臭。

2. 百部 200 克，雄黄 50 克，苦参 10 克，醋 1500 毫升。将前 3 味放入醋中浸泡 2 天。晚上用温水洗脚后再在药液中浸泡 30 分钟，1 剂可连浸 7 天。适用于汗脚及各种脚臭。

3. 醋 15～20 毫升。醋加入温水中，搅匀，双脚浸泡 10～15

分钟。每日洗脚 2 次,连用 7～10 天。适用于汗脚及各种脚臭。

二十八、白癜风

白癜风在某些情况下可能会危及生命,如皮肤癌,自卑等引起自杀。一定要引起重视,尽快把病治好。白癜风主要有以下 4 个方面的危害:①白癜风对患者正常的学习、就业、婚姻、家庭、社交等造成严重的影响。②社会上有很多人对白癜风患者有一定的歧视,导致广大患者自尊心受到毁灭性打击,从而产生一系列精神方面的疾患。③白癜风患者紫外线防御能力弱,皮肤癌的发病率比正常人要高很多。④白癜风可诱发多种疾病,如恶性贫血、斑秃、银屑病、恶性肿瘤、支气管哮喘、类风湿关节炎和白内障,以及并发甲亢、糖尿病、慢性活动性肝炎等疾病。

【外治方】

1. 前胡 20 克,防风 10 克,补骨脂 30 克,75％酒精 100 毫升。以上前 3 味研为细末,加入 75％酒精中浸泡 7 天,过滤取汁。用棉签蘸药液涂擦患处,每次 5～15 分钟,每日早晚各 1 次。适用于白癜风的辅助治疗。

2. 蛇床子 6 克,硫黄 6 克,雄黄 6 克,枯矾 6 克,密陀僧 6 克,冰片 3 克,凡士林适量。以上前 6 味研为细末,加入凡士林调成膏状,涂敷患处,每日 1 次,连用 10 天为 1 个疗程。适用于白癜风的辅助治疗。

3. 博落回 30 克,陈醋 90 毫升,老生姜适量。博落回切碎,装入瓶中,加入陈醋浸泡 10 天。将老生姜切开,用断面擦患处皮肤至微红,再用棉签蘸药醋涂擦患处,每日早晚各 1 次。适用于白癜风的辅助治疗。

4. 紫荆芥皮 15 克,川椒 15 克,补骨脂 15 克,75％酒精 100 毫升。以上前 3 味研为细末,加入 75％酒精中浸泡 7 天,过滤取汁。用棉签蘸药液涂擦患处，每次5～15分钟，每日早晚各1次。适用于白癜风的辅助治疗。

5. 补骨脂150克，75％酒精360毫升。将补骨脂研为细末，放入75％酒精中浸泡7天，过滤取汁。用棉签蘸药液涂擦患处，每次5～15分钟。适用于白癜风的辅助治疗。

6. 三棱30克，莪术30克，姜黄30克，食醋适量。前3味共研细末，用食醋调成糊状，涂敷于患处，每日3次。适用于白癜风的辅助治疗。

二十九、鱼鳞病

鱼鳞病是一组遗传性角化障碍性皮肤疾病，主要表现为皮肤干燥，伴有鱼鳞状脱屑。本病多在儿童时发病，主要表现为四肢伸侧或躯干部皮肤干燥、粗糙，伴有菱形或多角形鳞屑，外观如鱼鳞状或蛇皮状。寒冷干燥季节加重，温暖潮湿季节缓解。易复发。多系遗传因素致表皮细胞增殖和分化异常，导致细胞增殖增加和细胞脱落减少。

【外治方】

1. 杏仁30克，猪油60克。将杏仁捣烂如泥，加猪油调匀成膏状，涂敷患部，每日2次。适用于各种鱼鳞病。

2. 侧柏叶120克，紫苏叶120克，蒺藜秧240克。共碾粗末，装入消毒纱布袋，加水3 000毫升，煮沸30分钟，温洗患部，每次30分钟。适用于各种鱼鳞病。

3. 核桃仁90克，乳汁10毫升。将核桃仁捣烂如泥，加乳汁调匀成膏状，涂敷患部，每日2次。适用于各种鱼鳞病。

4. 当归200克，黄蜡60克，香油500克。将香油熬沸，加入当归熬至焦枯，去渣令温，然后加入黄蜡成膏，涂敷患部，每日1次。适用于各种鱼鳞病。

5. 甘草 5 克,雄黄 30 克,枯矾 10 克,明矾 5 克。共研细末。如有水疱渗出糜烂者,可用药末干撒患处;有皮疹痒甚者,可用凉茶水调药末,涂敷患处;如果皮损干燥,鳞屑厚而剧痒者可用植物油调匀涂擦患处,每日 1 次,至愈为度。适用于各种鱼鳞病。

6. 杏仁 60 克。杏仁捣烂如泥,加水适量,煎汤温洗患部,每日 2 次。适用于各种鱼鳞病。

7. 大风子(去壳)200 克,硫黄 30 克,樟脑 10 克,凡士林适量。上药前 3 味药捣烂如泥,再加凡士林调匀成膏状,涂敷于患处,每日 1～2 次。适用于各种鱼鳞病。

8. 当归 15 克,紫草 3 克,奶酥油 60 克,香油 120 克,黄蜡 15 克。将香油熬沸,加入当归、紫草熬至焦枯,去渣令温,加后加入黄蜡、奶酥油调成膏,涂敷患部,每日 1～2 次。适用于各种鱼鳞病。

三十、硬 皮 病

硬皮病是一种以皮肤炎性、变性、增厚和纤维化进而硬化和萎缩为特征的结缔组织病,此病可以引起多系统损害。其中,系统性硬化除皮肤、滑膜、指(趾)动脉出现退行性病变外,消化道、肺、心脏和肾等内脏器官也可受累。硬皮病的病因仍不明确,可能在遗传、环境因素(病毒感染、化学物质如硅等)、女性激素、细胞及体液免疫异常等因素作用下,成纤维细胞合成并分泌胶原增加,导致皮肤和内脏的纤维化。化学物质或病毒感染是影响疾病易感性的环境因素。工作中常暴露于二氧化硅的人群患此病相对危险性增高。

【外治方】

1. 川乌 10 克,草乌 10 克,石菖蒲 10 克,艾叶 15 克,红花 15 克,桂枝 15 克,伸筋草 15 克,透骨草 12 克。上药加水适量,煎煮成药浴液。趁热先熏后洗,并适当按摩,每日 2 次,每次 15～30 分钟。适用于各种硬皮病的辅助治疗。

2. 伸筋草 30 克,透骨草 15 克,祁艾 30 克,刘寄奴 15 克,桑枝 30 克,官桂 15 克,紫苏木 9 克,穿山甲 15 克,草红花 9 克。上药碾碎,装入消毒纱布袋内,加水浸泡。取药液温洗患处,隔日 1 次。适用于各种硬皮病的辅助治疗。

3. 威灵仙 60 克,蜀羊泉 40 克,石菖蒲 30 克,艾叶 20 克,独活 20 克,羌活 20 克,千年健 20 克,红花 15 克,食醋 500 毫升。上药加水 2 500～3 000 毫升,煮沸,将药液倒入浴盆内,熏洗患部,外盖毛巾,待药液不烫时用毛巾蘸药液擦洗患处,每日 1～2 次,每剂可连用 6 次,其间可适当加水和醋。适用于各种硬皮病的辅助治疗。

4. 豆腐适量。按病变部位大小将豆腐切成薄片,放入砂锅内加热,待温度降至能忍受的时候热敷患处,每次 2 片,轮流热敷,每日 1 次,每次 15 分钟。豆腐可反复加热,至无浆液析出时弃去。适用于各种硬皮病的辅助治疗。

三十一、皮肌炎

皮肌炎是一种主要累及横纹肌,以淋巴细胞浸润为主的非化脓性炎症病变,可伴有或不伴有多种皮肤损害。临床上以对称性肢带肌、颈肌及咽肌无力为特征,常累及多种脏器,亦可伴发肿瘤和其他结缔组织病。皮肌炎的确切病因尚不清楚,一般认为与遗传和病毒感染有关。多发性肌炎和皮肌炎的发病有明显种族差异。非裔美国人发病率最高,黑人与白人的发病比例为 3～4：1。儿童皮肌炎的发病率较高。本病在同卵孪生子和一级亲属中出现也提示它有遗传倾向。皮肌炎通常隐匿起病,在数周、数月、数年内缓慢进展。极少数患者急性起病,在数日内出现严重肌无力,甚或横纹肌溶解、肌球蛋白尿和肾衰竭。患者可有晨僵、乏力、食欲缺乏、体重减轻、发热(中低度甚或高热)、关节疼痛,少数患者有雷诺现象。

【外治方】

1. 桂枝 15 克,透骨草 30 克,红花 10 克。3 味药加水煮成药液,擦洗患处,每日 2 次,10 天为 1 个疗程。适用于皮肌炎的辅助治疗。

2. 生侧柏叶 30 克,钩藤 15 克,当归 10 克,槐花 10 克。4 味药加水煎取药液,洗浴患处,每日 2 次。适用于皮肌炎的辅助治疗。

第七章 五官科疾病

一、急性结膜炎

急性结膜炎可发生在卫生条件良好的人群中,由病毒、细菌或变应性引起,可有混合感染和原因不明者。结膜炎也可能与感冒和疹病伴同存在。结膜炎也可由风、粉尘、烟和其他类型的空气污染、电弧、太阳灯的强紫外光和积雪反射的刺激引起。急性结膜炎俗称"红眼病"。多发于春季,为季节性传染病,其传播途径主要是通过接触传染。往往通过接触病人眼分泌物或与红眼病患者握手或用脏手揉眼睛而被传染。本病相当于中医学"天行赤眼""暴风客热""目痒"等范畴。

【外治方】

1. 大青叶 15 克,薄荷 15 克。2 味药加水煎煮,去渣,温洗眼部。适用于急性结膜炎。

2. 千里光 9 克,木贼 9 克,金银花 6 克,陈艾 6 克,花椒 6 克。上药加水 800 毫升煎煮,去渣,趁热将药液倒入暖水瓶中,患眼对准瓶口,利用药液蒸气熏蒸,待药液温度适宜时用消毒棉花或消毒纱布蘸药液洗患眼,连用 1～2 天。适用于急性结膜炎。

3. 秦皮 9 克,川黄柏 9 克,川椒 9 克,荆芥 6 克,防风 6 克,薄荷 6 克。上药加水适量,煎煮至沸,去渣,趁热先熏后洗患眼,每次 20～30 分钟。适用于急性结膜炎。

4. 小田基黄 30～60 克。小田基黄加水煎煮,去渣,熏洗患部,每日 3 次。适用于急性结膜炎。

5. 秦皮 30 克,黄柏 15 克,决明子 15 克,黄芩 9 克,黄连 9 克,栀子 9 克。上药加水煎取药液,趁热熏患眼。适用于急性结膜炎。

6. 桑叶 15 克,菊花 15 克,金银花 15 克,防风 9 克,当归尾 9 克,赤芍 9 克。上药加水适量煎汤,去渣,趁热熏洗患眼。适用于急性结膜炎。

7. 蒲公英 100 克(干品 30～50 克)。蒲公英加水煎煮,去渣,温洗眼部。适用于急性结膜炎。

8. 明矾 3 克,胆矾 3 克,黄连 3 克,铜绿 3 克,当归尾 3 克,防风 3 克,杏仁 3 克,红花 3 克。上药用消毒纱布包好,放入大碗中,加沸水冲泡,熏洗患眼。适用于急性结膜炎。

9. 黄连 10 克,黄芩 10 克,秦皮 10 克,防风 10 克。4 味药共研末为散,加水煎汤,去渣,频频洗眼。适用于急性结膜炎。

10. 黄连 6 克,金银花 30 克,菊花 30 克,乌梅 20 克,甘草 10 克,明矾 10 克。上药加水 1 000 毫升,煎煮 20 分钟,过滤去渣,温洗眼部 10 分钟,并用小毛巾浸药液湿敷患眼 20～30 分钟,每日 2 次,连用 2～3 天为 1 个疗程。适用于急性结膜炎。

11. 当归尾 10 克,黄连 12 克,赤芍 10 克,防风 10 克,杏仁 10 克。上药加水煎汤,去渣,熏洗眼部。适用于急性结膜炎。

12. 鲜嫩槐树条 150 克,明矾 10 克,茶叶 10 克。3 味药加水煎汤,去渣取汁,熏洗眼部。适用于急性结膜炎。

13. 甘菊花 9 克,桑叶 9 克,薄荷 3 克,羚羊角 4.5 克,生地黄 9 克,夏枯草 9 克。上药加水适量,煎煮 20 分钟,去渣,先熏后洗眼部,每日 2 次,每日 1 剂。适用于急性结膜炎。

14. 独活 150 克,荆芥 150 克,薄荷 150 克,野菊花 150 克,五皮风 150 克,三角风 150 克,生姜 150 克,火葱 150 克,花椒 90 克,黄连 120 克,黄芩 120 克,黄柏 120 克,大黄 120 克,生地黄 180 克,芒硝 30 克,苦参 120 克,绿豆 100 克,甘草 120 克,橘叶 120 克,晚蚕沙 150 克,土茵陈 150 克,茶叶 120 克,硼砂 60 克,青盐 60

克。以上前 22 味加水煎煮,去渣取汁,再将药渣加水煎汤,连续 3 次,合并药液,慢慢熬稠成膏,再将硼砂和青盐研细兑入膏内。取膏泡水,温洗患部,每日 2～3 次,每次 20～30 分钟。适用于急性结膜炎。

15. 秦皮 30 克,黄连(去须)45 克,苦竹叶 30 克。3 味药共加工研碎,加水 2 000 毫升,煎煮至 1 000 毫升,去渣,温洗眼部。适用于急性结膜炎。

16. 杭菊花 3 克,川黄连 15 克。2 味药加水 500 毫升,浓煎至 300 毫升,去渣,倒入洗眼杯中,温洗眼部,每日 4～6 次,2～3 天为 1 个疗程。适用于急性结膜炎。

17. 甘菊花 9 克,浮萍 9 克,明矾 3 克,胆矾 3 克。4 味药加水冲泡 15 分钟,过滤去渣,倒入洗眼杯中,温洗眼部,每次 10 分钟,每日 1 剂。适用于急性结膜炎。

18. 金银花 20 克,菊花 20 克,大青叶 40 克,蛇床子 20 克。4 味药加水煎煮,去渣,趁热先熏后洗患眼,每次 20 分钟,每日 2 次。适用于急性结膜炎。

19. 淡竹叶 9 克,黄连 15 克,青黛 5 克,大枣 20 枚,栀子 9 克,车前草 9 克。上药加水浓煎,去渣,倒入洗眼杯中,温洗眼部,每日 6 次,以愈为度。适用于急性结膜炎。

20. 霜桑叶 15 克,野菊花 15 克。2 味药加水 250 毫升,煎沸 10 分钟,去渣,趁热先熏后洗患眼,每日 3 次,3 天为 1 个疗程。适用于急性结膜炎。

21. 苦参 9 克,荆芥穗 3 克,薄荷 3 克,明矾 3 克。4 味药加水煎煮至沸,去渣,倒入洗眼杯中,温洗眼部,每日 1 次。适用于急性结膜炎。

22. 地耳草全草 50 克。地耳草加水煎煮,去渣,熏洗患眼,每日 3 次。适用于急性结膜炎。

23. 秦皮 10 克,黄连 10 克,滑石 10 克。共研为细末,每次取药末 1.5 克,加沸水浸泡,澄清,温洗眼部,每日数次。适用于急性结膜炎。

24. 桑叶 30 克,野菊花 10 克,金银花 10 克。3 味药加水 500 毫升,浸泡 10 分钟,再用文火煎煮 15 分钟,去渣,用药液的热气熏患眼 1 分钟,再用消毒纱布蘸药液反复洗患眼 5 分钟,每日 3 次。3 天为 1 个疗程。适用于急性结膜炎。

25. 板蓝根 20 克,荆芥 10 克。2 味药加水煎煮,去渣,温洗眼部。适用于急性结膜炎。

26. 千里光 120 克,秦皮 10 克。2 味药加水煎 2 次,合并滤液并浓缩至 1 000 毫升,分装盐水瓶中,隔水煮沸 30 分钟灭菌。冲洗结膜囊,或做湿敷,每日 2～3 次,3 天为 1 个疗程。适用于急性结膜炎。

27. 黄连 6 克,赤芍 6 克,防风 6 克,川椒 3 克,归尾 3 克,羌活 1 克,五倍子 1 克,荆芥 2 克,胆矾 15 克,明矾 15 克,铜绿 3 克,轻粉(研细)0.3 克。以上前 10 味加水煎,去渣后加入铜绿溶化,再加入轻粉搅匀,温洗患眼。适用于急性结膜炎。

28. 车前草 50 克,薄荷叶 10 克。分 2 次加水煎汤 50～60 毫升,去渣,用消毒纱布蘸药液温洗眼部,洗时翻开上下眼睑,使药物进入眼结膜,每日 1 剂,可洗 2～3 次。适用于急性结膜炎。

29. 蔓荆子 6 克,荆芥 6 克,白蒺藜 6 克,秦皮 6 克,桑叶 6 克。上药加水 800 毫升,煎煮至 500 毫升,去渣,温洗眼部,每日 1 次。适用于急性结膜炎。

30. 荆芥 1.5 克,防风 1.5 克,连翘 1.5 克,白芷 1.5 克,归尾 1.5 克,胆矾 0.3 克,明矾 0.3 克,皮硝 1 克。上药加水煎汤,去渣,熏洗患眼。适用于急性结膜炎。

31. 桑叶 15 克,野菊花 15 克,蒲公英 15 克。3 味药加水 1 500 毫升煎煮,去渣,熏洗患眼。适用于急性结膜炎。

32. 黄连 10 克,蝉蜕 8 克。2 味药加水煎汤约 200 毫升,去渣,趁热利用药液蒸气熏蒸患眼,待药液温度适宜时用消毒棉花或消毒纱布蘸药液洗患眼,每日3~4次。适用于急性结膜炎。

33. 菊花60克。菊花加水煎汤,去渣,温洗双足,每日4次,每次15~20分钟。适用于急性结膜炎。

34. 胆汁、食盐、蜂蜜各少许。3味药加凉开水少许,调匀,消毒。每日滴眼数次。适用于急性结膜炎。

35. 鲜嫩槐树条150克,白矾10克,茶叶10克。3味药加水煎汤,去渣取汁,熏洗患部。适用于急性结膜炎。

36. 龙胆草9克,白矾3克,枯矾6克,青盐3克,生杏仁(去皮)7个,红花3克,菊花9克,防风6克,桑叶6克,甘草3克,湖茶叶9克。上药加水煎汁,外用洗眼,每日1剂,熏洗数次。适用于急性结膜炎。

37. 决明子(炒研)不拘量,茶叶6克。将茶叶煎汁,再与决明子末调和。将决明茶调散涂敷于两侧太阳穴,药干则再敷,每日数次。适用于急性结膜炎。

38. 熟地黄适量。取洗净切好的厚约2厘米的熟地黄4片。将熟地黄片敷在眼皮上,约2分钟1次,轮流重复使用。适用于急性结膜炎。

39. 胡黄连、绿茶各适量。将胡黄连研为细末,用茶叶煎汁,调和药末厚敷于患部。适用于急性结膜炎。

40. 芙蓉叶60克。芙蓉叶研为细末,用水调和成糊状,贴敷于太阳穴。适用于急性结膜炎。

41. 生地黄15克,红花10克,当归尾8克。3味药一同捣烂,敷于患眼,每日用药1次。适用于急性结膜炎。

二、慢性结膜炎

慢性结膜炎为由多种原因引起的结膜慢性炎症,其病因包括细菌感染、不良环境的刺激、眼病的影响、不良的生活习惯等。其临床特点为眼部不适感、白色泡沫状分泌物、睑结膜轻度充血或充血不明显。

【外治方】

1. 当归 6 克,菊花 10 克,大黄 15 克,花椒 9 克,芒硝 10 克,明矾 6 克。上药加水煎煮 2 次,去渣取汁,混匀,趁热熏洗患眼,每日 3 次。适用于慢性结膜炎。

2. 黄柏 20 克,大黄 20 克,生地黄 20 克,红花 15 克,白芷 15 克,薄荷叶 8 克,冰片 2 克。将生地黄切片,晒干研粉,再将红花、大黄、黄柏、白芷、薄荷叶共研极细末,混匀后加入冰片,同研和匀。临用时以冷开水调和成糊状,涂敷患处,每日 3 次;或将药糊摊于消毒纱布上,再贴敷于患处。适用于慢性结膜炎。

3. 茶叶 20 克。茶叶加沸水冲泡,去渣,熏洗患眼,每日 2 次。适用于慢性结膜炎。

4. 黄连、菊花各适量。2 味药加水适量煎煮,去渣,温洗患眼。适用于慢性结膜炎。

三、角膜炎

角膜炎分为溃疡性角膜炎和非溃疡性角膜炎两类。由内因,外因不同因素造成。因角膜外伤,细菌及病毒侵入角膜引起的炎症。患眼有异物感,刺痛甚至烧灼感。球结膜表面混合性充血,伴有怕光、流泪、视力障碍和分泌物增加等症状。角膜表面浸润有溃疡形成。绝大部分溃疡性角膜炎为外来因素所致,即感染性致病因子由外侵入角膜上皮细胞层而发生的炎症。

【外治方】

1. 桑叶 15 克,菊花 15 克,金银花 15 克,防风 10 克,归尾 10 克,赤芍 10 克,黄连 10 克。上药加水适量煎汤,去渣,趁热熏洗患部。适用于病毒性角膜炎。

2. 当归尾 10 克,赤芍 10 克,黄连 10 克,薄荷 10 克,荆芥 10 克。上药加水 500 毫升,煎煮 20 分钟,去渣,洗浴眼部,每日 2 次,每日 1 剂。适用于病毒性角膜炎。

3. 黄柏 18 克,黄连 18 克,黄芩 18 克,秦皮 18 克,蕤仁 18 克,决明子 18 克,栀子 7 克,大枣 10 克。上药加水 600 毫升,先浸后煎,去渣得药液约 200 毫升,待温用洗眼杯冲洗眼部,每日 1～2 次。适用于病毒性角膜炎。

4. 乌梅 20 克,杏仁 15 克,明矾 6 克,花椒 10 克,硼砂 6 克,铜绿 6 克,青盐 9 克。上药加水 150 毫升煎煮,去渣,浸洗患部,每日 1 次。适用于病毒性角膜炎。

5. 栀子仁 32 克,蕤仁 32 克,决明子 32 克,车前叶 50 克,秦皮 50 克,石膏 64 克,竹叶 40 克,细辛 15 克,蜂蜜 60 克。以上前 8 味研为粗末,加水 600 毫升,煎取药液 140 毫升,去渣后加入蜂蜜,再次煎煮至 80 毫升,过滤收贮。仰头将药汁滴于目中。适用于病毒性角膜炎。

6. 鲜威灵仙叶适量。将鲜威灵仙叶捣烂,做成黄豆大小的药丸。再取 2.5 厘米×2.5 厘米的胶布 2 块,将每块中间剪黄豆大小的孔 1 个,然后贴患眼对侧内关穴,再将药丸置于小孔内;然后将第二块胶布盖于其上,并用拇指轻按药团半分钟,约 40 分钟后去药。适用于病毒性角膜炎。

四、角膜溃疡

角膜是眼球最前面的一层透明的薄膜,经常暴露在空气里,接触病菌机会多。常因异物等外伤,角膜异物剔除后损伤,以及沙眼及其并发症、内翻倒睫刺伤角膜,细菌、病毒或真菌乘虚而入,引起感染而发生角膜溃疡。此外,如结核引起的变态反应、维生素 A

缺乏、面瘫及眼睑瘢痕致眼睑闭合不良均可引起角膜溃疡。

【外治方】

1. 全蝎 6 克,山柰 6 克,儿茶 6 克,自然铜 6 克,铜绿 6 克,五味子 6 克。上药加水煎汤,去渣,趁热熏洗患眼,每日 3～5 次,7 天为 1 个疗程。适用于角膜溃疡。

2. 决明子 15 克,野菊花 9 克,白蒺藜 9 克。3 味药加水 1500 毫升,煎沸 10 分钟,去渣倒入杯中,趁热熏洗眼部,每日早、中、晚各 1 次。适用于角膜溃疡。

3. 五倍子 30 克。五倍子加水煎汤,去渣倒入杯中,以厚纸中剪一大孔如眼,盖在杯上,将眼对准纸孔,令蒸气熏目。适用于角膜溃疡。

4. 龙胆草 30 克,胡黄连 30 克,冰片 1 克。前 2 味药加水煎汤 2 次,去渣合并滤液,再浓缩成糊状,加入研成极细末的冰片,调和均匀,点涂患眼内眦角,每日 2～3 次。适用于角膜溃疡。

5. 蜂蜜 5 克。蜂蜜加凉开水 95 毫升,混匀,每日滴眼 3～4 次。适用于角膜溃疡。

五、泪囊炎

泪囊炎一般表现为慢性和急性两种,而以慢性最常见。急性泪囊炎往往是慢性泪囊炎的急性发作,多是毒力强的细菌如链球菌或混合肺炎链球菌等感染所致。慢性泪囊炎是由于患者长时间患沙眼、慢性结膜炎或慢性鼻炎,累及鼻泪管黏膜,造成鼻泪管阻塞。

【外治方】

1. 柴胡 30 克,薏仁 30 克,黄连 30 克,升麻 30 克。4 味药共研为粗末,加水 2000 毫升,煎取药浴液 1000 毫升,去渣,温热淋洗患部,每次 20 分钟。适用于泪囊炎。

2. 煅炉甘石 3 克,海螵蛸 1.5 克,冰片少许。3 味药共研细末,取药末少许点涂于泪囊处,每日 1～2 次。适用于泪囊炎。

六、睑缘炎

睑缘炎是睑缘皮肤、睫毛毛囊及其腺体的亚急性、慢性炎症。睑缘部位富于腺体组织和脂肪性分泌物,易沾染尘垢和病菌致感染。临床上分 3 型:鳞屑性、溃疡性、眦部睑缘炎。鳞屑性者为睑缘湿疹皮炎,由腺体分泌过多继发感染引起;溃疡性者是睫毛毛囊和睑缘皮肤受葡萄球菌感染所致;眦部睑缘炎为摩-阿氏双杆菌所致,此外也与维生素 B_2 缺乏、慢性全身性疾病有关。睑缘炎一般病程较长,坚持用药疗效尚好。睑缘炎的发病诱因为理化因素、屈光不正、不良卫生习惯等。

【外治方】

1. 皮硝 500 克,大枣 500 克,黄连末适量。将皮硝用沸水泡化,澄清去渣,再将大枣去核,入硝汁内浸 1 天后取出晒干,又浸,如此数次,以汁尽为度。于大枣内装入黄连末,再将大枣合之,勿令泄气。临用时取大枣 1 个,入沸水内泡之,不时洗眼患处。适用于睑缘炎。

2. 青黛 3 克,黄柏 3 克,制炉甘石 3 克。将黄柏烘脆研成极细末,再与青黛、炉甘石共研末,和匀。用棉签蘸药末涂敷于患处,每日早晚各 1 次。适用于睑缘炎。

3. 生地黄 15 克,凌霄花 10 克,黄柏 10 克,黄连 10 克,红花 10 克,当归 10 克,赤芍 10 克,谷精草 10 克。上药加水适量煎汤,去渣待温,洗浴患部,每日 2 次,每日 1 剂。适用于睑缘炎。

4. 黄柏 30 克,大黄 30 克,黄连 20 克,苦参 30 克,野菊花 30 克,防风 15 克,芒硝 15 克。将前 6 味加水 1 000 毫升文火煮沸 20 分钟,取汁,药渣再加水 500 毫升复煎,去渣取汁,合并药液,加入芒硝。每次取药液适量,用消毒药棉蘸药液温洗眼睑处,每日 2 次,以愈为度。适用于睑缘炎。

5. 炉甘石 30 克,硼砂 6 克,珊瑚 6 克,琥珀 6 克,朱砂 3 克,黄丹 1.5 克,冰片 1.5 克,荸荠粉 9 克,椰子油 75 克,凡士林 150 克。以上前 8 味分别研为细末,逐味混合,共研和匀;临用时将凡士林和椰子油放在杯内,置于文火上烊化,趁热将药末投入搅匀,冷却后即成软膏。取膏涂敷患部,每日 3~4 次。适用于睑缘炎。

6. 防风 6 克,杏仁 6 克,铜绿 1 克。共研细末,临用时用热水浸泡,洗浴眼部。适用于睑缘炎。

7. 晚蚕沙 30 克,枯矾 3 克,香油适量。将蚕沙放入碗中,加入香油浸泡,静置 3 天后加入研至极细的枯矾末,搅拌成软膏状,涂擦于患处,每日早晚各 1 次。适用于睑缘炎。

8. 菊花 15 克,灯芯草 15 克,艾叶 15 克,黄柏 15 克。4 味药用绢布包好,加水适量煎汤,去渣,淋洗眼部。适用于睑缘炎。

9. 荆芥 15 克,防风 15 克,川黄连 15 克,文蛤 15 克,苦参根 12 克,薄荷 3 克,铜绿 1.5 克。上药共研细末,拌和成丸子大。每次用热水化开 1 丸,趁温热洗眼部,每日 3 次。适用于睑缘炎。

10. 野菊花 30 克。野菊花加水煎成浓汁,去渣澄清,趁热先熏后洗患眼。适用于睑缘炎。

11. 黄连 6 克,黄柏 10 克,苦参 20 克。3 味药加水煎煮,去渣,用消毒药棉蘸药液温洗眼睑处,每日 3 次。适用于睑缘炎。

12. 菊花 15 克,明矾 2 克。2 味药加水煎煮,去渣,熏洗患部,每日 3 次。适用于睑缘炎。

13. 黄芩 15 克,艾叶 15 克。2 味药加水适量煎汤,去渣,先熏后洗眼部,每日 2 次。适用于睑缘炎。

14. 霜桑叶 30 克,醋 60 毫升。将霜桑叶切细,放入醋中浸泡 5 天,去渣取汁,用药棉蘸药醋汁涂患处,每日 2~3 次。适用于睑缘炎。

15. 桑叶 15 克,蚕沙 15 克,醋 30 毫升。将桑叶和蚕沙研成细末,再用醋调匀成糊状,敷于患处,每日 1～2 次。适用于睑缘炎。

七、睑腺炎

睑腺炎俗称麦粒肿,因其红肿似麦粒,故名之。睑腺位于眼睑组织深部,但开口于睑缘处,细菌可由开口处进入腺体而引起炎症。根据受损腺体组织的不同而有内外之分。外睑腺炎也叫睑缘疖,俗称针眼,为睫毛囊所属的杰氏皮脂腺炎,多为葡萄球菌感染所致,与身体他处所起的疖肿相同。内睑腺炎是睑板腺的化脓性炎症,较外睑腺炎少见,但两者症状相似,只是疼痛更甚。中医学认为,本病多为风热外袭,热毒上熏,结聚胞睑,致使局部红肿痛热,眼睑部有圆形隆起,压痛明显,有时有波动,常于睑缘处或睑结膜内有黄白色脓点,当以疏风泻热、解毒散结为治。

【外治方】

1. 桑叶 15 克,菊花 15 克,生地黄 15 克,黄连 10 克,连翘 15 克。上药加水 1 000 毫升,煎煮去渣,先熏后洗患处,每日 2 次,每日 1 剂。适用于睑腺炎。

2. 蒲公英 15 克,金银花 15 克,白芷 10 克,赤芍 10 克。4 味药加水煎煮,去渣,先熏后洗患处,每日 2 次。适用于睑腺炎。

3. 桑叶 15 克,野菊花 15 克,金银花 15 克,赤芍 10 克。4 味药加水适量煎汤,去渣,趁热熏洗患部。适用于睑腺炎。

4. 食盐适量。食盐加开水溶化,先熏后洗患眼,每日 2 次。适用于睑腺炎。

5. 枸杞叶 12 克,桑叶 10 克,白菊花 12 克,芙蓉花 12 克,蜂蜜适量。以上前 4 味一同捣烂,调入蜂蜜令匀,敷于患处。适用于睑腺炎。

6. 天南星、生地黄各等份,蜂蜜适量。将天南星、生地黄共研细末,再用蜂蜜调匀。将药膏涂敷在患侧的太阳穴上,外用消毒纱布覆盖,再用胶布固定,每日换药 1 次。适用于睑腺炎。

7. 黄柏 6 克,天南星 3 克,煅枯矾 3 克,鸡蛋清适量。将天南星、黄柏共研细末,然后加入枯矾同研均匀,再与鸡蛋清调匀成软膏状,涂擦患处,每日早晚各 1 次。适用于睑腺炎。

8. 鲜生地黄 20 克。将鲜生地黄捣烂取汁,与等量的醋调匀,搽患处,每日 3～4 次。适用于睑腺炎。

9. 完整蛇蜕数条,食醋适量。将完整蛇蜕置于食醋中浸泡,数日后取出剪成约 3 厘米×8 毫米大小的蛇蜕块,敷于患处,上盖有浸过醋的纱布,固定,每日换药 1 次,至愈为度。适用于睑腺炎。

10. 天花粉、天南星、生地黄、蒲公英各等份,液状石蜡、醋各适量。将以上前 4 味共研细末,加入食醋和液状石蜡,调成膏状,取药膏适量,置于消毒纱布上,敷于患处,每日换药 1 次。适用于睑腺炎。

11. 玉枢丹 10 克,醋适量。将玉枢丹研为细末,再与醋调匀,涂于患处。适用于睑腺炎。

八、青 光 眼

青光眼,是一种发病迅速、危害性大、随时导致失明的常见疑难眼病。特征就是眼内压间断或持续性升高的水平超过眼球所能耐受的程度而给眼球各部分组织和视功能带来损害,导致视神经萎缩、视野缩小、视力减退,失明只是时间的迟早而已,在急性发作期 24～48 小时即可完全失明。青光眼属双眼性病变,可双眼同时发病,或一眼起病,继发双眼失明。

【外治方】 鸡苦胆 1 个,蜂蜜适量。将鸡苦胆中灌入半匙蜂蜜,缝合后放入猪胆内,吊在屋檐下,不见日光照射处,21 天后取下,取鸡胆汁点眼,或用人乳拭点患处,搽净,再点鸡胆汁。每日 1

次,连用3次。适用于青光眼。

九、沙 眼

沙眼是由沙眼衣原体引起的一种慢性传染性结膜角膜炎,因其在睑结膜表面形成粗糙不平的外观,形似沙粒,故名沙眼。本病病变过程早期结膜有浸润,如乳头、滤泡增生,同时发生角膜血管翳;晚期由于受累的睑结膜发生瘢痕,以致眼睑内翻畸形,加重角膜的损害,可严重影响视力,甚至造成失明。潜伏期5~14天,双眼患病,多发生于儿童或少年期。

【外治方】

1. 木贼草30克,石决明30克,青葙子15克,桑叶15克,菊花15克,桔梗10克,薄荷6克。上药加水1 000毫升,煎煮30分钟,去渣,洗浴眼部,每日2次,每日1剂。适用于各期沙眼。

2. 菊花60克,龙胆草9克,乌梅5个,芒硝6克,杏仁7个,枯矾3克,明矾6克,炉甘石6克。上药加水煎汤,去渣取汁,温洗患眼,每日5~6次。适用于各期沙眼。

3. 桑叶15克,菊花15克,金银花15克,防风9克,归尾9克,赤芍9克。上药加水适量煎汤,去渣,趁热熏洗患眼。适用于各期沙眼。

4. 明矾3克,胆矾3克,黄连3克,木贼9克。4味药加水煎煮,去渣,熏洗患眼,每晚1次,1剂可连用7天,再次使用前要加热煮沸,如果患者感觉刺激强,可酌加适量开水再用。适用于各期沙眼。

5. 晚蚕沙30克。晚蚕沙加水煎汤,去渣,用温药液洗眼部,每日2~3次。适用于各期沙眼。

6. 桑叶15克,玄明粉10克。2味药加水煎煮5分钟,去渣澄清,温洗患眼,每日2次。适用于各期沙眼。

7. 鲜石榴叶 90 克,鲜竹叶 60 克,鲜木贼草 60 克。3 味药加水浓煎,去渣,熏洗患眼,每日 2 次。适用于各期沙眼。

8. 鱼腥草 30 克,小蓟 30 克。2 味药加水煎汤,去渣取汁,洗浴眼部,每日 2～3 次。适用于各期沙眼。

9. 秦皮 30 克,黄柏 15 克,决明子 15 克,黄芩 9 克,黄连 9 克,栀子 9 克。上药加水煎取药液,趁热熏患眼。适用于各期沙眼。

10. 六月雪 100 克,夏枯草 60 克。2 味药加水同煎,去渣澄清,用温药液洗眼部,每日 2～3 次。适用于各期沙眼。

11. 黄连 6 克,赤芍 6 克,防风 6 克,川椒 3 克,归尾 3 克,羌活 1 克,五倍子 1 克,荆芥 2 克,胆矾 15 克,明矾 15 克,铜绿 3 克,轻粉(研细)0.3 克。以上前 10 味加水煎,去渣后加入铜绿溶化,再加入轻粉搅匀。温洗患眼。适用于各期沙眼。

12. 黄连 10 克,赤小豆 10 克,冰片 2 克。共研细末,取药末少许点眼角内,每日 2～3 次。适用于各期沙眼。

13. 海螵蛸 1 块,胆矾 1 克。将胆矾用清水 120 毫升煎煮 10 分钟,过滤取汁。海螵蛸用小刀修成扁圆形长条,使其平滑无棱,再用清水洗净,晒干后放入碗中,加入胆矾液浸泡,上笼蒸 5 分钟。取海螵蛸轻轻擦眼睑患处,以微有血丝为度,每隔 3 日治疗 1 次。适用于各期沙眼。

14. 黄连 3 克,冰片 1 克,青鱼胆 1 个。前 2 味分别研为极细末,装入青鱼胆中,扎口,风干后取出研为细末。用灯芯草蘸冷开水后蘸取药末少许,点涂患眼内眦角,闭目片刻,微有刺痛感,连用 7～10 天为 1 个疗程。适用于各期沙眼。

15. 野菊花 10 克,朴硝 10 克。2 味药加水煎汤,去渣取汁,洗浴眼部,每日 1～2 次。适用于各期沙眼。

16. 枯矾 3 克,胆矾 3 克,白菊花 3 克,乌梅 3 克,花椒 3 克,桃仁 3 克,杏仁 3 克,荆芥 3 克,防风 3 克,冰片 3 克。以上前 9 味加水煎煮数沸,去渣取汁,倒入碗中。将冰片研为极细末,分 2 次加入药液中,趁热熏洗患眼,每日 2 次,每日 1 剂。适用于各期沙眼。

十、白内障

凡是各种原因如老化,遗传、局部营养障碍、免疫与代谢异常,外伤、中毒、辐射等,都能引起晶体代谢紊乱,导致晶体蛋白质变性而发生混浊,称为白内障。此时,光线被混浊晶体阻挠无法投射在视网膜上,导致视物模糊。多见于 40 岁以上,且随年龄增长而发病率增高。两眼发病可有先后,视力进行性减退,由于晶体皮质混浊,导致晶体不同部位屈光力不同,可有眩光感,或单眼复视,近视度数增加,临床上将老年性白内障分为皮质性、核性和囊下 3 种类型。

【外治方】

1. 薄荷脑 25 克。每次取少许薄荷脑,放入小酒杯中,以温开水溶化为液体,用脱脂药棉蘸药液涂擦印堂穴和双侧太阳穴,然后将棉球放在鼻孔下嗅其气,每日 3 次。适用于早期白内障的辅助治疗。

2. 飞朱砂 9 克,冰片 1 克。共研细末。用灯芯草蘸冷开水后蘸取药末少许,点涂患眼内眦角,每日早晚各 1 次,连用 7 天为 1 个疗程,停药 7 天后再进行下 1 个疗程。适用于早期白内障的辅助治疗。

十一、视物不清

视物不清是指看东西模糊不清,引起视物模糊的原因有很多种,可以是多种眼科疾病,也可以是屈光不正,如近视、远视、散光等。亦可能是其他全身疾病引起的并发症,或者非疾病而受外界干扰导致。

【外治方】

1. 桑叶 6 克,甘菊花 6 克,茺蔚子 6 克,赤芍 10 克,薄荷 3 克,僵蚕(炒)6 克。上药加水煎煮,去渣,熏洗患处。适用于视物模糊不清。

2. 茺蔚子 6 克,秦皮 6 克,赤芍 4.5 克,青皮 6 克,玄明粉 3 克,木贼 3 克,薏仁 6 克。上药加水煎煮,去渣,熏洗眼目。适用于视物模糊不清。

3. 桑叶 3 克,菊花 6 克,防风 4.5 克,赤芍 6 克,薄荷 2.5 克。上药加水煎煮,去渣,熏洗患眼。适用于视物模糊不清。

4. 珍珠母 18 克,五味子 6 克,煅磁石 18 克,甘菊花 6 克,冬桑叶 6 克,煅代赭石 10 克,食醋适量。以上前 6 味加醋煎煮,去渣,熏洗患处。适用于视物模糊不清。

十二、目赤肿痛

目赤肿痛为中医对多种眼部疾患中的急性症状所进行的描述。古代中医文献根据发病原因、症状急重和流行性,又称"风热眼""暴风客热""天行赤眼"等。目赤肿痛常见于西医学的急性结膜炎、假性结膜炎,以及流行性角膜炎等,认为由细菌或病毒感染,或过敏而导致。中医学认为,目赤肿痛多因外感风热时邪,侵袭目窍,郁而不宣;或因肝胆火盛,循经上扰,以致经脉闭阻,血壅气滞,骤然发生目赤肿痛。

【外治方】

1. 槐皮 60 克,秦皮 30 克,黄连 15 克,淡竹叶 15 克,薏仁 30 克,栀子仁 15 克,黄柏 15 克,马牙硝(精制芒硝)15 克,青盐 0.3 克。上药捣研为散,每次取药 30 克,加水 1000 毫升,煎煮去渣,温洗患部,每日 2～3 次,每次 20～30 分钟。适用于眼睛红肿疼痛。

2. 大黄 10 克，黄连 6 克，防风 10 克，白芷 10 克。4 味药加水煎煮，去渣，熏洗患眼，注意勿太热，以免损伤眼睛。适用于眼睛红肿疼痛。

3. 硼砂少许。硼砂用开水冲泡，冲洗患眼。适用于眼睛红肿疼痛。

十三、翼状胬肉

翼状胬肉是眼科常见病和多发病，中医称"胬肉攀睛"，俗称"鱼肉"。一般认为是受外界刺激而引起的一种慢性炎症性病变，单眼或双眼受侵犯，因其形状酷似昆虫的翅膀故名。为睑裂部球结膜与角膜上一种赘生组织，侵犯角膜后日渐增大，甚至可覆盖至瞳孔区而严重影响视力。是睑裂部球结膜及结膜下组织发生变性、肥厚、增生，向角膜内发展，呈三角形。多见于户外劳动者，以渔民、农民发病最多，可能与风尘、日光、烟雾等长期的慢性刺激有关。

【外治方】

1. 水蛭 1 克，蜂蜜 6 克。将水蛭烘脆，研成极细末后倒入瓷碗内，加入蜂蜜拌匀，再放入蒸笼内蒸熟，并搅拌 1 次，收贮。取药膏连续点涂数日，胬肉可逐渐消失。适用于翼状胬肉的辅助治疗。

2. 川黄连 3 克，乌梅 3 克，冰片 1 克，蜂蜜适量。将前 3 味分别研成极细末，混合后再研匀，收贮。以灯芯草蘸蜂蜜，再蘸上药粉适量，并点涂于胬肉上，每日早晚各 1 次，逐日点涂，以愈为度。适用于翼状胬肉的辅助治疗。

3. 紫背浮萍 60 克，冰片 1 克。将紫背浮萍放入冷水中漂洗半天，捞起晾干，研至极烂，绞取汁液 10 毫升，加入研成极细末的冰片，混合均匀。取药液滴入患眼内眦角 1 滴，每日早晚各 1 次，以愈为度。适用于翼状胬肉的辅助治疗。

4. 黄连 3 克,杏仁 3 克,石菖蒲 6 克,归尾 6 克,赤芍 6 克,地肤子 6 克,羌活 1.5 克,明矾 1 克。上药加水 500 克煎煮至沸,去渣,用消毒纱布蘸药液温洗眼部,每日 3 次。适用于翼状胬肉的辅助治疗。

十四、外耳道疖肿

外耳道疖肿是外耳道皮肤急性局限性化脓性病变,又称局限性外耳道炎。发生于外耳道软骨部,是耳科常见病之一。多为挖耳损伤外耳道皮肤或洗澡时及游泳后外耳道积水,使局部表皮软化,易被细菌侵入感染。

【外治方】 枯矾 5 克,雄黄 1 克,香油适量。前 2 味共研细末,用香油调匀成糊状,涂敷于患处,每日 3 次。适用于外耳道疖肿。

十五、中耳炎

中耳炎是累及中耳(包括咽鼓管、鼓室、鼓窦及乳突气房)全部或部分结构的炎性病变,好发于儿童。可分为非化脓性及化脓性两大类。非化脓性者包括分泌性中耳炎、气压损伤性中耳炎等,化脓性有急性和慢性之分。特异性炎症少见,如结核性中耳炎等。

【外治方】

1. 金银花 15 克,黄连 6 克,生大黄 15 克,半枝莲 20 克。4 味药加水 300 毫升,煎煮至 100 毫升,去渣澄清。用吸管吸取药液滴入耳内,待药液灌满时侧耳倾出,并用消毒药棉沾干耳内余液,如法连续灌洗 3 次,每日早、中、晚各灌洗 1 次。适用于化脓性中耳炎。

2. 石菖蒲根适量。石菖蒲加水煎煮,去渣,用消毒药棉沾干耳内脓液,然后用菖蒲药液灌耳洗净。适用于化脓性中耳炎。

3. 郁金末 3 克。郁金末加水调成稀混悬液。注入耳内适量,倾出,再注入,再倾出,反复多次。适用于化脓性中耳炎。

4. 蜂蜜适量。取蜂蜜,用脱脂药棉蘸后滴入耳内。适用于化脓性中耳炎。

5. 生半夏 50 克,白酒 150 毫升。将生半夏研成细粉,置容器中,加入白酒浸泡 24 小时,取上清液。将患耳洗净,滴入药酒数滴,每日 1～2 次。适用于化脓性中耳炎。

6. 白矾末 6 克,鸡蛋 1 个。将鸡蛋打一小孔,将白矾末纳入鸡蛋内,湿纸封口,置于火炉上煅焦存性,研为极细末。将耳内脓汁擦净,吹入药末。治疗期间忌食酸辣激性食物。适用于化脓性中耳炎。

7. 核桃仁适量,冰片 0.3 克。将核桃仁研烂拧油去渣,取核桃油 3 克,兑入冰片混匀。将耳内脓液拭净,每次滴油少许于耳内。适用于化脓性中耳炎。

8. 冰片粉 2 克,鸡蛋黄 3 个。将蛋黄放入铁锅中,以文火煎熬令蛋黄出油,用油与冰片粉和匀,拭去耳内脓水,滴入冰片蛋黄油。每日 3～4 次,3～4 天可愈。适用于化脓性中耳炎。

9. 核桃油 120 克,黄柏 9 克,五倍子 9 克,薄荷油 1 克,冰片 4.5 克。将黄柏、五倍子切片,用核桃油炸至焦黄,弃渣过滤,冷却后兑入冰片细粉,加薄荷油搅拌均匀,装入瓶内。先用棉签蘸 3% 双氧水洗去耳内脓液及痂皮,再以 75% 酒精棉球拭净患处,然后每次滴油少许入耳内,每日 3～5 次。适用于化脓性中耳炎。

10. 五倍子 30 克,枯矾 6 克。将五倍子烧存性,与枯矾共研细末。取少许药末用纸卷或竹管吹入耳内。适用于化脓性中耳炎。

11. 玄明粉 1 克,硼砂 1 克,冰片 1 克,朱砂 0.3 克。上药分别研为细末,混合均匀。用前将耳内脓液清洗干净,再将药末均匀地吹入耳内,每日 1 次。适用于化脓性中耳炎。

12. 香油、鸡蛋清各适量。香油、鸡蛋清充分混匀。用前将耳内脓液清洗干净,滴入香油鸡蛋清 2～3 滴,每日 1 次。适用于化脓性中耳炎。

13. 黄连 30 克,大黄 50 克,白矾 100 克,石膏 100 克,龙骨 100 克,冰片 10 克。将黄连、大黄焙干,研为极细粉。白矾、石膏、龙骨煅后加入冰片共研细末,与黄连、大黄粉一同过 100 目筛,高压消毒 30 分钟,贮瓶。用棉签蘸 3％过氧化氢洗去耳内脓液及痂皮,再以 75％酒精棉球拭净患处,然后将药末吹敷耳内少许,每日 3～5 次,直至痊愈。适用于化脓性中耳炎。

14. 明矾 3 克,雄黄 3 克,轻粉 2 克,冰片 2 克,海螵蛸 10 克,枯矾 10 克,蜘蛛(焙干研末)2 只。以上前 4 味用开水冲泡,待澄清后取药液备用;后 3 味共研细末。用药液洗患耳,再取药末少许吹入耳内。适用于化脓性中耳炎。

15. 地龙适量,食盐少许。将新从土中挖出的地龙洗净,在清水浸泡 15～20 分钟,然后放入消毒过的器皿中,撒上食盐,收集渗出的金黄色液体。用前将耳内脓液清洗干净,滴入地龙液 1～3 滴,每日 1～2 次,连用 2～5 天。适用于化脓性中耳炎。

十六、耳鸣、耳聋

耳鸣是指病人自觉耳内鸣响,如闻蝉声,或如潮声。耳聋是指不同程度的听觉减退,甚至消失。耳鸣可伴有耳聋,耳聋亦可由耳鸣发展而来。二者临床表现和伴发症状虽有不同,但在病因病机上却有许多相似之处,均与肾有密切的关系。耳鸣、耳聋可作为临床常见症状,见于各科的多种疾病过程中,也可单独成为一种耳疾病。西医的耳科病变(如中耳炎、鼓膜穿孔),急性热性传染病(如猩红热、流行性感冒),颅内疾病(如脑肿瘤、听神经瘤),药物中毒,以及高血压、梅尼埃病、贫血、神经衰弱等疾病,均可出现耳鸣耳聋。

【外治方】

1. 明天麻 6 克,防风 6 克,白芷 6 克,炒僵蚕 6 克,南薄荷 4.5克,全当归 10 克,藁本 6 克。上药加水煎汤,去渣待温洗浴头部。适用于器质性疾病的耳鸣。

2. 全蝎 14 个,薄荷叶 14 张,人工麝香 1.5 克。用薄荷叶包全蝎及人工麝香于瓦上焙干,共为细末,用水调和,捏成药栓塞入耳内。适用于器质性疾病的耳鸣。

3. 柴胡 30 克,龙胆草 30 克,黄芩 30 克,青皮 30 克,胆南星30 克,芦荟 30 克,黄连 30 克,青黛 30 克,大黄 30 克,木通 30 克,石菖蒲 30 克,皂角刺 30 克,细辛 30 克,全蝎 3 个,陈小米(炒黑)150 克,青鱼胆汁 50 毫升,姜汁 50 毫升,竹沥 50 毫升。以上前 15味炒干研细末,加入青鱼胆汁、姜汁、竹沥,拌匀,晒干,打碎,装入枕芯,做成药枕。让患者睡眠时头枕药枕之上。适用于神经性耳聋。

4. 磁石 5 克,葛根 2 根,石菖蒲 13 克,夜交藤 12 克,蜂蜜适量。以上前 4 味共研细末,调入蜂蜜,制成锤形药锭,塞内耳内。适用于神经性耳聋。

5. 巴豆 1 粒,鸡蛋 1 个。将鸡蛋一端开一小孔,将去皮去心膜的巴豆放入,搅匀,取汁滴于耳内。每日滴 2～3 次,连服 3 个月。适用于神经性耳聋。

十七、耳　疖

耳疖是指发生于外耳道的疖肿,以耳痛、外耳道局限性红肿、凸起如椒目为其特征。耳疖多因挖耳损伤外耳道皮肤,或因污水入耳感染而发。耳疖多发于气候湿热的季节或地区。发病前多有脓耳,或游泳、沐浴污水入耳病史。耳内疼痛或剧痛,甚则牵引头部,讲话、咀嚼、张口时疼痛加重。检查见外耳道外段皮肤呈丘状红肿,外耳道因此狭窄,压迫耳屏或牵拉耳郭时疼痛加重;病程3天以上者,疮顶可有黄白脓点,溃破后流出少许黄脓,或夹有血液,疼痛亦随之减轻。可伴耳前后皮肤红肿、疼痛。

【外治方】

1. 黄连适量。黄连加水煎成浓汁,去渣澄清。用药汁冲洗外耳道,每日3～4次,7～10天为1个疗程。适用于各种耳疖。

2. 虎杖50克,蒲公英15克,紫花地丁10克,冰片5克。4味药共研细末,装瓶。先清洗患部,去除脓痂,再将药末敷于患处,外用消毒纱布覆盖固定,每日换药1次。适用于各种耳疖。

3. 野菊叶30克。野菊花加水煎成浓汁,去渣澄清。用药汁冲洗外耳道,每日3～4次,7～10天为1个疗程。适用于各种耳疖。

4. 冰片0.9克,硼砂9克,胆矾0.9克。3味药共研极细末。将药末吹入耳中,每日1～2次,14天为1个疗程。适用于各种耳疖。

5. 金银花15克,紫花地丁12克,连翘12克,川黄连15克,夏枯草15克,赤茯苓15克,牡丹皮12克。上药加水煎汁,去渣,趁热熏洗患处,重症患者可取头煎药内服。适用于各种耳疖。

6. 菊花60克,蒲公英60克。2味药共煎浓汁。取消毒纱布蘸药液湿敷患部,每日换药2次。适用于各种耳疖。

7. 黄连3克,葱白10克,鸡蛋黄3个。将黄连研为细末,加入鸡蛋黄调成软膏状;葱白加水煎汤。用葱白汤洗净患处,再涂敷药膏,每日早晚各1次。适用于各种耳疖。

8. 黄连、黄柏、姜黄、当归、生地黄各等份。共研细末,用温开水调成糊状,涂敷于外耳道患处,每日1次,至红肿消失为度。适用于各种耳疖。

9. 苦参 30 克,蛇床子 30 克,苍术 15 克,黄柏 15 克,川椒 15 克,轻粉 0.5 克。上药加水煎 3 次,合并药液,去渣澄清,趁热熏洗患处,每次 10 分钟,每日 3 次。适用于各种耳疖。

十八、耳部湿疹

耳部湿疹是湿疹中的一种,好发于婴幼儿。其病因和发病机理可能与变态反应、精神因素、内分泌失调、代谢障碍等有关,先天性过敏体质是发病的主要原因。耳部湿疹多因耳郭之外耳道及其周围皮肤受药物或其他过敏物质刺激所致,湿、热、毛织品、化妆品、喷发剂、耳环及鱼、虾、牛奶等均可成为致敏因素。外耳道长期脓液刺激也可引发,一般分急、慢性两类。

【外治方】

1. 苦参 60 克,蛇床子 30 克,百部 30 克,益母草 30 克。4 味药加水煎取药液 1 000 毫升,去渣,温洗患部,每日 2 次。适用于外耳湿疹。

2. 青黛 6 克,松香 9 克,枯矾 15 克,菜油适量。共研细末,用菜油调成糊状,将患部用盐水洗净,再涂敷一薄层药膏,每日换药 1 次,直至痊愈。适用于各种耳部湿疹。

3. 花椒叶、桉树叶、桃树叶各适量。3 味药加水煎煮,去渣,冲洗外耳道,每日 3~4 次,7~10 天为 1 个疗程。适用于各种耳部湿疹。

4. 槐花 30~60 克,地榆 20 克,冰片少许,香油适量。前 2 味共研细末,再加入冰片同研细末,用香油调成糊状,涂敷患处,每日 1~2 次。适用于各种耳部湿疹。

5. 枯矾适量。枯矾加水配制成 0.1%~0.5% 的水溶液,冲洗外耳道,每日 1~2 次。适用于各种耳部湿疹。

6. 煅石膏 30 克,血竭 15 克,乳香 15 克,轻粉 15 克,冰片 3

克。5 味药共研细末。将患部用盐水洗净,再取适量药末撒于创面,每日换药 1 次。适用于各种耳部湿疹。

十九、昆虫入耳

通常进入耳道的昆虫可以是蟑螂、蚂蚁、小飞蛾等。由于夏季气候温暖潮湿,昆虫繁殖较快,有些地方居住环境卫生条件较差,有些人还习惯开着窗睡觉,甚至席地而卧,导致小虫容易入耳。这些小虫因为体积较小,爬到卧室床上也不容易被察觉,常常会在人们睡眠中进入耳内,也有些人出游躺在草地上睡着后,遭到虫子入耳的。

【外治方】

1. 胡椒粉 10 克,米醋 100 毫升。2 味药混和调匀。药液滴入耳内,虫即出。适用于小昆虫混入耳中。

2. 香油、面粉各适量。将香油于锅内烧热,面粉加水调湿,煎面粉糊为饼,晒干,打碎,装入枕芯,做成药枕。让患者头枕油饼之上,昆虫闻香则出。适用于小昆虫混入耳中。

二十、鼻　炎

鼻炎即鼻腔炎性疾病,是病毒、细菌、变应原、各种理化因子,以及某些全身性疾病引起的鼻腔黏膜的炎症。鼻炎的主要病理改变是鼻腔黏膜充血、肿胀、渗出、增生、萎缩或坏死等。

【外治方】

1. 荆芥 10 克,防风 10 克,羌活 10 克,独活 10 克,川芎 6 克,辛夷 6 克,生姜 6 克。上药加水煎沸,熏蒸鼻部,每日 2 次,每次 30 分钟,3 天为 1 个疗程。适用于风寒型急性鼻炎。

2. 金银花 6 克,桑叶 10 克,菊花 6 克,薄荷 10 克,板蓝根 15 克,连翘 6 克。上药加水煎沸,熏蒸鼻部,每日 2 次,每次 30 分钟,3 天为 1 个疗程。适用于风寒型急性鼻炎。

3. 瓜蒂 14 枚,马牙硝 3 克,冰片 1.5 克。3 味药共研细末。将药末少许吹入鼻中。适用于各种鼻炎。

4. 通草、附子、细辛各等份,蜂蜜适量。将前 3 味共研细末,炼蜜为丸如枣核大。将药丸 1 粒用绵裹塞入鼻孔内。适用于寒性鼻炎。

5. 辛夷 3 克,豆蔻 3 克,川黄连 6 克。共研细末,以绵裹药末。将药球塞纳鼻中。适用于各种鼻炎。

6. 鹅不食草 20 克,辛夷 20 克,白芷 20 克,藿香 20 克,冰片 5 克,薄荷脑 5 克。上药分别研细末,和匀,撒在消毒纱布各层之间,做成口罩。将口罩佩戴于患者口鼻部,每日数次,每次 1 小时。适用于各种鼻炎。

7. 辛夷花 9 克,苍耳子 9 克,薄荷 9 克,川贝母 9 克,白芷 6 克,甘草 6 克,法半夏 3 克,陈皮 3 克,三七 1.5 克,冰片 1.5 克。将冰片研为细末,再与另 9 味共研细末,装瓶。用棉签蘸药末少许搐入鼻中,每日 2～3 次。适用于各种鼻炎。

二十一、过敏性鼻炎

过敏性鼻炎又称变应性鼻炎,是鼻腔黏膜的变应性疾病,并可引起多种并发症。另有一型由非特异性的刺激所诱发,无特异性变应原参与,不是免疫反应过程,但临床表现与变应性鼻炎相似,称为血管运动性鼻炎或称神经反射性鼻炎,刺激可来自体外,或来自体内,故有人看作即是变应性鼻炎,但因在机体内不存在抗原-抗体反应,所以脱敏疗法,激素或免疫疗法均无效。过敏性鼻炎表现为充血或者水肿,患者经常会出现鼻塞,流清水涕,鼻痒,喉部不适,咳嗽等症状。过敏性鼻炎带有大量的分泌物,并可以因感染而变成黄色。

【外治方】

1. 斑蝥适量,蜂蜜少许。取斑蝥生用,去其足、翅,研为细末,装瓶备用;临用时取药末适量,用蜂蜜调成糊状。让患者取仰卧位,用胶布1小块,中间剪一小孔如黄豆大,贴于印堂穴,然后将药糊涂于小孔内,24小时后去药,未愈者可于7天后再次使用,连用3次为1个疗程。适用于过敏性鼻炎。

2. 斑蝥20克,白芥子20克,50%二甲基亚砜适量。前2味共研细末,再用50%二甲基亚砜调成软膏状,每次取麦粒大药膏1团,置于2厘米×2厘米大小的胶布中心。交替粘贴于双侧内关或外关穴,每7天用药1次,用药后2~3小时揭去,连用4次为1个疗程,必要时可用2~3个疗程。此药用后皮肤会出现水疱,2~3天后干瘪结痂,水疱尽量避免擦破,破裂者可用甲紫药水涂搽。适用于过敏性鼻炎。

3. 荆芥60克,防风60克,羌活60克,川芎60克,白芷60克,菊花60克,薄荷60克,藁本60克,辛夷花30克,细辛30克,山柰15克,檀香15克。上药共研细末,装入枕芯,做成药枕。让患者睡眠时头枕药枕之上。适用于过敏性鼻炎。

二十二、鼻 疖

鼻疖是指鼻前孔附近皮肤红肿、糜烂、结痂、灼热、瘙痒,有经久不愈、反复发作的特点。为鼻科较常见之病,以小儿为多见。相当于西医的鼻前庭炎。患者鼻前部疼痛、作痒,鼻内焮热、干痛、异物感,检查可见鼻前孔及其附近上唇皮肤水肿、潮红、溃烂流水、积结痂块。

【外治方】

1. 明矾 3 克,甘草 10 克。2 味药加水煎煮,去渣,经棉签蘸药液反复擦洗患处,也可淋洗,每日 3～5 次。适用于鼻疳。

2. 龙胆草 10 克,佩兰叶炭 10 克,寒水石 15 克,密陀僧 6 克,明雄黄 3 克,黄丹 3 克,枯矾 1.5 克,轻粉 0.5 克。上药共研极细末,取药末干擦患处,每日 3 次。适用于鼻疳。

3. 漆大菇 30 克,苦楝树叶 30 克,桉树叶 30 克。3 味药加水煎煮,去渣,经棉签蘸药液反复擦洗患处,也可淋洗,每日 3～5 次。适用于鼻疳。

4. 五倍子 15 克,米醋适量。2 味药煮热,趁热熏鼻,每日 3～4 次,连熏 3～4 天。适用于鼻疳。

5. 鹿角炭 3 克,血余炭 1.5 克,枯矾 2 克,花椒适量。前 3 味共研细末。用花椒煎洗患处,再用药棉球蘸药末擦患处,每日早晚各 1 次。适用于鼻疳。

二十三、鼻 疔

鼻疔是指发生在鼻尖、鼻翼、鼻前庭部位的疔肿,即鼻疖肿。鼻疔多因挖鼻、拔鼻毛等损伤肌肤感染细菌所致。患者鼻部局限性红肿、疼痛,形小根深,坚硬如钉,顶有黄白色脓点。检查可见一侧鼻前庭内有丘状隆起,周围红肿发硬,顶部可见脓点;严重者可引起同侧上唇、面部、下睑等处肿胀、疼痛。

【外治方】

1. 川椒 10 克,食盐 5 克。2 味药加水煎煮,去渣,温洗患部。适用于早期鼻疔。

2. 鲜鱼腥草适量。鲜鱼腥草洗净捣烂,外敷患处,每日换药 2 次,至红肿消失为度。适用于早期鼻疔。

3. 黄连 10 克,黄芩 10 克,黄柏 6 克,栀子 10 克,蒲公英 20

克,紫花地丁 20 克。上药加水煎煮,去渣,温洗患部,重症患者可取头煎药液内服,每日 1 剂。适用于早期鼻疗。

4. 野菊花、芙蓉叶、地胆头、鱼腥草各适量。4 味药洗净捣烂,外敷患处。适用于早期鼻疗。

5. 野菊花 30 克,蒲公英 30 克。2 味药共捣烂,外敷患处,每日 2 次。适用于早期鼻疗。

6. 鲜马齿苋 30 克。马齿苋洗净捣烂,敷患处,每日换药 2 次,至红肿消失为度。适用于早期鼻疗。

7. 玄参适量。玄参泡软,取大小适中的玄参塞鼻,每日换药 2 次,至红肿消失为度。适用于早期鼻疗。

二十四、鼻　渊

鼻渊是指鼻流清涕,量多不止为主要特征的鼻病。常伴头痛、鼻塞、嗅觉减退,鼻窦区疼痛,久则虚眩不已。它是鼻科常见病、多发病之一。亦有"脑漏""脑砂""脑崩""脑渊"之称。中医学认为,鼻渊多因外感风热邪毒,或风寒侵袭,久而化热,邪热循经上蒸,犯及鼻窍;或胆经炎热,随经上犯,蒸灼鼻窍;或脾胃湿热,循胃经上扰等引起。

【外治方】

1. 玄参 15 克,川乌 15 克,草乌 15 克,白芷 15 克,金银花 15 克,柴胡 15 克,薄荷 15 克,钩藤 15 克。上药加水 2000 毫升,煎煮至 1000 毫升,去渣倒入盆中。用鼻吸入热气,从口中呼出,反复多次,待药液不烫时洗头部,每日早晚各 1 次,每剂可连用 2 天。适用于鼻渊。

2. 龙井茶 30 克,川黄柏 6 克。2 味药共研细末。用吹管将药末少许吹入两侧鼻腔内,或嗅入鼻腔内。适用于鼻渊。

3. 辛夷 1000 毫克,白芷 1000 毫克。2 味药共研细末,装入枕芯,做成药枕。让患者睡眠时头枕药枕之上。适用于鼻渊。

二十五、鼻出血

鼻出血是临床常见的症状之一,又称鼻衄。可由鼻部疾病引起,也可由全身疾病所致。鼻出血多为单侧,少数情况下可出现双侧鼻出血;出血量多少不一,轻者仅为涕中带血,重者可引起失血性休克,反复鼻出血可导致贫血。引起鼻出血的原因很多,可因鼻腔本身疾病引起,也可因鼻腔周围或全身性疾病诱发。

【外治方】

1. 麻黄(去根节)90 克,石膏(杵碎)90 克,芫花 30 克,川大黄 60 克。上药加水 10 000 毫升,煎煮至 4 600 毫升,去渣,用药液淋洗头部。适用于轻度鼻出血。

2. 黄芩 15 克,桑白皮 15 克,生地黄 15 克,玄参 15 克,侧柏叶 15 克。上药共研细末,用时取药末适量,用凉开水调和成膏状,敷于脐部,然后用消毒纱布覆盖,再用胶布固定,每 3 天换药 1 次。适用于轻度鼻出血。

3. 生石膏 30 克,知母 15 克,麦冬 15 克,黄芩 12 克,牛膝 12 克。上药共研细末,用时取药末适量,用凉开水调和成糊状,敷于脐部,然后用消毒纱布覆盖,再用胶布固定,隔天换药 1 次。适用于轻度鼻出血。

4. 鸡蛋壳 6 克,食盐、维生素 C 各适量。将鸡蛋壳研极细粉,维生素 C 片研细,以上 3 味混匀。每日 1 剂,分 3 次服用,同时用棉球蘸药粉塞鼻。适用于轻度鼻出血。

5. 大蒜适量。将大蒜捣烂成泥,敷于足心涌泉穴,左鼻出血敷右侧足心,右鼻出血敷左侧足心,以布包扎,每次用药 3~4 小时,每日 1 次。适用于轻度鼻出血。

6. 青黛粉 30 克。取青黛粉适量放于棉球上。将药棉球塞入鼻腔,压迫止血,敷药时应暂停呼吸,以防青黛吸入引起的咳嗽。

适用于轻度鼻出血。

7. 龙胆草 15 克,柴胡 15 克,栀子 12 克,黄芩 12 克,生地黄 18 克,白茅根 18 克,木通 9 克。上药共研细末,用时取药末适量,用凉开水调和成糊状,敷于脐部,然后用消毒纱布覆盖,再用胶布固定。隔天换药 1 次。适用于轻度鼻出血。

8. 大蒜 5 个,生地黄 15 克,韭菜根适量。将前 2 味共捣如泥,做成如 5 分钱硬币大小的药饼;韭菜根洗净,切碎,捣取汁液半小杯,加入适量开水,与药饼同时敷于足心涌泉穴,左鼻出血敷右侧足心,右鼻出血敷左侧足心,以布包扎。两鼻同时出血时,则双足同时贴敷药饼。适用于轻度鼻出血。凡阴虚火旺者忌用。

9. 龙骨、牡蛎各适量。2 味药共研细末。让患者仰头,以药末少许吹入鼻腔内。适用于轻度鼻出血。

10. 大黄适量。将大黄研为细末,取药末适量放于棉球上。将药棉球塞入鼻腔局部外敷,6 小时左右更换 1 次。适用于轻度鼻出血。

11. 醋适量。用药棉蘸醋,塞入出血的鼻孔内。适用于轻度鼻出血。

12. 云南白药适量。可将云南白药直接吹入鼻中,也可将云南白药放于纱布上,填于出血处。适用于轻度鼻出血。

二十六、酒渣鼻

酒渣鼻,又称玫瑰痤疮,是一种主要发生于面部中央的红斑和毛细血管扩张的慢性炎症性皮肤病。多见于 30～50 岁中年人,女性多见。酒渣鼻的病因尚不十分清楚。可能是在皮脂溢出的基础上,由于体内外各种有害因子的作用,使患部血管舒缩神经功能失调,毛细血管长期扩张所致。毛囊虫及局部反复感染是发病重要因素。嗜酒,吸烟,刺激性饮食,消化道功能紊乱,内分泌功能失调

（尤其绝经期），精神因素，病灶感染，长期作用于皮肤的冷热因素（如高温工作、日晒、寒冷、风吹等）均可诱发和加重本病。酒渣鼻好发于颜面中部，以鼻尖、鼻翼为主，其次为颊部、颏部、前额，常对称分布，多发于中年人，妇女较多，患者多并发皮脂溢，颜面犹如涂脂。皮损表现为红斑、毛细血管扩张和有炎症的毛囊丘疹及脓疱等。病程缓慢，可分为 3 期：红斑期、丘疹期、肥大期，但无明显界限。

【外治方】

1. 蛇床子 30 克，玄参 15 克，苦参 15 克，生大黄 15 克，硫黄 10 克，枯矾 10 克。上药加水 500 毫升，煎煮 10 分钟，待温后即可。温洗鼻部，早晚各 1 次，每日 1 剂。适用于各种酒渣鼻。

2. 杏仁 27 粒，硫黄 3 克，轻粉 3 克，香油适量。前 3 味药共研细末，用香油调和成糊状，每晚临睡涂敷患处，次日早晨洗去。适用于各种酒渣鼻。

3. 百部 15 克，苦参 15 克，蛇床子 15 克，黄柏 15 克，土槿皮 15 克，乌梅 15 克，野菊花 15 克，土茯苓 15 克。上药加水 2 000 毫升，煎煮 15 分钟，待温后即可。温洗鼻部，每次 15～20 分钟，早晚各 1 次，每日 1 剂。适用于各种酒渣鼻。

4. 鲜冬瓜瓤适量。冬瓜瓤捣烂取汁，涂敷患处，每日 1～2 次。适用于各种酒渣鼻。

5. 白石脂 30 克，白蔹 30 克，苦杏仁 30 克，鸡蛋清适量。前 3 味共研细末，用鸡蛋清调和成糊状，涂敷患处。切忌将药糊入目。适用于各种酒渣鼻。

6. 大黄 30 克，硫黄 30 克。共研细末，用温开水调成糊状，敷于患处，每日 1～2 次。适用于各种酒渣鼻。

7. 黄柏 5 克，大黄 5 克，硫黄 4 克，青黛 4 克，珍珠 1 克，轻粉 1 克，猪油适量。将大黄、黄柏烤干后研为细末，过 120 目筛，然后将硫黄、青黛、珍珠、轻粉研为细末，过 120 目筛，再将诸药混合，用熟猪油调成糊状,敷于患部,每日 3～4 次,连用 7 天为 1 个疗程。适用于各种酒渣鼻。

8. 白丁香 10 粒,蜂蜜适量。将白丁香研成粉末,加入蜂蜜调匀,使成糊状,涂敷患处。适用于各种酒渣鼻。

9. 牵牛子适量,鸡蛋 1 个。将牵牛子研为细末,与鸡蛋清调和成糊状,每晚睡前涂患处,白天洗去。适用于各种酒渣鼻。

10. 生石膏、生石灰各等份,白酒适量。前 2 味共研细末,装瓶备用。临用时取药末适量,用白酒调成糊状。将患处洗净,然后敷上药糊,每日 1 次。适用于各种酒渣鼻。局部皮肤已有破溃者不宜使用。

11. 杏仁适量,鸡蛋 1 个。杏仁和鸡蛋清调和成糊状,涂敷患处。适用于各种酒渣鼻。

12. 没食子适量。没食子放入碗中磨成膏,每晚临睡前敷于患处。适用于各种酒渣鼻。

13. 凌霄花 10 克,密陀僧 3 克。2 味药共研细末,水调为糊,敷于患处。适用于各种酒渣鼻。

二十七、咽喉炎

咽喉炎是由细菌引起的一种疾病,可分为急性咽喉炎和慢性咽喉炎两种。预防咽喉炎,少吃辛辣刺激的食物,同时必须戒烟戒酒。急性咽喉炎常为病毒引起,其次为细菌所致。冬春季最为多见。多继发于急性鼻炎、急性鼻窦炎、急性扁桃体炎,且常是麻疹、流感、猩红热等传染病的并发症。慢性咽喉炎主要是由于急性咽喉炎治疗不彻底而反复发作,转为慢性,或是因为患各种鼻病,鼻窍阻塞,长期张口呼吸,以及物理、化学因素,颈部放射治疗等经常刺激咽部所致。各种全身慢性疾病,如贫血、便秘、下呼吸道慢性炎症、心血管疾病等也可继发本病。自觉咽部不适,干、痒、胀,分泌物多且灼痛,易干呕,有异物感,咯之不出,吞之不下,以上症状在说话稍多、食用刺激性食物后、疲劳或天气变化时加重。呼吸及吞咽均畅通无阻。慢性咽喉炎因病变程度的不同,可分为慢性单纯性喉炎、肥厚性喉炎和萎缩性喉炎。

【外治方】

1. 玄参 20 克,大青叶 15 克,牛蒡子 10 克,金银花 15 克,桔梗 6 克,甘草 6 克,薄荷 9 克。上药装入壶内,盖好盖,加水煮沸,使热气从壶嘴中散出,让患者张口对准壶嘴熏之,每日数次。适用于咽喉炎。

2. 薤白 50～100 克,米醋 60 毫升。将薤白洗净,切碎,放入钵中,捣烂,加入已经加温过的米醋,调匀成糊状,敷于患处,冷即易之。适用于咽喉炎。

3. 板蓝根注射液 2 毫升,鱼腥草注射液 4 毫升,醋 0.5 毫升。将以上 3 味混合,咽部喷雾。适用于咽喉炎。

4. 八仙花根 12 克,醋 50 毫升。用醋磨八仙花根,取汁。用药棉球蘸药醋汁涂患处。适用于咽喉炎。

5. 金果榄 10 克,米醋适量。金果榄用醋磨汁,取汁敷于患部。适用于咽喉炎。

二十八、喉 痹

喉痹是指以咽部红肿疼痛,或干燥、异物感,或咽痒不适,吞咽不利等为主要临床表现的疾病。中医学认为,喉痹的形成,多因起居不慎,肺卫失固,致风热邪毒乘虚侵犯,由口鼻而入直袭咽喉,以致咽部红肿疼痛而发为风热喉痹。若因失治误治,或平素肺胃积热,则邪热传里而出现肺胃热盛的重症。素体虚寒者,风寒之邪犯于皮毛,内应于肺,壅结于咽喉,则可表现为风寒喉痹。喉痹发病较急,初起时咽部干燥、灼热、疼痛、吞咽痛。吞咽唾液时咽痛比进食更甚,全身症状一般较轻,但因年龄、免疫力及病毒、细菌毒力之不同而程度不一,可有发热、头痛、食欲缺乏、四肢酸痛等表现。悬雍垂肿胀时,吞咽痛更明显,说话常带鼻音,黏液积留于喉咽部,易引起咳嗽。感染向喉部扩散时咳嗽加重,出现声音嘶哑,炎症向咽鼓管扩散时,听力下降。

【外治方】 五灵脂 30 克,米醋 200 毫升。将五灵脂研为细末,再用米醋煎,漱口。适用于喉痹的辅助治疗。

二十九、扁桃体炎

扁桃体炎可分为急性扁桃体炎和慢性扁桃体炎。患急性传染病(如猩红热、麻疹、流感、白喉等)后,可引起慢性扁桃体炎,鼻腔有鼻窦感染也可伴发本病。病原菌以链球菌及葡萄球菌等最常见。临床表现为经常咽部不适,异物感,发干、痒,刺激性咳嗽,口臭等症状。

【外治方】

1. 葱头 5 克,白矾 10 克,蜂蜜适量。将葱头捣烂,白矾研细,调入蜂蜜使成糊状,涂敷患处。适用于急性、慢性扁桃体炎。

2. 儿茶 15 克,青黛 15 克,柿霜 15 克,冰片 1.5 克,枯矾 9 克,板蓝根 50 克,生甘草 5 克。以上前 5 味共研细末;后 2 味加水煎汤,去渣取汁。用药汁含漱并可内服,再用药汤调药末成糊状,涂敷于患处,每日 3 次。适用于急性、慢性扁桃体炎。

3. 辰砂(水飞)30 克,青黛(去杂质)24 克,山豆根(研末)15 克,甘草(研末)12 克,鸡蛋清适量。以上前 4 味共研细末,与鸡蛋清调和成糊状,涂敷患处。适用于急性、慢性扁桃体炎。

三十、唇 炎

唇炎是发生于唇部的炎症性疾病的总称。根据病程分类有急性唇炎和慢性唇炎;根据临床症状特征分类有糜烂性唇炎、湿疹性唇炎、脱屑性唇炎;根据病因病理分类有慢性非特异性唇炎、腺性唇炎、良性淋巴增生性唇炎、肉芽肿性唇炎、梅-罗综合征、光化性唇炎和变态反应性唇炎等。

【外治方】

1. 苦参15克,白鲜皮15克,土茯苓15克,黄柏12克,明矾6克,甘草6克。上药放入大搪瓷茶缸中,加水适量,用文火煎煮20分钟。将口唇放于茶缸口上雾熏,待温度适宜时用消毒纱布洗敷或将口唇放入药液内浸泡,每日3次,每次30~60分钟。每剂可连用5天,5天为1个疗程,停3天后再进行下1个疗程。治疗期间忌食辛辣饮食,避免风吹舌舔。适用于唇炎。

2. 胡黄连9克,生大黄15克,黄柏15克,冰片3克,香油适量。以上前3味共研极细末,再与冰片同研细末,然后用香油调成膏状,涂敷于患处,每日3次。适用于唇炎。

3. 白鲜皮15克,蛇床子10克,地肤子30克,苦参30克,川槿皮10克。上药加水煎煮,去渣,将患唇浸泡于药液内,每次浸泡15分钟,每日1剂。适用于唇炎。

4. 儿茶、米醋各适量。儿茶用米醋磨汁,涂敷于患处,每日3次。适用于唇炎。

三十一、唇 疔

疔疮生于唇部,称为唇疔。根据病变部位及局部症状特征不同,又有不同名称。疔疮生于唇棱而出现口唇外翻,称反唇疔。疔疮生于口角,引起开口不便或开口困难,称锁口疔。疔疮在唇中呈一点红黄小疱,色艳如火,则称为火焰疔。本病相当于唇疖或唇痈。唇疔自儿童至老人均可发生,以青壮年为多见。多因外感邪毒或脾胃经火毒聚结于唇所致。唇疔若处理不当,或失治误治,可致"疔疮走黄"之逆证,常可危及生命。

【外治方】 榕树乳汁5～10毫升,米醋适量。折取榕树嫩枝,取榕树乳汁,即以米醋调和,敷于患处,每日2次。适用于唇疔初期。

三十二、舌 裂

先天性者可能为舌肌发育不良所引起,一般不需治疗。关键是注意口腔清洁卫生,多注意漱口,防止食物残渣滞留于裂纹之中。后天性者原因尚不清楚,但凡能引起舌水肿、充血、肌肉萎缩,以及上皮钉突过度增殖、延伸之疾病,均可能引起裂纹舌。后天性裂纹舌,如能发现原因,治疗目标比较明确。但有些病人在临床上却难于发现原因,而维生素治疗又无效者,尚需密切观察,进一步研究。

【外治方】

1. 柿霜6克,蜂蜜60克。将柿霜与生蜂蜜调匀成软膏状,饭后用温开水漱口后,即以药膏涂于患处,1日3次。适用于舌裂。

2. 冰片0.6克,蜂蜜60克。将冰片研细末,再与蜂蜜调和成膏。饭后用温开水漱口后,即以药膏涂于患处,1日3次。适用于舌裂。

三十三、舌　疮

舌疮是指舌体表面溃破，出现一个或多个细小溃疡。引起舌疮的原因常见的主要是心火炽盛、胃火熏蒸、气虚夹热、血虚燥热、肾阴虚、肾阳虚这六种。

【外治方】　明矾 30 克。明矾泡水，温洗双足 20 分钟，每日 1～3 次。适用于舌疮。

三十四、牙　痛

牙痛是口腔科的常见病症，引发牙痛的原因主要有龋病、牙髓炎、牙周炎、冠周炎等口腔疾病。龋病俗称"虫牙"，常因细菌作用、食物滞留、唾液质量的改变、牙齿结构或形态的变化，以及营养状况差等因素所致。以牙齿硬组织的色、形、质的改变为其特点。牙齿的硬组织可由透明的乳白色逐渐变得松软，呈褐色乃至黑色，牙冠部患区可生成龋洞，伴有牙齿过敏和触压痛等症。当成为牙本质深龋时，因接近牙髓，每受冷刺激都有明显的疼痛。发生牙髓炎时，可有剧烈的自发性疼痛。牙髓炎主要由于细菌和毒素通过接近牙髓或已经穿髓的龋洞，逆行感染而致，以剧烈牙痛，疼痛呈自发性、间歇性乃至持续性，夜卧加重，逢冷、热加重，疼痛可沿三叉神经分布区域放射至同侧头部等为其特点。牙周炎是指炎症波及整个牙齿的支持组织，除有牙龈充血、肿胀、发绀、易出血或牙龈增生肥大外，还可因牙周脓肿而发生严重的疼痛，常伴有不同程度的发热，颌下淋巴结肿大，压痛等。冠周炎是以早期患处疼痛，咀嚼加重，牙冠周围组织有红肿、压痛，随病情发展，以后还有畏寒、发热，下颌部肿胀、压痛及有不同程度的张口困难和吞咽疼痛等特点。中医学认为,牙痛有实、虚之分,实痛多因胃火引起牙龈红肿、大便秘结、口臭等症;虚痛多由肝火上炎或风热、火毒上攻;或肾阳亏虚、浮阳上越所致。用足部按摩,一般10～20分钟,多能缓解。

【外治方】

1. 地骨皮 60 克,牡丹皮 10 克,生石膏 60 克,菊花 30 克,防风 15 克。上药加水煎煮 2 次,混合药液,待温洗双足,每日 2～3次,每次 30～60 分钟。适用于牙痛。忌食辛辣油腻的食物。

2. 生石膏 15 克,细辛 3 克,牡丹皮 4 克,黄连 5 克,升麻 3 克,大黄 3 克,生地黄 6 克。上药共研细末,每次取药末 6 克,用水调成糊,敷于脐部,然后用消毒纱布覆盖,再用胶布固定,每日换药 1次。适用于牙痛。

3. 细辛 6 克,荜茇 3 克,生石膏 9 克,大黄 6 克。4 味药共研细末,用水调成糊,敷于脐部,然后用消毒纱布覆盖,再用胶布固定,每日换药 1 次。适用于牙痛。

4. 川椒、冰片各等份。2 味药共研细末,用薄棉花裹好。将药棉球置于牙痛处。适用于牙痛。

5. 荜茇 5 克,细辛 5 克,白芷 5 克,防风 5 克,高良姜 4 克。上药焙黄,研为极细末,和匀,装瓶。用脱脂棉蘸取药末少许,塞入鼻孔,左侧牙痛塞右鼻,右侧牙痛塞左鼻,塞好后做深呼吸 2 分钟,每日早晚各 1 次。适用于牙痛。

6. 生草乌 15 克,一枝蒿 10 克,冰片 10 克,小木通 50 克,白酒 500 毫升。以上前 4 味共研粗粉,置容器中,加入白酒,密封,浸泡 7 天后去渣。用药棉蘸药酒塞入患牙处,或外搽红肿疼痛处,每日 1 次。适用于牙痛。

7. 六神丸 1～2 粒。取玻璃棒 1 根蘸上患者唾液,放上六神丸 1～2 粒,置于患牙之牙龈上,再用玻璃棒拨动药丸,使之与唾液混合,稍加压力,待药丸溶化,平涂于牙龈表面,经 5～10 分钟,局部出现麻木感,牙痛即随之减轻或消失,每日用药 1 次。亦可将药丸用温开水 3～4 滴研成糊状后涂敷患处。适用于牙痛。

8. 蕹菜根 200 克,醋 250 毫升。将 2 味加水 250 毫升,一同煎汤,待水凉后频频含漱多次。适用于牙痛。

9. 荜茇、细辛、白芷各等份。3 味药共研细末,取药末涂擦牙痛处。适用于牙痛。

10. 花椒 15 克,醋 60 毫升。将 2 味共煎 10 分钟,去渣取汁,待温含漱。适用于牙痛。

11. 花椒 7 粒,巴豆(去皮)1 粒,细辛 0.2 克。3 味药共研细末,用薄棉花裹好,塞入牙洞中。适用于牙痛。

12. 黄药子叶(铁脚威灵仙叶)不拘多少,醋适量。将黄药子叶与醋一同捣烂,敷于患处。适用于牙痛。

13. 露蜂房适量,纯酒精少许。将露蜂房放入纯酒精中,点火燃烧,待露蜂房烧成黑炭后研细。用露蜂房炭涂于患牙,一般用药 4～5 分钟后痛止。适用于牙痛。

14. 大黄适量。用湿棉球蘸取大黄末少许塞入鼻孔,左侧牙痛塞右鼻,右侧牙痛塞左鼻,双侧牙痛应左右鼻交替使用。适用于牙痛。

15. 细辛、薄荷、樟脑各等量。3 味药置于盘子中,加水适量,上置 1 个碗密封,文火加热 20 分钟,取下冷却后将碗上的白霜收集保存。取如绿豆大的药霜,用脱脂棉裹好,置于牙痛处,闭口 30 分钟后吐出。适用于牙痛。

16. 茶叶 3 克,醋 10 毫升。将茶叶用开水冲泡 5 分钟,取茶汁加入食醋,混匀,每日含漱 2～3 次。适用于牙痛。

17. 1% 碘酒棉球 1 个。将 1% 碘酒棉球捏半干,成圆锥形。将碘酒棉球塞满痛侧耳孔,一般用药后 3～5 分钟牙痛减缓。适用于牙痛。

18. 龙胆草 10 克,升麻 10 克,防风 10 克,甘草 10 克,细辛 5 克。上药加水煎煮取汁,待冷,含漱 10 多分钟,待冷药液变热后再换冷药液含漱之。适用于牙痛。

19. 露蜂房9克,野菊花9克,薄荷叶9克,香白芷6克,川花椒2克。上药加清水300毫升,煎至200毫升,过滤取汁,待温。取微温药汁适量含漱,每隔1小时1次,通常含漱后牙痛即止。适用于牙痛。

20. 白杨皮30～60克,米醋适量。将2味一同煎煮,去渣取汁,含漱之。适用于牙痛。

21. 细辛3克,川芎3克,茶叶5克,花椒5克,生石膏45克,75%酒精300毫升。以上前5味共研粗末,放入瓶中,加入酒精浸泡7天,再隔水煮沸30分钟,取汁。将药用棉球在药液中浸过,然后塞入牙痛处,用上下牙咬紧,痛止后5～10分钟去药棉球。适用于牙痛。

三十五、牙龈出血

牙龈出血是一种牙龈出现出血的疾病,可能是患上了牙周病。早晚刷牙时,牙龈出血很常见,牙膏沫都染成了红色,但一般感觉不到疼痛,所以很多人对此毫不在意。其实,健康的牙龈在刷牙、进食时是不出血的,牙龈出血极有可能是患上了牙周病,如不及时治疗,严重时会造成牙齿脱落。患有牙周病时,牙龈内大量新生血管充血扩张,牙龈变为暗红色,质地变得松软,受到刷牙或咀嚼等刺激时,牙龈就会出血,但一般能自行止住。

【外治方】

1. 鲜天胡荽60克,醋适量。将鲜天胡荽用冷开水洗净,捣烂浸醋。将醋浸天胡荽含在口中,5分钟后吐出,日含3～4次。适用于牙龈出血。

2. 防风5克,金银花15克,连翘15克,黄芩15克,生地黄炭15克,三七粉5克,薄荷3克,荆芥炭5克,甘草5克。上药加水煎煮2次,合并滤液,待凉。将药液含漱口中,3～5分钟后吐出或服下均可。适用于牙龈出血。

3. 鲜磨盘草根、醋各适量。将鲜磨盘草根洗净切细,浸入醋中1小时,布包含在嘴里,可酌加糖少许调味。含在口中,5分钟后吐出。适用于牙龈出血。

三十六、牙 龈 炎

医学上将围绕并覆盖在牙齿周围的软组织称为牙龈,发生于牙龈组织的急慢性炎症称为牙龈炎。表现为牙龈出血、红肿、胀痛,继续发展侵犯硬组织,产生牙周炎,包括牙龈组织的炎症及全身疾病在牙龈的表现。

【外治方】 大黄2克,紫荆皮2克,苦参1克,甘草1克,蜂蜜少许。将前4味共研为末,调合凉开水、蜂蜜,涂敷患处,每日早晚各1次。适用于牙龈炎红肿疼痛。

三十七、龋 病

龋病俗称虫牙、蛀牙,是细菌性疾病,可以继发牙髓炎和根尖周炎,甚至能引起牙槽骨和颌骨炎症。如不及时治疗,病变继续发展,形成龋洞,终致牙冠完全破坏消失,其发展的最终结果是牙齿丧失。龋病特点是发病率高,分布广。它是口腔主要的常见病,也是人类最普遍的疾病之一。世界卫生组织已将其与肿瘤和心血管疾病并列为人类三大重点防治疾病。

【外治方】

1. 韭子15克,米醋适量。将韭子研成细末,加入米醋,捣烂成糊状,敷于患处。适用于龋齿疼痛。

2. 枸杞根白皮 30 克,醋 60 毫升。上药同煎,煮至减半,去渣取汁含漱。适用于龋齿疼痛。

3. 槐白皮 30 克,荆芥穗 15 克,醋 400 毫升。前 2 味加工研碎,再醋同煎至减半,加入食盐少许,热含冷吐,以病愈为度。适用于龋齿疼痛。

三十八、牙周炎

牙周炎主要是由局部因素引起的牙周支持组织的慢性炎症。发病年龄以 35 岁以后较为多见。如龈炎未能及时治疗,炎症可由牙龈向深层扩散到牙周膜、牙槽骨和牙骨质而发展为牙周炎。由于早期多无明显自觉症状而易被忽视,待有症状时已较严重,甚至已不能保留牙齿。因而必须加强宣教,使患者早期就诊和及时治疗。

【外治方】

1. 甘草 3 克,朱砂 0.9 克,雄黄 1.5 克,冰片 1.5 克,滑石粉 18 克。上药分别研为极细末,再混合均匀。刷牙后用牙刷蘸药粉刷患处,并可取药末用蜂蜜调成糊状,涂敷于患处,每日早晚各 1 次。适用于牙周炎。

2. 醋 50 毫升。将醋加冷开水 50 毫升,混匀,每日含漱 2 次,连用 14 天。适用于牙周炎。

三十九、口　疮

口疮是口腔黏膜疾病中发病率最高的一种疾病,普通感冒、消化不良、精神紧张、郁闷不乐等情况,均能偶然引起该病的发生,好发于唇、颊、舌缘等,在黏膜的任何部位均能出现,但在角化完全的附着龈和硬腭则少见。发病年龄一般在 10～30 岁,女性较多,一年四季均能发生。口疮有自限性,能在 10 天左右自愈。该病具有周期性、复发性及自限性等特点。

【外治方】

1. 生附子 1 个,食醋适量。将生附子切碎,焙干后研为细末,加入食醋调制成药饼。睡前将药饼贴敷于一侧足心涌泉穴。适用于复发性口疮的辅助治疗。

2. 细辛 10 克,延胡索 10 克,甘草 5 克,川芎 5 克,冰片 10 克,胆矾 10 克。上药共研极细末,用棉签蘸药末涂敷患处,每日 1～2 次。适用于复发性口疮的辅助治疗。

3. 硝石、大黄、明矾各等量,米醋、面粉各少许。前 3 味共研细末,加入米醋、面粉调和成膏,敷于脐部,然后用消毒纱布覆盖,再用胶布固定,每日 1 次,连用 3～4 次。适用于复发性口疮的辅助治疗。

4. 朱砂 3 克,滑石 10 克,冰片 1 克。3 味药共研细末,敷于脐部,然后用消毒纱布覆盖,再用胶布固定。适用于复发性口疮的辅助治疗。

5. 黄连 10 克,儿茶 10 克,青黛 10 克,干姜 10 克。共研极细末,用棉签蘸药末涂敷患处,每日 3 次。适用于复发性口疮的辅助治疗。

6. 黄柏 2 克,生石膏 2 克,细辛 2 克。共研细末,用水调成糊状,敷于脐部,然后用消毒纱布覆盖,再用胶布固定。适用于胃火熏蒸引起的口疮,口腔黏膜白屑堆积较多,面赤唇红,舌红,脉滑数。

7. 五倍子 30 克,黄柏(炙)15 克,滑石(飞)15 克。3 味药共研细末,敷于脐部。适用于口疮。

8. 细辛、陈醋各适量。将细辛烘干研为细末,用醋调成膏状,敷于脐部,然后用消毒纱布覆盖,再用胶布固定,每日换药 1 次。适用于口疮、小儿鹅口疮。

9. 黄连、桂心各等量。2 味药共研细末,敷于脐部,再用胶布固定。适用于虚火上炎之口舌生疮。

10. 黄柏 15 克,青黛 15 克,桂心 30 克。3 味药共研细末,敷于脐部,再用胶布固定。适用于口疮。

11. 黄连 3 克,炮姜 1.5 克,青黛 2.5 克,儿茶 2.5 克,鸡内金 3 克。上药共研细末,敷于脐部,然后用消毒纱布覆盖,再用胶布固定。适用于心脾蕴热、口疮常发、色红而干之症。

12. 黄连 3 克,黄柏 3 克,黄芩 3 克,栀子 3 克,细辛 3 克,干姜 3 克。上药共研细末,用水调成糊状,敷于脐部,然后用消毒纱布覆盖,再用胶布固定。适用于口腔炎、口疮疼痛糜烂、小便短赤、苔黄、脉滑数。

13. 黄柏、细辛各等量,陈醋适量。将前 2 味烘干,共研细末,用醋调成膏状,敷于脐部,然后用消毒纱布覆盖,再用胶布固定,每日换药 1 次。适用于口疮糜烂、局部黏膜肿痛者。

14. 黄连 10 克,黄柏 10 克,乌梅 10 克,玄明粉 5 克。前 3 味加水煎煮 2 次,去渣取汁,再加入玄明粉,溶化后,频频含漱,每日 10 余次。适用于胃火亢盛之口疮。

15. 细辛 4.5 克,吴茱萸 6 克,米醋适量。前 2 味药共研细末,分成 5 份,每次取 1 份,用米醋调成糊,敷于脐部,然后用消毒纱布覆盖,再用胶布固定,每日换药 1 次,连用 4～5 天。适用于口疮。

16. 黄连 12 克,黄柏 20 克,甘草 10 克,海螵蛸 30 克,白及 30 克,青黛 26 克,龙骨 12 克,轻粉 4 克,冰片 4 克,雄黄 8 克,朱砂 14 克,硼砂 30 克。上药共研细末,过 100 目筛,装瓶消毒。用盐开水漱口,再将药末撒在患处,每日 2～3 次,连用 3～5 天可愈。适用于口疮、牙龈红肿溃疡、咽喉疼痛等。

17. 黄连、细辛各等量。2 味烘干,共研细末,用水调成糊状,敷于脐部,然后用消毒纱布覆盖,再用胶布固定,每日换药 1 次。

适用于口疮糜烂。

18. 硼砂 30 克,蜂蜜 30 克。将硼砂研细,再加入蜂蜜调匀,使成糊状,用时先清洗局部,再用消毒棉签蘸药糊涂敷患处,每日 3～4 次。一般用药 3～5 天即愈。适用于口疮、鹅口疮、口角炎、乳头皲裂等。

19. 青黛、冰片各等量。上药共研细末,过 80 目筛,装瓶。用盐开水漱口,再将药末撒在患处,闭眼 10 分钟,每日 3～5 次,连用 2～5 天。适用于口疮。

20. 可可粉、蜂蜜各适量。2 味药共调匀成稀糊状,频频含漱,每日数次。适用于口腔发炎、溃疡。

21. 生石膏 30 克,冰片 1.5 克。将生石膏研细末,过 100 目筛,再将冰片细末加入和匀,装瓶。用盐开水漱口,再将药末撒在患处。适用于肝胃火热上升引起的口舌糜烂、牙齿疼痛、牙龈出血等。

22. 黄连 10 克,柿霜 10 克,儿茶 5 克,硼砂 3 克,青黛 3 克,血竭 1 克,冰片 1 克。将黄连加水 100 毫升浸泡备用;将另 6 味共研细末,过 100 目筛,装瓶消毒。用消毒棉签蘸黄连水清洗口腔患处,再将药末撒在患处,每日 4 次。适用于口疮。

23. 生石膏 12 克,生硼砂 3 克,玄明粉 3 克,冰片 0.8 克。将生石膏研细末,过 100 目筛;另 3 叶共研细末,加入和匀,装瓶。用盐开水漱口,再将药末撒在患处。适用于脾火引起的牙龈肿痛、牙龈出血等。

24. 吴茱萸 6 克,黄连 10 克,栀子 10 克,醋适量。将前 3 味药研末,分 2 次用醋调成糊状,做成饼,贴在两足心,每剂用 2 次,每次 6 小时。适用于口疮。

四十、口　臭

口臭是指从口腔或其他充满空气的空腔中如鼻、鼻窦、咽,所散发出的臭气,它严重影响人们的社会交往和心理健康。调查显示,我国口臭患病率为27.5%。而在西方国家,则为50%。口腔局部疾病是主要导致口臭的原因,但不容忽视的是,口臭也常是某些严重系统性疾病的口腔表现,有一些器质性疾病也会导致口臭症。

【外治方】

1. 野蔷薇12克,石榴皮12克,白茅根10克,大青叶12克。上药加水煎煮,去渣,取药液擦洗口腔,每日3次。适用于口臭。

2. 枯矾0.3克,田螺6克,薄荷12克,石菖蒲12克。4味药加水煎煮,去渣,取药液擦洗口腔,每日3次。适用于脾胃火盛型口臭、口腔溃烂。

3. 大黄、生地黄各适量。2味药均切片。用大黄片和生地黄片轮换贴于口内出血处,每日换药1次,至症状消失为止。适用于脾胃火盛引起的口臭、牙龈出血者。

4. 大黄适量。大黄煅烧后研为细末。用大黄炭末揩牙,每日2～3次,7～14天为1个疗程。适用于脾胃火盛引起的口臭,症见口中出气腐臭、口干欲饮、身热烦躁、牙龈红肿、便秘、舌红苔黄厚、脉滑数等。

5. 薄荷脑适量。将其研为细末。将脐孔常规消毒,再将薄荷脑末纳入脐孔中,外用胶布固定,3～6天换药1次,连用2～3次。用药后次日口腔内有清凉爽适之感。适用于各种类型之口臭。

6. 连翘、清茶各等份。将连翘研为细末,再与清茶混合。取少许药末放入口内时时咀嚼。适用于实证热证引起的口臭。

7. 甜瓜子、蜂蜜各适量。将甜瓜子研为细末,炼蜜为丸如枣核大,每日空腹洗漱后含1丸。适用于口臭。

8. 母丁香1粒。母丁香洗净,含于口中。适用于温热或秽浊之气舌苔黄腻或白腻苔之口臭、龋齿食渣腐烂之口臭等。

9. 黑枣、白豆蔻各1～2枚。将白豆蔻研为细末,再用枣泥为丸,时时咀嚼,至口臭消除为止。适用于口臭。